吴有性研究文集

吴门医派代表医家研究文集（上集）

苏州市中医医院
苏州市吴门医派研究院
／组编

总主编 ／ 徐俊华　葛惠男

执行总主编 ／ 欧阳八四

主编 ／ 欧阳八四　董宏利　陈华

上海科学技术出版社

图书在版编目（ＣＩＰ）数据

吴有性研究文集 / 欧阳八四，董宏利，陈华主编
. -- 上海 ：上海科学技术出版社，2021.2
（吴门医派代表医家研究文集 / 徐俊华，葛惠男总
主编. 上集）
ISBN 978-7-5478-5206-4

Ⅰ. ①吴… Ⅱ. ①欧… ②董… ③陈… Ⅲ. ①中医流
派－学术思想－中国－清代－文集 Ⅳ. ①R-092

中国版本图书馆CIP数据核字（2021）第008686号

吴门医派代表医家研究文集（上集）

吴有性研究文集

主编 欧阳八四 董宏利 陈华

上海世纪出版（集团）有限公司
上 海 科 学 技 术 出 版 社　出版、发行
（上海钦州南路71号　邮政编码 200235　www.sstp.cn）
浙江新华印刷技术有限公司印刷
开本 787×1092　1/16　印张 20.5
字数 270 千字
2021 年 2 月第 1 版　2021 年 2 月第 1 次印刷
ISBN 978 - 7 - 5478 - 5206 - 4/R·2238
定价：58.00 元

吴有性研究文集

内容提要

　　吴有性，字又可，明末清初年间姑苏洞庭山人，吴门医派温病学说形成时期的代表医家。所著《温疫论》对瘟疫的病因、证候、传变、诊断及治疗等均有独到的创见，堪称我国医学史上第一部瘟疫学专著，基本形成了中医学瘟疫辨证论治框架，对后世温病学家产生了极其深远的影响。

　　本书辑录了当代学者关于吴门医派代表医家吴有性的研究文献，以生平著述辑要、医学思想研究、临床证治探讨、疾病诊治应用等为纲要，共收集相关研究文献 69 篇，概述吴有性生平及其遗存著作，阐述其"异气"致病学说观点以及对温病学说形成与发展的贡献，探讨其瘟疫疾病的临床辨证与诊治方法的特点及其方药应用的规律，以冀全面反映当代学者对吴有性学术思想的研究全貌。

　　本书可供中医临床工作者、中医文献研究人员、中医院校师生及中医爱好者参考阅读。

指导委员会

主任

倪川明　徐俊华

委员（按姓氏笔画排序）

马　郁　尤巧生　叶文华　朱　坚　朱　敏　李耀峰

陈　江　金建华　周　红　蒋　锋　管罕英

编委会

总主编

徐俊华　葛惠男

执行总主编

欧阳八四

编委（按姓氏笔画排序）

马　莉　马奇翰　王宏志　史　浩　江国荣　许小凤

孙东晓　孙宏文　杨文忠　时菊明　张一辉　张志芳

张露蓉　陈　江　周　纯　赵　欢　姜　宏　高　嵘

唐　键　黄　菲　路　敏　潘　军

编委会秘书

周　曼　孙　柳　张　晖

编委会名单

主编

欧阳八四　董宏利　陈　华

编委（按姓氏笔画排序）

马佳娴　尤君怡

孙　柳　张　晖

张国栋　杨海洲

陈　华　陈竞纬

欧阳怡然　周　曼

周寅翼　夏　烨

徐　伟　翁冶君

高　洁　程吟啸

颜　帅

吴有性研究文集

倪
序

　　"宁可架上药生尘，但愿世间人无恙。"受儒学的影响，自古以来中国的医生都怀有一种普济苍生、泽被后世的博大胸怀。"进则救世，退则救民"者，是也；"不为良相，宁为良医"者，是也；"大医精诚"者，是也；"作为医师，宜兴悲悯，当先识药，宜先虚怀，勿责厚报"者，是也。

　　苏州位于长江中下游，古称吴都、吴中、吴下、吴会等，四季分明，气候温和，物产丰饶，宋时就有"苏湖熟，天下足"的美誉，"上有天堂，下有苏杭"的谚语也不胫而走。苏州的中医向称"吴医"，源自清乾嘉年间吴中名医唐大烈所著的《吴医汇讲》，这本被称之为现代医学杂志滥觞的著作，汇聚了当时吴中地区40余位医家的百余篇文稿，共11卷，从此"吴医"始为天下人周知。

　　所谓"济世之道莫大乎医，去疾之功莫先乎药"，吴中经济欣欣向荣，苏州的中医药也随之得到了快速发展，成为吴文化重要的组成部分。3 000多年前，"泰伯奔吴"开创了吴地的历史，也开始了吴中医学的萌芽；1 400多年前，精通医术的苏州僧人奔赴日本传授汉方医学及针灸技术，开始了吴医乃至中医学的对外交流。同时期吴地第一位御医的出现，成为"吴中多御医"的开端；1 000多年前，吴中现存第一本医学著作的问世，拉开了"吴医多著述"的序幕，而"宋代世医第一家"苏州葛氏世医的出现，由此世家医学成为吴中医学一道亮丽的风景线；800多年前，历史长河中掠过中医学重要医学流派——吴门医派的倩影，从此开创了吴门医派千年的传承历史；300多年前，一部《温热论》宣告了温病学说的创立，将吴门医派推向了发展的高峰；100多年前，西学东渐，中西医纷争，吴门医派发出了历史的呐喊,继续着前行的步伐;10 年前,苏州市中医医院的整体搬迁,实现了吴门医派主阵地、主战场的跨越式发展;2019 年,机构改革,苏州市卫生健康委员会加挂苏州市中医药管理局牌子,健全了中医药管理体制机制,进一步推动中医药事业的发展。

从以下一组数据不难看出苏州市中医药事业的发展:截至 2020 年末,全市中医类医疗机构 393 个,较上年增加 86 个,增长 28.01%,占全市医疗机构总数的 10.56%。目前全市共有中医医院 9 家,中西医结合医院 4 家,中医类门诊部 39 个,中医诊所 341 个,按标准建成中医馆 105 家、中医阁 268 家。全市中医类医院实有床位 6 641 张,较上年增加 387 张,增长 6.19%,占全市医院实有床位总数的 10.95%。全市中医药人员数达 6 433 人,较上年增加 780 人,增长 13.80%,其中中医类别执业(助理)医师 5 232 人,占全市执业(助理)医师总数 14.72%。全市中医类医院总诊疗人次数 930.77 万,较上年增长 5.21%,占全市医院总诊疗人次 18.72%;全市中医类医院入院人数 24.79 万,较上年增长 3.91%,占全市医院总入院人数 14.97%。

千年传承,百年激荡,十年跨越,吴门医派走过了不平凡的发展之路。"吴中多名医,吴医多著述,温病学说倡自吴医",凝聚着吴门医派不断探索与创新的灵魂。当今时代,国家将振兴传统文化提高到战略层面,中医药学是中国古代科学的瑰宝,是打开中华文明宝库的钥匙,也将是中华文化伟大复兴的先行者。"要深入发掘中医药宝库中的精华,推进产学研一体化,推进中医药产业化、现代化,让中医药走向世界。""要遵循中医药发展规律,传承精华,守正创新。"习近平总书记为中医药事业的传承发展指明了方向。

中医药无论是对疾病的预防,对重大疾病的防治,还是对慢性疾病的康复,都有其独特的优势,我国对肆虐全球的新型冠状病毒肺炎全面介入中医药诊疗并取得良好效果就是最生动的实践。如何落实习近平总书记对中医药事业传承发展的指示精神,继承好、利用好、发展好中医药,深入发掘中医药宝库中的精华,在建设健康中国、实现中国梦的伟大征程中谱写新的篇章,是历史赋予每个中医人的使命,也是未来对中医人的期盼。吴门医派作为中医学术流派中影响广泛的一支重要力量,更需要在其中发挥应有的作用。《苏州市传承发展吴门医派特色实施方案》是苏州市人民政府的政策举措,《2020年苏州市中医药工作要点》是苏州市卫生健康委员会和苏州市中医药管理局的具体方案。为此,苏州市中医医院、苏州市吴门医派研究院组织相关专家编写"吴门医派代表医家研究文集",汇聚当代学者对吴门医派代表医家的研究成果,总结他们的学术思想、临证经验,对发扬光大吴中医学、传承发展吴门医派不无裨益。

苏州市中医药管理局副局长　倪川明

2020 年 12 月

徐序

　　苏州是吴门医派的发源地，3 000多年前"泰伯奔吴"创建的勾吴之国，开启了吴地的中医药历史。2 500多年前"阖闾大城"建成后的风雨洗炼，孕育了吴中物华天宝、人杰地灵的江南福地。"君到姑苏见，人家尽枕河。古宫闲地少，水巷小桥多。"道尽了姑苏的雅致。苏州的魅力，既在于她浩瀚江湖、小桥流水的自然风情，更在于其灵动融合、创新致远的人文精神。

　　作为吴文化重要组成部分的吴门医派，肇始于元末明初的戴思恭。戴思恭"学纯粹而识臻远"，是他将金元四大家之一朱丹溪的医学思想带到了吴地，又因王仲光、盛寅等将朱氏医学"本土化"，之后吴地王履、薛己、吴有性、倪维德、缪希雍、张璐、叶桂、薛雪、周扬俊、徐大椿等众多医家先后崛起，真正形成了"吴中多名医，吴医多著述"的吴中医学繁荣景象，终成"吴中医学甲天下"之高度。

　　吴门医派有着丰富的学术内涵，以葛可久、缪希雍等为代表的吴门杂病流派，以张璐、柯琴等为代表的吴门伤寒学派，以叶桂、吴有性等为代表的吴门温病学派，以薛己、王维德等为代表的吴门外科学派，在中医学的历史长河中闪耀着熠熠光辉。尤其是温病学说，从王履的"温病不得混称伤寒"，到吴有性的"戾气致病"，直至叶桂的"卫气营血"辨证，300多年的不断临床实践、理论升华，彰显了吴中医家探索真理、求真创新的务实精神，使温病学说成为了中医的经典。时至今日，在防治新型冠状病毒肺炎等重大疫病中，温病学说的理论仍有重要的指导意义。

　　目前，国家将振兴传统文化提高到战略层面，文化自信是一种力量，而且是"更基本、更深沉、更持久的力量"。中医药的底蕴是文化，作为中国传统文化的重要组成部分，"中医药学是中国古代科学的瑰宝，也是打开中华文明宝库的钥匙"。党的十八大以来，以习近平同志为核心的党中央把中医药工作摆在更加突出的位置，不仅通过了《中华人民共和国中医药法》，还发布了《中医药发展战略规划纲要（2016—2030年）》《关于促进中医药传承创新发展的意见》等多项政策文件。在2019年召开的全国中医药大会期间，习近平总书记对中医药工作作出重要指示，强调"要遵循中医药发展规律，传承精华，守正创新""推动中医药事业和产业高质量发展"，为继承好、利用好、发展好中医药指明了方向。

在中医药面临天时、地利、人和的发展大背景下，苏州市人民政府围绕"吴门医派"在理论、专病、专药、文化上的特色优势，颁布了《苏州市传承发展吴门医派特色实施方案》。苏州市卫生健康委员会和苏州市中医药管理局制定了《2020年苏州市中医药工作要点》，以健康苏州建设为统领，不断深化中医药改革，传承发展吴门医派特色，发挥中医药防病治病的特色优势，进一步健全中医药服务体系，提升中医药服务能力和质量，推动中医药事业高质量发展。

苏州市中医医院是吴门医派传承与发展的主阵地、主战场，名医辈出，黄一峰、奚凤霖、汪达成、蔡景高、任光荣等先辈作为国家级名中医给我们留下了大量珍贵的遗存，龚正丰、何焕荣等国家名医工作室依旧在为吴门医派人才培养、学科建设呕心沥血，葛惠男、姜宏、许小凤等一批新生代省名中医也正在为吴门医派传承发展辛勤耕耘。多年来，医院始终将传承创新发展吴门医派作为工作的重点，国医大师团队的引进、名医名科计划的推进、吴门医派进修学院的开设、院内师承导师制的建立、传承工作室的建设、中医药博物馆的开放等，守住"中医药发展规律"这个"正"，让岐黄基因薪火相传，在新形势下创吴门医派理论之新、技术之新、方法之新、方药之新。

中医药需要创新，创新是中医药的活力所在，创新的基础是传承。"重视中医药经典医籍研读及挖掘，全面系统继承历代各家学术理论、流派及学说，不断弘扬当代名老中医药专家学术思想和临床诊疗经验，挖掘民间诊疗技术和方药，推进中医药文化传承与发展"，是《"健康中国 2030"规划纲要》给出的推进中医药继承创新的任务。习近平总书记 2020 年 6 月 2 日在专家学者座谈会上的讲话也明确指出"要加强古典医籍精华的梳理和挖掘"。因此，为更好地弘扬吴门医派，苏州市中医医院、苏州市吴门医派研究院组织专家编写"吴门医派代表医家研究文集"丛书，选取薛己、吴有性、喻昌、张璐、叶桂、缪希雍、李中梓、尤怡、薛雪、徐大椿、柯琴十一位代表性医家，撷取当代学者对他们学术的研究成果，汇集成卷，分上、下集出版，意在发皇古义，融会新知，传承吴门医派学术精华，为造福人类健康奉献精彩。

苏州市中医医院

苏州市吴门医派研究院

院长　徐俊华

2020 年 12 月

前言

　　苏州是吴门医派的发祥地,历史上人文荟萃,名医辈出。从周代至今,有记录的名医千余家,其学术成就独树一帜,形成了颇具特色的吴门医派。吴中医家以儒医、御医、世医居多,有较深的文字功底和编撰能力,善于著述,善于总结前人经验及个人行医心得。特别是那些知识广博的儒医,他们的天文、地理、博物、哲学等其他学科的知识丰富,完善了医学理论,有利于中医学的进一步发展。20 世纪 80 年代,卫生部下达全国中医古籍整理计划,吴医古籍就占全部古籍的十分之一。

　　苏州是温病学派的发源地,清中叶叶桂《温热论》的问世,更确立了以苏州为中心的温病学派的学术地位,从而形成了"吴中多名医,吴医多著述,温病学说倡自吴医"的三大特点。这是吴医的精华所在,也是"吴中医学甲天下"的由来。吴门医派作为吴地文化中的一枝奇葩,中医药文化优势明显,历史遗存丰富,文化积淀厚实,在中国医学史上有重要地位。

　　明清两代,吴中名医辈出,著述洋洋,成就了吴中医学的辉煌。其中医名显著者有薛己、倪维德、王安道、缪希雍、吴有性、李中梓、喻昌、张璐、叶桂、薛雪、柯琴、周扬俊、徐大椿、尤怡、王洪绪、陆九芝、曹沧洲等,吴门医派代表性医家大多出自明清两代。

　　为了传承吴门医家的临床诊疗特色,彰显吴中医学的学术内涵,学以致用,提升当下临证能力,我们选择薛己、吴有性、叶桂、缪希雍等十一位吴门医派代表医家,汇聚当代学者对这些医家的研究成果,编著"吴门医派代表医家研究文集"丛书,分上、下集出版。以下列出这些代表医家的简要生平及学术主张。

丛书上集医家：

薛己（1487—1559），字新甫，号立斋，明代吴郡（今江苏苏州）人，名医薛铠子。薛己性敏颖异，读书过目成诵，尤殚精方书，内、外、妇、幼、本草之学，无所不通。精十三科要旨，皆一理。先精疡科，后以内科得名。宗王冰"壮水之主，以制阳光，益火之源，以消阴翳"之说，喜用八味、六味，直补真阴真阳。薛己一生所著颇丰，医著类有：《内科摘要》《外科发挥》《外科枢要》《外科心法》《外科经验方》《疬疡机要》《女科撮要》《保婴撮要》《口齿类要》《正体类要》《本草约言》等。校注类著作有：陈自明的《妇人大全良方》和《外科精要》、王纶的《明医杂著》、钱乙的《小儿药证直诀》、陈文中的《小儿痘疹方论》、倪维德的《原机启微》、胡元庆的《痈疽神妙灸经》、佚名氏的《保婴金镜录》等。

吴有性（1582—约1652），字又可，明末清初年间姑苏洞庭东山（今江苏苏州吴中区东山镇）人。吴有性是吴门医派温病学说形成时期的代表医家，所著《温疫论》对瘟疫的病因、证候、传变、诊断及治疗等均有独到的创见，堪称我国医学史上第一部瘟疫学专著，基本形成了中医学瘟疫辨证论治框架，对后世温病学家产生了极其深远的影响。

喻昌（1585—约1664），字嘉言，号西昌老人，喻氏卒年又一说为清康熙二十二年（1683），待考。喻氏为江西南昌府新建人，后应吴中友人钱谦益的邀请，悬壶江苏常熟，医名卓著，冠绝一时，与张璐、吴谦齐名，并称清初医学三大家。吴中名医薛雪说他"才宏笔肆"，动辄千言万字，好以文采相尚。"每与接谈，如见刘颍川兄弟，使人神思清发。"阎若璩将喻氏列为十四圣人之一。喻氏主要著作《喻氏医书三种》，乃辑喻昌所著《医门法律》《尚论篇》和《寓意草》而成。主要医学观点：立"三纲鼎立"论、三焦论治温病、秋燥论、大气论等。

张璐（1617—约1699），字路玉，自号石顽老人，清长洲（今江苏苏州）人。张璐自幼聪颖好学，博贯儒学，尤究心于医药之书，自《灵枢》《素问》及先哲之书,无不搜览。明末战乱之际,隐居洞庭山中(今江苏苏州洞庭西山)10 余年,著书自娱。后 50 余年,边行医,边著述,有丰富临证经验。张璐一生著述颇多,以博通为主,不局限于一家之学,持论平实,不立新异,较切实用,故流传较广。著有《张氏医通》十六卷、《伤寒缵论》二卷、《伤寒绪论》二卷、《千金方衍义》三十卷、《本经逢原》四卷、《诊宗三昧》一卷等。

叶桂(1667—1746),字天士,号香岩,别号南阳先生,晚号上津老人,以字行,清吴县(今江苏苏州)人。叶氏先世自安徽歙县迁吴,居苏城阊门外下塘上津桥畔。家系世医,祖叶时,父叶朝采,皆以医术闻名。叶桂幼受家学熏陶,兼通经史子集,聪明颖绝。年十四父丧,从学于父之门人朱某,闻人善治某证,即往师之,凡更十七师,博采众长。叶氏治病不执成见,立论亦不流俗见。"病之极难摸索者,一经诊视,指示灼然""察脉望色,听声写形,言病之所在,如见五脏癥结",当时人以"吴中中兴之大名家"相评。叶氏长于治疗时疫和痧痘,倡卫气营血辨证纲领,对温病传染途径、致病部位及辨证论治,均有独到之处。叶氏贯彻古今医术,一生诊治不辍,著述甚少,世传之书,均由其门人或后人编辑整理而成。主要有:《温热论》、《临证指南医案》十卷、《叶案存真》二卷、《未刻本叶氏医案》、《医效秘传》三卷、《幼科要略》二卷、《本草经解》四卷、《本草再新》十二卷、《种福堂公选良方》等。

丛书下集医家:

缪希雍(约 1546—1627),字仲醇(一作仲淳),号慕台,别号觉休居士,明常熟人。缪氏幼年体弱多病,年长嗜好方术,笃志医学,本草、医经、经方靡不讨论,技术精进,经验日丰,声名渐著,闻名于世。其友钱谦益曾记载他诊病时的情况说:"余见其理积疴,起沉疴,沉思熟虑,如入禅定。忽然而睡,焕然而兴,掀髯奋袖,处方撮药,指麾顾视,拂拂然在十指间涌出。"缪希雍以医闻名于世 40 年,著述甚富,流传至今的有《神农本草经疏》三十卷、《先醒斋医学广笔记》四卷、《炮炙大法》一卷、《本草单方》十九卷、《方药宜忌考》十二卷等。

李中梓（1588—1655），字士材，号念莪，又号尽凡居士（一作荩凡居士），明末清初华亭（今上海松江）人（又有称云间、南汇人者）。李氏早年习儒，为诸生，有文名。后因身体多病而自学医术，博览群书，考证诸家学术思想，受张仲景、张元素、李东垣、薛立斋、张介宾等人影响较大。李氏究心医学 50 年，治病无不中，常有奇效，与当世名医王肯堂、施笠泽、秦昌遇、喻昌等交善。李氏治学主张博采众家之长而不偏不倚，临证诊治主张求其根本，注重先后二天。生平著作较多，计有《内经知要》二卷、《医宗必读》十卷、《伤寒括要》二卷、《病机沙篆》二卷、《诊家正眼》二卷、《删补颐生微论》四卷、《本草通玄》二卷、《药性解》六卷，以及《李中梓医案》等，影响甚广。李氏门人以吴中医家为大多数，其中以沈朗仲、马元仪、蒋示吉尤为卓越。马元仪门人又有叶桂、尤怡，一则创立温热论治有功，一则阐发仲景《经》旨得力，更使吴中医学得以进一步地发展盛行。

尤怡（约 1650—1749），字在泾（一作在京），号拙吾、北田，晚号饲鹤山人，清长洲（今江苏苏州）人。尤怡自弱冠即喜医道，博涉群书，自轩岐以迄清代诸书无不搜览，又从学于名医马元仪，尽得其传。徐大椿评价尤怡说："凡有施治，悉本仲景，辄得奇中。"徐锦誉之为"仲圣功臣"，他的知交柏雪峰赞他为"通儒"，他的族叔尤世辅认为尤怡"不专以医名，其所为诗，必宗老杜，一如其医之圣宗仲景"。尤怡所著医书有《伤寒贯珠集》八卷、《金匮要略心典》八卷、《医学读书记》三卷、《金匮翼》八卷、《静香楼医案》一卷等，均有刊本。

薛雪（1681—1770），字生白，自号一瓢、扫叶山人、槐云道人、磨剑道人、晚年又自署牧牛老叟，以字行，清长洲（今江苏苏州）人，家居南园俞家桥。薛雪"少时嗜音韵，键户读书"，妻"以女红佐薪"，居小楼上，卧起其中，"不下者十年"。多年的苦读使薛氏通古博今，以儒自居，既擅诗词，又工八法。薛雪两征鸿博不就，母多病，遂究心医学，博览群书，见出人上，治疗每奏奇效。与叶桂齐名，尤擅长于湿热病诊治，虽自言"不屑以医自见"，但医名日隆，终成一代名医。《清史稿》称其"于医时有独见,断人生死不爽,疗治多异迹"。薛雪著作众多,医学著作主要有《湿热论》一卷、《医经原旨》六卷、《日讲杂记》八则、《薛生白医案》一卷、《扫叶庄医案》四卷,以及《校刊内经知要》二卷等。

徐大椿(1693—1771),一名大业,字灵胎,晚号洄溪老人,清代吴江松陵(今江苏苏州)人。大椿生有异禀,聪强过人,先攻儒学,博通经史,他如星经地志、九宫音律,亦皆精通。徐大椿研究医学完全出于偶然,他在其著作《兰台轨范》中对此有着详尽的记述。大意是因家人连遭病患,相继病卒数人,遂弃儒习医,矢志济民。自《内经》以至元明诸书,朝夕披览,几万余卷,通读一过,胸有实获。徐氏博通医学,难易生死,无不立辨,怪症痼疾,皆获效验,远近求治者无虚日,曾两次被征召进京效力。他的好友、著名的文学家袁枚记其传略言:"每视人疾,穿穴膏肓,能呼肺腑与之作语。其用药也,神施鬼设,斩关夺隘,如周亚夫之军从天而下。诸岐黄家目瞠心骇,帖帖折服,而卒莫测其所以然。"徐氏一生著述甚多,医学类计有《难经经解》《神农本草经百种录》《医贯砭》《医学源流论》《伤寒论类方》《兰台轨范》《慎疾刍言》《洄溪医案》等,评注陈实功《外科正宗》及叶桂《临证指南医案》。后人辑刊徐氏著作或伪托徐氏之名的著作更多,如《内经要略》《内经诠释》《伤寒约编》《伤寒论类方增注》等。

柯琴(生卒年不详),字韵伯,号似峰,清代伤寒学家。柯氏原籍浙江慈溪,后迁居虞山(江苏常熟)。柯琴博学多闻,能诗善文,一生潜心研究岐黄之术,平实低调,清贫度日。著医书及整理注释之典籍颇丰,《伤寒论注》四卷、《伤寒论翼》二卷、《伤寒附翼》二卷,合称《伤寒来苏集》,为学习和研究《伤寒论》的范本之一。尝谓:"仲景之六经为百病立法,不专为伤寒一科;伤寒杂病,治无二理,咸归六经之节制,六经各有伤寒,非伤寒中独有六经。"因而采用六经分篇,以证分类,以类分法,对伤寒及杂症据六经加以分类注释,使辨证论治之法更切实用,且说理明晰,条理清楚,对后世有较大影响。

　　吴门医派尚有诸多代表医家，如王珪、曹仁伯、王子接等，因当代学者对他们研究不多，无法将研究成果集集出版，深以为憾事。在入选的医家中，也因编著者学识有限、所及文献不全，错漏及不当之处在所难免，恳请读者指正。

苏州市中医医院

苏州市吴门医派研究院

欧阳八四

2020 年 12 月

吴有性研究文集

171　临床证治探讨

生平著述辑要

　　吴有性(1582—约1652)，字又可，明末清初年间姑苏洞庭山(今江苏省苏州市吴中区东山)人，吴门医派温病学说形成时期的代表医家。吴氏生活在明末清初，具体生平失考，其生活的大背景是社会动荡，战乱不断，时有瘟疫流行。"崇祯辛巳，疫气流行，山东、浙省、南北两直，感者尤多，至五六月益甚，或至阖门传染。"当时的医家并无他法，多依从《伤寒论》所制定的法则，以伤寒病论治，实际的效果并不理想，仅有一些轻症患者侥幸治愈，重症患者大多失治，"枉死不可胜计"。

　　大疫之后必有大医，吴有性通过细致观察，缜密推求，探求疾病的本质，在继承前人有关伤寒、温病论述的基础上，将温疫病与伤寒病分开别论，发前人所未发，论前人所未论，著成中医学史上的不朽著作《温疫论》。《温疫论》正文二卷，《补遗》一卷，又名《瘟疫论》《温疫方论》，成书于崇祯壬午年(1642)，成书不到两年已有刊本问世，嗣后各种版本络绎不绝。

　　《温疫论》全书分列 86 个论题，包括上卷 50 个论题、下卷 36 个论题。内容包括温疫的病因、初起症状、传变诸证、兼证、治法，以及妇女、小儿时疫特点、调理方法等，对温疫的病因、证候、传变、诊断及治疗等均有独到的创见，堪称我国医学史上第一部传染病学专著，基本形成了中医学温疫辨证论治框架，对后世温病学家产生了极其深远的影响。

吴有性生平及著述概述

 苏州市吴门医派研究院　　欧阳八四

一、生平简介

吴有性,字又可,明末清初年间姑苏洞庭山(今属江苏省苏州市吴中区东山)人,吴门医派温病学说形成时期的代表医家。所著《温疫论》对瘟疫的病因、证候、传变、诊断及治疗等均有独到的创见,堪称我国医学史上第一部瘟疫学专著,基本形成了中医学瘟疫辨证论治框架,对后世温病学家产生了极其深远的影响。

关于吴有性的生卒时间目前多依从梁乃桂《医家与医籍》的考证,生于明万历十年(1582),卒于清顺治九年(1652),享年 71 岁。也有学者认为此说难以成立,吴氏生卒年不详,仅可以推断吴有性生活在明末清初(16 世纪末与17 世纪中叶期间)。有学者认为吴有性号淡斋,有误,淡淡斋为吴有性书斋名称,并不是号"淡斋"。淡淡斋出自《列子·汤问》:"淡淡焉,若有物存,莫识其状。"作"隐隐约约"解释,体现了吴有性不求功名利禄,但求"静心穷理"的个性特质,一如其《温疫论》所反映的学术思想——细致观察、缜密推求,探求疾病的本质,将瘟疫病与伤寒病分开别论,发前人所未发,论前人所未论,为温病学说的形成与发展做出了贡献。

能证实吴氏在东山生活的直接证据为《净志庵碑》。此碑现保存在距东山镇东侧约 1 千米之鹅潭庙内,嵌在壁间,下款记录"明崇祯十七年吴县二十六都一图里长翁村席淳族长吴有性吴云路等",当年二十六都即今东山镇,一图在鹅潭庙附近,由此可以证明吴有性 1644 年生活在东山镇附近。

关于吴氏的墓葬:据《洞庭东山志》记载,吴有性墓在翠峰坞,关帝庙(十年动乱中被毁)附近,有一土墩,村人俗称"馄饨坟",此实为吴家坟,所葬乃明末医家吴有性。如今墓已夷平,仅剩残丘一堆。实地考察见馄饨坟已成橘林,旁有花岗石雕琢而成巨大拱形墓板十余方,可见此墓规模较大,但无碑碣可以查见。

吴氏生活在明末清初,社会动荡,战乱不断,也经历了瘟疫流行。正如其在《温疫论》序言中所言："崇祯辛巳，疫气流行，山东、浙省、南北两直，感者尤多，至五六月益甚，或至阖门传染。"当时的医家并无他法，多依从《伤寒论》所制定的法则，以伤寒病论治，实际的效果并不理想，仅有一些轻症患者侥幸治愈，重一点的患者大多失治，"枉死不可胜计"。吴氏写道："始发之际，时师误以伤寒法治之，未尝见其不殆也。或病家误听七日当自愈，不尔，十四日必瘳，因而失治，有不及期而死者；或有妄用峻剂，攻补失序而死者；或遇医家见解不到，心疑胆怯，以急病用缓药，虽不即受其害，然迁延而致死者，比比皆是。"吴氏感叹："嗟乎！守古法不合今病，以今病简古书，原无明论，是以投剂不效，医者彷徨无措，病者日近危笃，病愈急，投药愈乱，不死于病，乃死于医，不死于医，乃死于圣经之遗亡也。吁！"于是，吴氏"静心穷理，格其所感之气，所入之门，所受之处，及其传变之体"，将自己通过亲身观察和诊病施药的大量实践，在继承前人有关温病论述的基础上，著述为《温疫论》，"以俟高明者正之"。

二、生平史料

有关吴有性的生平和著作记载的史料，可以查见的有《清史稿》卷五〇二、列传二百八十九、艺术一；道光《苏州府志》卷一百二十三、艺文二；同治《苏州府志》卷一百三十六、艺文一；《吴门补乘》卷七、艺文补；民国《吴县志》卷五十六上、艺文考一，以及东山地方志《太湖备考》《洞庭东山志》等。先录《清史稿》关于吴有性的文字，以便查考：

吴有性，字又可，江南吴县人，生于明季，居太湖中洞庭山。当崇祯辛巳岁，南北直隶、山东、浙江大疫，医以伤寒法治之，不效。有性推究病源，就所历验，著《温疫论》，谓：伤寒自毫窍入，中于脉络，从表入里，故其传经有六，自阳至阴，以次而深。瘟疫自口鼻入，伏于膜原，其邪在不表不里之间，其传变有九，或表或里，各自为病。有但表而不里者，有表而再表者，有但里而不表者，有里而再里者，有表里分传者，有表里分传而再分传者，有表胜于里者，有先表后里者，有先里后表者。其间有与伤寒相反十一事，又有变证、兼证种种不同。并著论制方，一一辨别。古无瘟疫专书，自有性书出，始有发明。其后有戴天章、余霖、刘奎，皆以治瘟疫名（民国赵尔巽《清史稿》卷五百〇二"艺术一"）。

三、著　作

《温疫论》为温病类著作,正文二卷,《补遗》一卷。又名《瘟疫论》《温疫方论》,成书于崇祯壬午年(1642),成书不到两年已有刊本问世,嗣后各种版本络绎不绝。乾隆年间,洪天锡予以补注,书名《补注温疫论》。嗣后又有郑重光《温疫论补注》,孔毓礼等《医门普度温疫论》。另有《醒医六书温疫论》,该书的补注本、加评本甚多,已被收入多种丛书中。清代康熙年间已有日本出版的《温疫论》,说明此书不仅流行国内,而且迅速传播海外,足见影响之深远。

由于年代较久,辗转传抄,《温疫论》各版本间体例和内容不甚一致,有些版本错漏较多。目前被公认的底本为康熙四十八年(1709)己丑刘方舟校梓、积秀堂藏版《温疫论》二卷。《四库全书·总目》认为《补遗》一卷已被列入《温疫论》下卷,其中疫痢兼证、妇人时疫、小儿时疫、正名、伤寒例正误、诸家温疫正误等篇就是《补遗》的内容。

《温疫论》全书分列 86 个论题,包括上卷 50 个论题、下卷 36 个论题。内容包括温疫的病因、初起症状、传变诸证、兼证、治法,以及妇女、小儿时疫特点、调理方法等。力申伤寒与温疫之天壤有别,强调掌握"九传"是治疫之紧要关键,并创制"达原饮""三消饮"等方剂,示人以疏利、逐邪诸法,因势利导,分消疫毒之邪,内容十分详尽。是书是我国第一论述温病的专著,对后世影响极为深远。

(《吴中医家与医著》,江苏凤凰科学技术出版社,2016 年)

吴有性故里考

河南中医学院　　李成文

吴有性,字又可,号淡斋,生于明神宗万历十年(1582),卒于清世祖顺治九年(1652)，是明末清初著名的瘟疫学家。然对吴氏故里，却众说纷纭，莫衷一是，以震泽县、吴江县、姑苏、吴县之说为多，究以何者为是，有考证的必要。

《中国医籍考》《四库全书提要》《中国医学史略》《中医各家学说》(任应秋主编)等皆谓吴氏家居震泽县。考江苏震泽县为清雍正二年(1724)所设，是从江苏省吴江县分置出来的。赵尔巽《清史稿·志三十三》载："震泽，府南(指苏州府——笔者注)圆十里，雍正二年置。"又谓："吴江置震泽。"《中国古今地名大辞典》亦云："本吴江县地，清析置震泽。"而吴有性卒于清顺治九年(1652)。他死后72年才设置震泽县，怎能说他是震泽县人呢？

《中国医籍提要》说："吴有性，字又可，明代江苏震泽(吴江县)人。"就是说，震泽县即吴江县。据《中国地名大辞典》载：吴江县"在江苏吴县东南四十五里，汉吴县地，唐为松陵镇，五代梁时，吴越析置吴江县……清属江苏省苏州府。雍正中曾析县地，置震泽县。"如上所述，震泽县是从吴江县析出，不能说吴江县即是震泽县。

《中国历史人物大辞典》《中医大辞典·医史文献分册》均谓吴氏是"姑苏(今苏州)人"。考《中国名胜大辞典》《辞海》说吴氏是"姑苏洞庭(今江苏吴县)人"。《温疫论评注》说是"江苏省吴县洞庭东山人"；《清史稿·列传二百八十九·艺术一》亦谓"吴有性，字又可，江南吴县人，生于明季，居太湖中洞庭山"。《温疫论》自序亦称"崇祯壬午仲秋姑苏洞庭吴有性书于淡淡斋"；《温疫论评注》将此句译为"明崇祯壬午年(1642)农历八月苏州府洞庭山吴有性写于淡淡斋"。那么究竟吴氏的故里是姑苏(今苏州)还是吴县？要弄清这个问题，就必须弄清"洞庭"位于何地。《辞海》载吴县"名胜有宝带桥、东洞庭、西洞庭、灵岩、天平、邓蔚等山及甪直保圣寺和洞庭东山紫金庵的宋塑罗汉等"，可见洞庭包括东洞庭(即洞庭东山)和西洞庭(即洞庭西山)，位于吴县境内西南太湖中，而不在今苏州市区。

由以上看出，吴有性之故里，既非震泽、吴江，又非姑苏，而当以吴县洞庭山为是。但明末清初吴县属苏州府，现在吴县仍归苏州市辖，因此谓吴氏是苏州府人，或今苏州市人，亦未尝不可。

吴有性生平等五考

吴县东山地区人民医院　　金庆雷

吴县人民医院　　金庆江

吴有性是我国明末清初间对温病学说做出过重要贡献的医学家之一。历史上,由于医生的社会地位不高,故有关生平情况,在史志中记载较为简略,使后人对他们的研究增加了不少困难。目前对吴有性的生平情况同样存在着一些似是而非的地方,很有必要加以澄清,现将多年来考证情况介绍如下。

一、居地考

(1) 吴有性,字又可,明末清初姑苏洞庭山(江苏吴县东山镇)人。

1) 据康熙己丑(1709)刘方舟校梓、积秀堂藏版本《温疫论·原序》记载:"崇祯壬午仲秋,姑苏洞庭吴有性书于淡淡斋。""姑苏"即今苏州市;"洞庭"即洞庭东山(属吴县)。

2) 洞庭东山,简称东山,为今太湖东北部的一个半岛,位于江苏吴县的南端,苏州市西南37千米,全部面积63平方千米。明代东山还是太湖中的一个岛屿,与苏州陆地之间被菱湖大缺口阻隔,约有水程九里(4.5千米)。历史上的行政区划叠经改变,据王鏊《震泽编》记载:至正二十七年(1367)朱元璋平张士诚,改隆平为苏州府,治吴县。明洪武五年(1372)东山从浙江乌程划归吴县。明弘治年间,东山设5个都,即二十六都至三十都,52个半里。清初仍按明制,直到雍正十三年(1735)设太湖厅治于东山,属苏州府治。因此说吴有性的居地,明末清初间属苏州府治吴县洞庭东山镇。

3) 吴有性的生平资料除在有关史志中可以查到外,现在尚有确切的证据为《净志庵碑》。此碑现保存在东山镇之鹅潭庙内,下款记录:"明崇祯十七年(1644)吴县二十六都一图里长翁村席淳族长吴有性、吴云路等。"证实吴有性为二十六都一图族长,当年二十六都即今东山镇,一图在鹅潭庙附近。因此说,吴有性生活在东山镇附近是有根据的。

（2）有些《温疫论》版本署名"延陵吴有性"，地方志记载为"武山吴有性"是有原因的。

1）吴氏的始祖为吴太伯，又名泰伯，是周代太王长子（即"古公亶父"）。因为太王欲立幼子季历继承王位，太伯和弟弟仲雍避祸逃亡江南，首先在延陵（今江苏常州附近）定居，改从当地风俗，断发文身，成为当地君主。东周敬王十一年（前509）在苏州营造阖闾城建立吴国，吴氏宗族繁衍扩大，支脉迁居各地。"延陵吴"一方面纪念他们的祖先，同时又受"耀祖扬宗"思想的影响，是可以理解的。

2）吴氏的支脉迁居武山。武山原名虎山，在东山镇东南4千米，两者之间被12千米的具区港隔离。明代武山为东山的附属岛，后代人以"武"讹音为"吴"，加上该地吴姓的人较多，遂称"吴巷山"。当年东、西太湖往来船只经常通过这里，交通出入比较方便，所以武山很早就熙攘成市。明代武山行政区划为二十七都。

明代，太湖的自然灾害比较严重，使当地人民的生存条件受到严重影响，吴姓从16世纪中叶逐渐迁移东山。

吴有性出生于东山的望族。武山有吴姓的显要人物，如吴泰一，明太祖授"义兵百户"，谕曰"愿助役之家，子孙昌盛"；施槃，武山吴姓，入赘施氏，明正统四年（1439）"状元及第"；吴天繪，明成化间官授"中书舍人"，弘治间诏旌其庐曰"尚义"。

其次，武山有吴姓的家祠，从族谱来讲，吴有性应入武山籍。

（3）成书于乾隆三十七年（1772）的《四库全书》，记载吴有性为"明末震泽人"。因此一些有影响的权威人士如任应秋主编《中医各家学说》，贾得道《中国医学史略》等，均称吴有性为明末震泽人。笔者经过考证，认为很值得商榷，对乾隆以前的"震泽"考证如下。

1）古泽数名，又称具区。《尚书·禹贡》："三江既入，震泽底定。"当虞夏之际，震泽列扬州之境，因助禹治太湖水患有功，其中苦繇余氏居地（今苏州一带）被封为"吴"。因此说震泽是指太湖流域，范围比较大，东山仅是太湖中的一个岛屿，不能称为震泽。

2）清康熙年间，东山设三乡，即遵义乡、震泽乡、蔡仙乡。吴有性居地二十六都和武山二十七都均为遵义乡，和震泽乡之间毫无关系。

3) 雍正四年(1726)设震泽县,1912年并入吴江县,且吴江县又有震泽乡地名。此时东山属太湖厅,苏州府治,与震泽县之间没有联系。

以上三点说明吴有性"明末震泽人"的概念模糊,不能成立。

二、生卒年代考

吴有性生于明代万历十年(1582),卒于清顺治九年(1652),享年71岁。

(1) 根据梁乃桂《医家和医籍》的考证,符合明末清初的概念。

(2)《温疫论》成书于明末,但《明史稿》没有吴有性的记载。他的资料记载在《清史稿》,符合生不列传的惯例。

(3)《辞海》"族长":宗族社会中,家族的首领。旧时的族长,通常由家族中辈分较高,并有权势的人担任。《净志庵碑》记载崇祯十七年(1644)为族长,证明明代末年吴有性生存在世,推算年龄为63岁,具有族长的资格。

(4) 能证实吴有性确切资料的为宗族谱:①《延陵吴氏族谱》(明崇祯本,吴嘉誉刊)。②《武山吴氏族谱》(清康熙刊本,吴志宪修)。③《洞庭吴氏宗谱》(清乾隆刊本,吴永锡增修)。④《洞庭吴氏支谱》(清道光刊木,吴从大修)。以上族谱由于年代久远,加上十年动乱,惜目前仍无法查见。

三、淡淡斋考

淡淡斋是吴有性的书斋名称,并非号"淡斋"。此乃取自《列子·汤问》"淡淡焉,若有物存,莫识其状。"作隐隐约约解释,这和《温疫论》的学术思想是一致的。

笔者曾向地方史志的编写人员请教,据称很可能是今之"凝德堂"。

1. 凝德 取自《礼记·中庸》"苟不至德,至道不凝"。德:道德品质;道:宇宙万物的本原、本体;凝:专注;凝聚。译成白话文即为:假如没有良好的道德品质,那么对宇宙万物的本原、本体,不可能引起注意。

2. 凝德堂 在鹅潭庙附近,1956年列为江苏省重点文物。从其梁架结构来看,系明代后期建筑物,集苏式彩绘之大成,是一座彩绘艺术极高的民宅。原来规模较大,现仅存大门和门厅,有彩绘88幅,其立体图案位于厅的明间正脊中间，即在"包袱"中央，由三个菱形方块组成了一个三胜，在三胜的中间绘着锭和笔，称"笔定（锭）胜天"。

四、墓葬考

吴有性墓在东山镇湖湾村四组翠峰坞，俗称"馄饨坟"。

《洞庭东山志》记载："吴有性墓在翠峰坞、关帝庙附近，有一土墩，村人俗称馄饨坟。"此实吴家坟，所葬乃明末医家吴有性，即《温疫论》一书之作者。今墓已夷平，仅剩残丘一堆。笔者曾进行实地查访，见"馄饨坟"已成橘林，土墩尚可辨认，旁有花岗石雕琢而成巨大墓板十数方，可见此墓规模较大，但无碑碣可以查见。

五、著作考

地方史志记载，吴有性著作有《温疫论》二卷，《补遗》一卷。成书于1642年，不到2年即有刊本问世，嗣后各种版本络绎不绝。《四库全书·总目》认为《补遗》一卷已列入下卷，其中疫痢兼证、小儿时疫、正名、伤寒例正误、诸家温疫正误等篇就是《补遗》的内容。全书分列85个论题，内容包括温疫的病因、初起症状、传变诸证、兼证、治法，以及妇女、小儿时疫特点，调理方法等，阐述很是详尽。

（《江苏中医》，1993年第1期）

传染病学的先驱——吴有性

上海中医研究所　　林功铮

明代末叶，在姑苏洞庭（今江苏吴县）有位民间医者，姓吴名有性，字又可。多年来,怀着一颗为人民效劳的赤心,为我国传染病学的诞生做出了卓越贡献。

一、力排巫术,立志革新

吴有性生活的年代,正处在封建社会日益走向衰亡,新的资本主义生产关系逐渐萌芽的时期。全国范围相继发生了徐鸿儒、李自成、张献忠的农民起义。就是吴县东洞庭山一带,从 1635—1641 年,也先后发生多次农民起义和斗争。残酷的压榨,不断的战争,造成人民的极端贫困,引起疫病的接连流行。努力征服那猖獗一时的疫病,是当时操司命者的神圣使命。面对这严峻的现实,人民的需要,吴有性勇挑重担,知难而进。

繁华的苏州吴县,是当时的全国丝织业的中心,经济繁荣,文化发达,名医汇集。生活在这环境中的吴有性,有更多的机会得到良好的医学教养,受到新兴的市民民主思想的熏陶。在医术上,扎下了坚固厚硕的基础;在思想上,孕育着追求进步革新的种子,使他在治病救命的斗争中,能够比较好地应用朴素的唯物辩证的观点,指导自己的医疗实践,取得胜人一筹的医疗效果。

有一次,吴有性治疗一例"阳证阴脉,身冷如冰"的"体厥症"。患者施某,四十多岁,从事占卜的职业,平素身体肥胖。六月间忽然感染瘟疫,口干舌燥,咽喉肿痛,腹满胀痛而拒按,渴而想喝冰水,小便红赤,解时点滴作痛,呈现出一派热象阳证的症状。然而体表肌肤却又冷得像冰一样,六部脉象细弱的像丝一样,又表现为寒象阴证的脉象。这相互矛盾的脉症,造成诊疗上不少的困难。先请某医诊治,认为是阴证,要服附子理中汤。再请吴有性诊治,经过细心诊察,认为这是由于患者平素体胖,易于"阳郁",致使气血更易于壅闭,出现周身冰冷,六脉如丝的现象。这是"阳证最甚,下证悉具"的"体厥症",应当用大承气汤渐渐通下,可以使"郁解阳伸,脉至厥回"。家属听到这前后截然相反的诊断,一时犹豫不决,又再请医生诊治。一时众说纷纭,家属更是不知如何是好,惶惑不已,焦急万分。这时,患者说:"为什么不问卜求神呢?"于是家属连忙占卜,求得"从阴则吉,从阳则凶"的卦爻。于是,一家都信为"阴证"而不再怀疑,就服用附子理中汤。服完以后,患者就像火上浇油,一时之间,更加烦躁,手舞足蹈,没有多久,也就一命呜呼!面对这可悲而又可恨的现实，吴有性叹息不已，愤慨地指出：不信于医，而求于卜。施某一向用占卜骗人，现在也为占卜自欺而死亡。这是多么辛辣的讽刺呵！可以作为信巫不信医者的很好教训！施某的死亡，生动地再现出医与巫斗争的情景。自从战国秦越人（扁鹊）指出"信巫不信医，六不治"以来，医与巫的斗争，唯物论与唯心论的抗衡，就从来也没有间断过。信巫与信医，也就成为推动还是阻碍中医学发展的试金石，在这场斗争中，吴有性以朴素的唯物论揭穿骗人的巫术，同时也增强了自己朴素唯物的观念，逐渐形成改革创新的意识。

二、法无古今，惟时所宜

从嘉靖元年至崇祯十六年（1522—1643），瘟疫流行，接连不断，其中大流行就有十多次，人民死亡不计其数。仅就吴县一带，也是"一巷百多家，无一家仅免；一门数十口，无一口仅存"。在这猖獗的疫情面前，许多医生墨守成规，依然搬用"伤寒"的方法治疗瘟疫。其结果不是"延误时日"，就是"攻补失序"，枉死的人民，不可胜计。吴有性看到这守旧的积习，惨痛的流弊，深感忧虑，反复寻思。为什么用《伤寒论》的方法治不好当时的瘟疫病？一连串的问题，萦回在他的脑海中，鞭策着他去探索，去研究。

在那把《伤寒杂病论》视为圣典的复古潮流中，吴有性不是随波逐流，而是逆流而进。他大胆地提出"法无古今，唯时所宜"，冲破那沉闷的学术空气。他深切地感到坐在书斋里冥思苦想，钻在旧书堆中徘徊观望，都无助于突破陈规旧说，征服瘟疫。只有迈开自己的双脚，到疫区去，到患者中间去，才能有所认识，有所发现，有助于征服瘟疫。

崇祯辛巳十四年（1641），浙江、山东、河北各地又暴发瘟疫，日渐蔓延。到了五六月间，疫情更为猖獗，有的全家阖门遭受传染，就是鸡鸭牛羊也不能免，严重地威胁着人民生命财产的安全。吴有性敢于正视严峻的现实，毅然负起医者的神圣使命，再次投身于治病救命的斗争。他不顾个人安危，背起药囊，深入疫区，串门走户，一例一例地仔细观察，一个一个地悉心治疗。一名叫朱海畴患者，患瘟疫，连日来下痢不止，四肢不能举动，躺在床上就像泥塑一样，闭目、张口。经吴有性治疗半个月，共服生大黄十二两（60克），随后调理2个月，恢复如常，这病例，真切地再现出吴有性认真负责的精神，高明娴熟的医术。

吴有性应用自己多年探索积累的经验,认真诊断,细心治疗,结果"全活甚众",得到人民的欢迎和赞扬。但是,在这赞扬声中,吴有性并不自我陶醉。他想念的是,众多的瘟疫患者,需要得到正确的治疗;他着急的是,不少医者还因循守旧,把瘟疫当作伤寒治疗,造成"投剂不效",误人生命。他义愤填膺,大声疾呼:"守古法,不合今病,以今病简古书,原无明论。是以投剂不效,医者彷徨无措,病者日近危笃;病愈急,投药愈乱;不死于病,乃死于医;不死于医乃死于圣经之遗忘也。"呼喊出亟须革新的心声。

三、匡救时弊,发愤著书

吴有性为了匡救时弊,治病救人,立志革新,发愤著书。

又是桂树飘香,菊花争艳的时节,每当夜晚,可以看到淡淡斋中透射出摇曳的烛光,勤劳的吴有性正怀着激愤的心情,不顾白日行医的劳累,伏案著书。他手不停挥地写着,写着,把"平日历验方"整理成为系统的理论,提出"戾气"新说。

戾气学说,是吴有性对瘟疫病原体客观存在的朴素唯物的认识。他指出"夫瘟疫之为病,非风非寒,非暑非湿,乃天地间别有一种异气所感"。这种"异气"就叫"戾气"。突破了"六淫病因"的旧说。在人类认识疾病史上,古今中外都曾用"气"来描述疫病的成因。在吴有性之前,有"时气说""瘴气说"等。在西方医学,认为"恶气"是疟疾的病因。这恶气是意大利语"恶"与"气"的意思。但是,比起吴有性的"戾气说",都缺乏明确而具体的科学内容。

戾气是什么呢?吴有性明确地指出"夫物者,气之化也;气者,物之变也""气即是物,物即是气"。朴素辩证地阐述了戾气客观存在的物质性。又具体地谈到它也像"昆虫草木,动植之物可见,寒热温凉,四时之气往来可觉"一样,被人们所"觉察"、所认识。然而,它的特征又与日月星辰、昆虫草木等不同。它是"无象可见""无声无臭",因此,人们不能直接看到它,听见它。所以人们接触到它的时候也不知道,要等到发病以后才能晓得。今天,人们知道病原微生物,并不是无象可见。但是,这是在光学显微镜发明以后的事情。

透过字里行间,可以看到吴有性不仅重视观察人类的疫病,而且留心注意禽畜的疫情。他进出牛棚羊圈，察看鸡窝鸭舍，发现有"牛病而羊不病，鸡病而鸭不病，人病而禽兽不病"的情况。在这现象背后，究竟有什么原因呢？吴有性孜孜地探求，终于发现"究其所伤不同，因其气各异"，也就是说人兽之所以发病不同，就在于它所感的戾气各不一样。这种戾气"为病最多"，就在于戾气的"多样性"。他又指出"万物各有宜忌，宜者益而忌者损，损者制也，故万物各有所制"，就像蚰蜒解蜈蚣毒素，猫肉治鼠瘘的破溃那样，能致人生病的戾气，又被禽兽所制，所以人病而禽兽不病。这就是戾气的"偏中性"。他还指出"有某气专入某脏腑经络，专发为某病，故众人之病相同，非关脏腑经络或为之证也"，也就是说由于某种戾气特别适于侵犯某些脏腑经络，因此患者可以不同，而疾病则表现一样。这就是戾气的"特适性"。

现在已经明白，微生物病原体具有专易侵犯某些组织系统的特性。如脑炎病毒，容易侵犯神经系统；伤寒杆菌，容易侵犯肠道组织。这些科学的成就，证明了吴有性的戾气说的多样性、偏中性、特适性，多么符合微生物病原体的客观规律和科学内容。比起近代科学的认识，却早了二三百年，确是开创了传染病学的先声。

四、影响深远，流芳域外

多年的实践，养成了吴有性观察敏锐，不断总结的习惯。他从对实践的观察中，提出了增强人的体质，防御传染病的观点，对瘟疫的传染途径和流行方式，对探索制服戾气的药物，都做出了宝贵的贡献。在光学显微镜还没有发明以前，人们对病原微生物还看不见、摸不着的时候，吴有性继承前人的经验，应用朴素唯物的思维，努力实践，大胆创新。就是在二三百年后的今天，它还仍然闪耀着科学的光彩。

一种新学说的创立，要付出艰辛的劳动，饱尝无数的挫折。一本新著作的问世，也要经受历史的评定，接受实践的检验。古往今来，少有例外。尼古拉·哥白尼的《天体运行论》是这样，威廉·哈维的《心血运动论》也是这样，吴有性的《温疫论》，又何尝不是这样？

在《温疫论》脱稿后 2 年，才有刊本印行。一旦问世，也就避免不了遭到尊经复古派的攻击和反对。诽谤吴有性是"有意别出经文，不辨伏气为病之理,为害甚多",顽固派主张:"经中不遗一字,经外不益一词。"否定吴有性的革新精神,反对《温疫论》的科学内容。清代陈修园,更无理地攻击说:"达原饮,昧其由;司命者,勿逐流。"诬蔑吴有性是"创异说以欺人",吓唬广大医者"切不可随波逐流",妄图阻止《温疫论》的流传。

"青山遮不住,毕竟东流去。"尊经复古派的攻击、反对,无损于《温疫论》的科学内容,无阻于《温疫论》的流传发展。在《温疫论》的影响下,研究疫病的学者接连辈出。一代名医叶天士的"温邪上侵,首先犯肺、逆传心包"说;薛生白的"邪由上侵,直趋中道,故病多归膜原"说;吴鞠通的"湿热侵自鼻,由膜原直趋中道"说等,都是继承了吴有性的"邪从口鼻而入",潜伏在"膜原",发为疫病的观点发展而来的。

论治温疫的著作随后亦相继问世,戴天章在1778年,把《温疫论》重新编次,著成《广温疫论》;刘松峰于1785年,将《温疫论》厘订类编,写成《温疫论类编》。此外,还有叶天士的《温热论》,余师愚的《疫诊一得》,陈耕道的《疫痧草》,熊立品的《治疫全书》,郑重光的《温疫论补注》等,蔚然成风,形成一个温病学派。吴有性为中医学的发展,做出了不可磨灭的贡献。

《温疫论》中的治疗原则和有效方剂,不但在当时为征服瘟疫做出了重大的贡献,而且在今天仍然具有指导临床的实际价值。有如"客邪贵乎早逐""凡下不以数计,有是证则投是药"的论述,是符合治疗急性传染病的原则。从现代医学观点来看,大黄之类的攻下药物,能增进肠道的蠕动,促使体内毒素的排泄,并有较强的抑菌作用。适当地运用攻下法,治疗急性传染病,特别是某些肠道传染病,确有较好的疗效。达原饮、三消饮等有效方剂,据临床报道,辨证应用,对于疟疾、流行性感冒、伤寒、副伤寒等病,均有较好的疗效,值得重视和研究。

科学知识,历来就是人类的共同财富,不受时代、国籍的限制。诞生在神州大地的《温疫论》,是中华民族可贵的医学遗产,也是世界人民同声赞誉的财富。在日本,明和六年(1769),就有了《温疫论》的刊本。天明八年(1788),再次重刊发行。享和三年(1803),又刊行刘松峰的《温疫论类编》。丹波元简在序言中,称赞吴有性对温疫的研究是"独得之见,创辟之识",《温疫论》的著述是"著论立说,非凿空之谈;设法制度,悉出乎实验"。这些历史事实,说明了日本医学界对《温疫论》的重视和《温疫论》对日本医学的影响。

吴有性的《温疫论》，由于历史条件的限制，不可避免地存在着某些缺陷和错误。对传染病病原体的认识，虽然符合客观的规律，包含科学的内容，但是多属直观的性质，思辨的论断，缺少实验的证明。至于"邪留募原"的说法，对于募原的认识，更属于臆测。然而，"判断历史的功绩，不根据历史活动家没有提供现代所要求的东西，而是根据他们比他们的前辈提供了新的东西"（《列宁全集》第二卷 150 页）。吴有性比起他的前辈，确实为人民提供了不少新的东西，为征服瘟疫（传染病）做出了难能可贵的贡献，无愧是传染病学的先驱！

（《医学与哲学》，1980 年第 3 期）

吴又可在医史上的地位及中医的学术独立性

河南省中医药研究院　　张大明
北京知医堂　杨建宇

吴又可是中医西医一致褒扬之人，原因是他所提倡之"戾气说"在病因学上有其创见。然若就其对病因的探索而言，吴氏更有理由得到西医的褒扬，因他在当时的条件下，突破了中医传统的六淫说，天才地推测另有某些不同于六淫的致病物质，从宏观层次较为准确地描述了微生物致病的特点，早于西医发现致病微生物数百年，实在难能可贵。

然若撇开西医观点，单纯从传统中医方面说，吴又可的成绩就未必有那么辉煌。

一、吴又可之病因说与中医主流病因说并不合拍，未能融入中医病因学体系

中医之病因体系，由《内经》启其端，奠其基，经汉代张机，晋代葛洪，隋代

杨上善继承发展,至宋代陈无择提出三因说,而臻于成熟。现代历版中医本科中医基础教材中病因一节,仍是以陈氏三因说为基本框架而加以增补。其探求病因的基本方法是运用中医理论审证求因,即通过证候推求病因。实际作用并不是揭示致病的物质实体及其本身特征,而是探求人体对病因的反应。而吴却"独出心裁,并未引古经一语",跳过中医病因理论直接观察病因,进行比较,推理,自然得出不同于主流理论的结论。吴又可之说虽然令人耳目一新,在某种程度上揭示了微生物致病的规律,但终未能动摇中医病因体系的构架而导致突破。其后中医仍是运用固有之病因体系进行审症求因,如温病大家叶天士、吴鞠通仍是通过审症求因,以六淫为病因而创立温病学说。吴又可之说因此而未能真正融入中医病因学体系,而成为食之无味、弃之可惜的鸡肋,长期作为别具一格之说而游离主流病因说之外。历版中医基础教材多将其列于外感病因之末,近于附录,属于捎带一说之地位。即使与之关系密切之温病教材亦大致是如此处理。从此可见其地位之尴尬。

二、中医主流治疗学并不能利用吴又可之病因说,将其病因成果落实到治疗上

针对吴又可一因一病之病因说,相应之治疗应如吴又可所设想"以物制气,一病只有一药到病已,不烦君臣佐使加减之劳矣",这才与其病因说相合。而这种对因治疗的设想,属典型的现代医学治疗思想,与中医传统的辨证施治思路格格不入,大相径庭,中医难以利用其病因说来治疗疾病,提高疗效。因中医之辨证施治,不是针对吴又可所言之因果病因进行治疗,而是针对该病因之结果,针对人体对该病因之反应性——即证,进行治疗。所谓辨证,即辨别此反应性属寒属热,是虚是实。施治即对此寒热虚实之反应治疗,并不依据因果病因治疗。与此治疗相应,当时所用之药物是渗透着理论的中药,其有四气五味之性,温凉补泻之功,最宜作辨证施治之用,而难寻其一药制一气,一药对一因之能。且不论在当时,即使在现代,中医也未必能针对已经明确了的病因治疗,而"不烦君臣佐使加减之劳"。如针对严重急性呼吸综合征(SARS)这一疠气,当代中医仍不能利用西医研究结果而对因治疗,而仍是分型辨治,治证以治因。所以,即使吴又可本人,在当时虽然明知各疠气不同六

生平著述辑要

17

淫之邪，但"唯其不知何物以制之，故勉用汗吐下三法以决之"，也是重蹈覆辙，仍走辨证施治的路子——这并不足为怪——因就当时实际情况来说，中医的审证求因，辨证施治之法更为适合，也更能取得疗效，可是说是彼时彼地最好的选择。吴又可之说虽不乏道理，但实行其说的条件并不具备。

综上所述，吴又可是有着强烈西医思维倾向的创新者，生不逢时，生不逢地，主要意义在于西医而不在于中医。对于中医来说，其说不论是求因，还是治疗，实际意义并不大。其说有新奇之炫，而乏实际之用，对中医之影响有限。远不如那些仍以传统中医思维研究温病者对中医的贡献大，如叶天士、吴鞠通等。然至近代以来，吴又可在医史中的地位不断提高，其原因无非是西医传入，人们发现戾气说与现代微生物学有近似之处。这对于西医来说顺理成章，无可厚非。而至于中医，对此亦津津乐道，岂非是咄咄怪事。之所以如此，一是对中医学术、对吴氏之说缺乏深刻了解，不知二者之异；二是对中医缺乏自信，总想以此证明中医有先见之明，并以此佐证中医并非不科学。殊不知中医之科学精华正不在此，而在于辨证施治，而此正为中医所短。三是由前两者而导致评价标准的偏差，正由于缺乏自信，底气不足，评价医家时，总是自觉不自觉地偏离中医标准，而趋同于西医评价标准。

过去，直到现在，以至于将来的相当长时间内，中医、西医仍可能是在文化背景、思想方法、技术标准等方面都有着较大差异的学科，各自应有各自的价值体系与评价标准，不必，也不能强求一律。领导层早已经认识到这个问题而且有所表述。如 1985 年中共中央书记处对中医工作作出指示："要把中医、西医摆在同等重要的地位……中医、西医互相配合，取长补短，努力发挥各自的优势。"在目前中医相对弱势的情况下，尤其注意不能以西医之标准对中医之学术作褒贬，定取舍。作为中医，更应该不趋于势，不趋于时，坚持自己的学术信念，对医家、事件、学术观点的评价，应多考虑中医的评价体系，多考虑其对中医学术的实际贡献，而不可唯西医马首是瞻。故中医论文亦不必以进入 SCI 为荣，中医产品也不必为通过某西方国家某标准而喜。

要树立这样一个观念，中医是对人类医学有重大贡献的，故中医有贡献者，即相应对人类医学有贡献。评价中医人与事，以中医标准论即可，不必非要扯上西医。西医现在尚难以解释的,未必没有价值,对于西医有价值的,对于中医未必也同样有价值。

（《中国中医药现代远程教育》,2009 年第 7 卷第 9 期）

《温疫论》传本学术传承关系的研究

中国中医科学院　　张志斌

在温病学发展过程中,明末吴有性《温疫论》(1642)具有划时代意义,它是中医学原创思维与原创成果的杰出体现。该书清代版本近 80 种,近现代中医学界对它也非常重视,已出版的各种点校本多达 10 余种。分析研究这些传本中的学术传承关系,对于准确理解《温疫论》的学术思想,发现与解决在流传过程中出现的各种问题,无疑是有意义的。

一、《温疫论》清代传本的学术传承体系

笔者逐一考查全国各图书馆现存 20 多种善本《温疫论》,发现《全国中医图书联合目录》记载的清初刻本以及个别图书馆所定明刊本均属于误认。该书多种康熙间刻本是现存早期刊本的说法是符合实际的。这些康熙刻本主要有四种:石楷(临初)校梓本、张以增(容旉)评点本、刘敞(方舟)校梓本、《醒医六书》本(以下分别简称"石本""张本""刘本""醒医本")。而此四种版本中,以"石本"与"张本"为早,并以此形成两大系统,"石本"分出"刘本","醒医本"则与"张本"同源。

1. 石本系统　"石本"的共同特点是两卷,卷首署为石楷、徐文炳、唐之柱、徐㝢臣同参。目录题书名为"温疫方论"。吴有性的籍贯写作"延陵",有脱漏条文(见"乘除"条等)及补注按语(见"发黄"条)。另外,"正名""伤寒例正误""诸家瘟疫正误"三则收为卷二正文。

根据"石本"的特点,对照康熙间始刻的刘敞校梓本,可以发现此本属于"石本"系统。例如中国中医科学院图书馆藏书业堂本扉页题为"徐遂生先生鉴定/檇李石临初、甬江徐天章两先生参校",卷首署吴有性籍贯为"延陵",且其内容保留了"石本"的特异之处。卷一"发黄疸"条后有"愚按"文字。"乘除"条文字止于"愈补愈危,死者多矣"等。

但"刘本"又略有区别于"石本"的特点,例如卷一"发黄疸"条"愚按"文字之末有小字注:"按此条必重刻者驳正之论。今此条之上,不见有燥火发黄及阴寒发黄,云以为妄之语。必写者脱去原文矣!"

"刘本"系统的后世刻本很多,个别刻本扉页署为"嘉善张容旆评点"字样,乃书商更换书扉,其实际内容仍沿袭"石本",与"张本"无关。"张本"与"石本"有明显的差别。

2. 张本系统　张以增校梓本的特点是正文两卷之后,有附录"温疫正误"三则。书前有甲戌(1694)张以增"叙言",并有"参订同人"十人姓氏。该本所收"温疫论原序",与"石本"吴有性淡淡斋序学术观点相同而文字多异,今《温疫论》各传本中唯此本存有此序。吴有性籍贯在原序署为"吴趋",在卷首署为"具区"。此序从文字内容来看,该本卷上"发黄"条后无"石本"所加的"愚按",但却有"石本"遗漏的吴有性论燥火发黄的文字以及张以增的评点文字;在卷上末句"愈补愈危,死者多矣"之后,另出一段"石本"佚失的大字文。在卷下之末用"温疫正误"为题,收入"温疫正误"三则。且张以增在书中有很多小字评点文字。

根据"张本"的特点对照康熙己未年(1715)之前刊刻的"醒医本"及其系统刻本,将吴有性籍贯写作"具区"而非"延陵",有的刻本卷首保留了张以增评点字样,以及正文某些只有"张本"才有的特异内容,如吴有性论燥热发黄,上卷末"石本"佚失的大字文等,可以推断该本属于"张本"系统。

但"醒医本"又有不同于"张本"的增删修改。如缺"温疫正误",却有"补遗",收安神养血汤、疫痢兼证、小儿太极丸三则,其中两个方剂可以补"张本"之所缺。又如卷上末句存有"石本"佚失的大字文,文字与"张本"略有不同。

"醒医本"系统最著名的刻本是雍正三年(1725)年希尧刻本。该本朱墨套印,刻工甚佳,保留的各种序言齐备,而且有年希尧个人朱笔批注。1937年上海大东书局出版的《温疫论》(收入《中国医学大成》丛书),题为年偶斋评注,即使用该本作为底本。但由于出版者对该本的源流不清,其书很难让学者对其中文字的不同来源做出判断。

《四库全书》本比较接近"醒医本","发黄"条有吴有性论燥热发黄文字,上卷末句有"石本"脱文,因此也属于"张本"系统。此本可以看出四库馆曾用不同系统的《温疫论》传本进行校勘的痕迹。其"补遗"卷中既收"张本"之"温病正误"3则,又收"醒医本"之两方一论。

二、《温疫论》近现代传本的学术传承状况

近代以来,《温疫论》整理点校出版至少有 10 种以上,有点校、校注、译注多种形式,这对此书的普及与学术传承应该是有益的。笔者逐一对照了各种主要的点校本共 13 种,发现状况如下。

1. 关于底本的选择 13 种近现代传本中,根据整理者的说明,共使用了 5 种底本。这 5 种底本使用的频率是:郑重光补注本 5 次,"刘本"(积秀堂本)4 次,"张本"2 次,"石本"1 次,"醒医本"(年希尧本)1 次。其中最早的"石本""张本"使用得反而少。

从这些底本及其使用频率可以看出,多数整理本不曾考究《温疫论》的版本源流。中医古籍整理最基本的要求是选用可靠的底本,以便完整、准确、系统地反映作者原著面貌。所以现存善本中,从年代上来说选择"石本"与"张本"是比较合适的。而且即便是此两本还必须看其刊刻年代,应选择最早的版本,而不是同一系列的晚期刻本。

郑重光本(1707)虽然也是康熙间成书,但因经过郑重光加工改编,已非《温疫论》原著。一般整理原著,以选择最接近原书的版本为原则。"刘本"源于"石本",年希尧本(1725)所属之"醒医本"则与"张本"同源。"刘本"已非最佳选择,而属于"刘本"系统的积秀堂本,是错讹甚多的晚期版本,则较不合适。《温疫论》校点本中还有用光绪二十一年(1895)的《温疫论补注》刻本为底本,以积秀堂本为主校本整理的,底本与校本年代倒置,且两个版本均非上佳版本,一般来说违背了整理古籍的通例。

在底本选择方面可能还有更不当的做法,即未曾使用所言古本原书进行校勘。如同样说明使用"张本"的两个整理本,后一种竟然全部沿袭了前一种

的错讹，这些错讹或为"张本"原书所没有，这就有可能后者并未见过真正的"张本"。

2. 关于吴有性论燥火发黄及其按语 《温疫论》现存传本都不是初版，因此各有短长，而在流传过程中，又形成两大各不相同的传本系统。因此，整理者在选择底本与校本时应该在两个系统上有交叉，即如果选择"石本"作为底本，就应该选择"张本"系统的善本作为校本，这样才能充分保留不同版本系统的学术信息。有的整理本在校勘时未注意到《温疫论》现存古版的这一事实，校勘中未深入细致考求疑义，导致某些可引起学术传承问题的谬误。

如整理本中选择"石本"作为底本的校本是所有整理本中质量较好的一种，而且该本正确地指出被广泛运用的刘敞本缺漏较多、郑重光补注本篇目编次有较大的变动，内容缺漏错讹亦不少。但是由于对所用底本（石楷本）与其他传本的异同、相互的学术传承关系没有进行更为深入的比较研究。因此，在该校本中，依然存在着缺漏。例如该本卷上"发黄"条后载："愚按，旧论发黄，有从湿热，有从阴寒者。阴病发黄确有其证，何得云妄？湿热发黄尤为最多，大约如合麴相似。饮入于胃，胃气熏蒸则成湿热，湿热外蒸，透入肌腠，遂成黄病。燥火焉有发黄之理？此言为吴君白圭之玷！"

从文义可知，这段批评吴有性的文字肯定是出于后人之手。校点者的校语也注意到"本段疑为后世注家插入，姑存之"。但是，既然后世注家批评吴有性"燥火焉有发黄之理"，为什么此处见不到吴有性燥火发黄的原文呢？点校者虽然也声明采用了"张本为主校本"，但却没有采用"张本"系统版本中保存的吴有性原文："旧论发黄，有从湿热，有从阴寒者，是亦妄生枝节，学者未免有多歧之惑矣。夫伤寒时疫，既以传里，皆热病也。燠万物者，莫过于火。是知大热之际，燥必随之，又何暇生寒生湿？辟（譬）若冰炭，岂容并处耶？既无其证，焉有其方？不为智者信。古方有三承气证，便于三承汤加茵陈、山栀，当随证施治，方为尽善。"

这是一段反映吴有性重要学术思想的文字。吴有性是古代唯一持有伤寒、时疫发黄是由于燥火，而非湿热或阴寒观点的学者，丢失了这样重要的信息，既关系底本选择，也反映了认真使用适当校本的重要性。

另外，还有一种情况就有些令人费解。声明使用张本的两种整理本，按理应该保留这些文字，但是事实并非如此。不仅没有引录吴有性论燥火发黄的原文,相反把原属"石本"的一段批评吴有性此论的"愚按"文字抄入。这就提示了一种可能,整理者使用的并非真正的"张本"。

3. 关于上卷末句温疫忌补的文字 《温疫论》卷上末节"乘除"阐发了温疫忌补的观点,但此段文字,"石本"止于"愈补愈危,死者多矣"(属于此系统的"刘本"亦同),而"张本"在此句之后,另出一段大字文:"要之,真怯证世间从来罕有。令患怯证者,皆是人参造成。近代参价若金,服者不便,是以此证不生于贫家,多生于富室也!"

将"张本""石本"两相对照,可知这也是一段"石本"脱漏的文字。这是一段重要的文字,其中心是说明由于贫富的差别会导致温疫忌补的不同后果,提出尤其要注意富家。但是,在"张本"系统中,"醒医本"的此段文字与"张本"有所不同。"醒医本"后半句作:"是以此证不死于贫家,多死于富室也!"(《四库全书》本同)其中"张本"的两个"生",在此作"死"字。由于此句上文有"愈补愈危,死者多矣"一句,当以"死"字为正。由此可知,《醒医六书》本虽然源于"张本",但内容的准确性或有胜过"张本",不容忽视。

在现代整理本中,以"石本"及属于该系统的"刘本"为底本者,对于此段文字有不同的处理方法,有的根据"张本"补入了此段文字,有的以出注的形式给出此段文字,有的不收此段文字也不出注。以"张本"为底本的两种整理本,收入了此段文字。但凡收入此段文字者,全部作"不生于贫家,多生于富室也",并未注意到"醒医本"与"四库本"之"死"字者。

4. 关于"诸家温疫正误"的"汪云"与"注云" 《温疫论》卷下"诸家温疫正误"一节中,有一段重要的文字,前冠以"汪云",内容起自"愚谓温与热",终于"只要知其病原之不同也"。在精良的《温疫论》版本中,如"石本"代表版本金陵长庆堂本,"张本"的代表版本葆真堂本,都是"汪云",并无不同。

但奇怪的是,在分别以上述两个版本为底本的整理本中,都一致地将"汪云"错成"注云"。这是两个很有影响的校点本,出现了一个相同的错误。不同的是,以石楷本为底本的校点本出了一个注:"张本作汪。"而以"张本"为底本的校点本竟然没有发现问题。实际情况是"张本"系统的版本中只有个别刻本将"汪"误作"注",其他版本均不误。

那么,究竟是"汪"对还是"注"对呢?如果单纯判断是非,只要根据原书的体例，就可立判是非。因为紧跟在"汪云"条文后就有一段"正误"，因此，"汪云"当是某汪姓医家的观点，不可能是原作者的"注文"。为了确证"汪云"是正确的，笔者根据其文字内容，查得所谓"汪云"文字，乃出于明代汪机《伤寒选录》卷六"温病"下的"温毒"一节。因此，"汪云"就是"汪机云"，"注云"之"注"是形近致讹。

5. 关于"三正两方"的有无与所在位置　所谓"三正两方"是指《温疫论》中的"正名、伤寒例正误、诸家瘟疫正误"与"安神养血汤""太极丸"两个处方。"石本"系统均为两卷本，"三正""两方"均收为卷二正文。而"张本"在正文两卷之后，有"瘟疫正误"三则，正文相应位置没有"两方"。而属于"张本"系统的"醒医本"，则脱漏"三正"内容，有"瘟疫论补遗"一卷，收入安神养血汤、疫痢兼证、小儿太极丸三则；《四库全书》本有"补遗"一卷则同时收"三正两方"。由此可以推测，《四库全书》本的补遗卷兼收了"张本"和"醒医本"的补遗内容。

在现代整理本中，以"石本"及属于该系统的"刘本"为底本者均为两卷本，而以"张本"为底本者则仿"石本"正文，也将"三正"置入卷二正文，甚至不出注，根本不体现"张本"在两卷正文之外有"瘟疫正误"的特点。现代以"醒医本"为底本的整理本仍保持原本面貌。从有无"三正两方"以及将这一内容放置的位置，是考证不同系统版本的重要依据之一，同时也是体现吴有性《温疫论》属于"随笔劄录而成"的重要依据。

6. 关于底本原有内容的保留与删除　整理古籍不能妄加删削，这是一条基本的原则。但是《温疫论》各整理本中存在的另一个问题，是不注意全面如实地反映所选底本的全部信息。

首先，没有受到应有重视的是序言。如被多种整理本采用的刘敞校梓本，原本有刘敞、先著、吴炤吉三序，均撰于康熙四十八年（1709）己丑。现有使用该本进行整理者没有一种同时转录了这三个序言。采用石楷本为底本的整理本，也没有采用该本的徐文驹序（1691）。古籍的序言是考察该版本来源和学术传承的重要依据，作序者往往会介绍其所刻书的底本来源、刻书的目的、对该书的学术评价等许多问题，删削了这些序言，无疑就失去了该底本的基本特征。

其次，没有受到应有重视的是校梓者的校注。鉴于《温疫论》现存的各种康熙刊本并不都是出自同一来源，不同的校梓者都会留下自己的校注。如果选定某版本作底本，又随意删削其注解，同样会影响该书学术传承的考察。例如"张本"有张以增的许多评点，这些评点文字通常是以小字双行的形式置于各段文字之末。在现有以"张本"为底本的整理本中，不加任何说明地删去了所有张以增注文，可是又保留了张以增的序言和其他一些小字注文。这就给读者带来了困惑：按张以增序中提到了他进行的评点，那么，书中的小字注文到底是张以增注文？还是吴有性原注？由此就导致了学术传承理解上的混乱。

除此以外，古书木刻形式在转化为现代铅印本之前，应该仔细地考察其版刻形式。古籍的注文，除采用小字双行之外，有时也用低两字的形式，但有的整理本对此未加注意。《温疫论》卷下的"诸家温疫正误"，采用先原文、后正误，原文顶格，正误之文低两格。如果不加区别，均按一样的格式排版，就会引起原文与正误文不清的学术传承问题。

三、关于《温疫论》整理状况的思考

简要分析了《温疫论》现存传本的学术传承关系，发现现代整理本在一定程度上存在着底本选择不一，考镜不严，校勘欠精，删除原版内容等诸方面的问题。信息的脱漏影响到对吴有性学术思想的考究，文字的错误混淆了该书学术观点的归属，书籍形式的变换引起了读者对原著的误解。这些问题对研究《温疫论》学术传承可能产生不良影响。

应该说大多数《温疫论》现代整理者的学术态度是严谨认真的。所选版本之所以有失误，第一，可能由于坊刻本做假造成版本混乱，妨碍了现代人对校本版本的正确选择。第二，由于现存的各种珍贵《温疫论》善本收藏在全国各地的图书馆，对这些传本进行系统考查需要经费与条件，一般的学者以个人的能力即使有迫切的愿望与认真的态度也很难做到。所以，未能亲眼目睹因而全面掌握《温疫论》传本的学术传承情况，也是未能做出更好选择的重要原因。这一次也是由于得到了国家的支持，才有可能对全国各大图书馆所藏珍本进行系统的调研。

四、结　论

　　根据对《温疫论》现存各种版本学术传承关系的研究,可以看到在古版本中以"石本"与"张本"为最早,此后的其他版本均以此分为两大系列。"刘本"属"石本"系统,《醒医六书》本与《四库全书》本与"张本"同源。因此,选择"石本"和"张本"的最早版本作为点校《温疫论》的双底本,再选择其他早期重要刊本作为校本,是较为合适的。多种现代点校本在底本选择、原文保留、校勘等方面一定程度上存在这样或那样的问题。

　　解决这一问题固然需要高水平的学者对该书重新选择最合适的底本进行细致的校勘。但最可靠,也是最直接的解决方法,是在经过系统考察之后,选择该书现存最精良的版本,予以影印出版。这样才能抢救该书的一些稀少珍贵的版本,让广大读者能从原著中受益。

（《天津中医药》,2006 年第 23 卷第 5 期）

吴又可《温疫论》在日本的传播与发展

天津中医药大学　　邢　政　王秀莲

　　随着 13 世纪《伤寒论》传入日本,中国传统医学对日本汉方医学的形成与发展产生了巨大的影响。明清时期,中国的温病学派开始形成发展,许多温病学派的著作也开始陆续传入日本,并推动了日本后世派医学的发展,其中吴又可的《温疫论》是最早传入日本,同时也是对日本汉方医学影响最大的温病学专著。

一、吴又可《温疫论》在日本的传播

1.《温疫论》的传入与日译版本　　《温疫论》是我国医学发展史上第一部

温疫学专著,也是吴又可唯一一部传世之作,成书于崇祯十五年(1642)。1737 年由中日商船经港口城市长崎传入日本。明和七年(1770)日本医家荻野元凯(1737—1806)根据康熙四十八年(1709)刘方舟的校订本,经过翻译、整理、校订、评注,《温疫论》首次在日本刊行。此后,荻野版《温疫论》于天明八年(1788)因为火灾烧毁,并于当年再刻。荻野的版本三刻现于嘉永七年(1854),现藏于北野东医研书库。现存于日本的《温疫论》大多是荻野版,特别是荻野的三刻版是诸多译本当中比较完善的。此外,日译本的《温疫论》还有以下几个版本留存于世。① 宽政八年(1796)重印荻野头注别本。② 享和元年(1801)黑弘休伯头注版。③ 享和二年(1802)山崎克明头注版。④ 享和三年(1803)黑弘版重印。⑤ 天保十四年(1843)皇都尚书堂刊本。⑥ 嘉永五年(1852)活字刊百々俊德校订本。

《温疫论》如此多版本的译本在日本刊印发行,说明在当时的日本医学界吴又可《温疫论》的学说在日本得到了广泛的传播与认可,开创了温病学思想在日传播的先河,也在日本引发了一股研究温病学的风潮。

2. 日本医家研究吴又可《温疫论》的著作　吴又可的《温疫论》在日本广为流传,得到普及。由幕府末期开始涌现出许多注释、研究吴又可《温疫论》的医家,其中史料记载的著作将近 40 本,其中现存于世的有以下著作:① 1796 年刊:元木子阳《温疫论正误》二卷。② 1798 年刊:高桥笃之《温疫溯源》一卷。③ 1800 年刊:虾惟义《温病论》二卷。④ 1800 年刊:最里公济《温疫随笔》二卷。⑤ 1800 年刊:畑黄山《辨温疫论》二卷。⑥ 1804 年刊:松尾茂师《温疫论反案》二卷。⑦ 1805 年刊:中神琴溪《温疫论国字解》五册。⑧ 1810 年刊:大喜多泰山《温疫方论解》四卷。⑨ 1811 年刊:荻野元凯《温疫余论》(《温病之研究》)二卷。⑩ 1817 年刊:长谷川松山《瘟疫论正误》一卷。⑪ 1824 年刊:泰山文豹《瘟疫论》三卷。⑫ 1831 年刊:冈敬安《温疫论阙疑略记》一册。⑬ 1837 年刊:小畑良卓《温疫论发挥》二卷。⑭ 1843 年刊:山田业广《温疫论札记》二册。⑮ 1849 年刊:秋吉质《温疫论私评》二卷。⑯ 1861 年刊:山前玄春《温疫论传言》二卷。⑰ 1865 年刊:田中华城《温疫论集览》十卷。⑱ 1867 年刊:高岛久贯《泻疫新论》二卷。

在当时的日本,汉方医学界主要推崇的是《伤寒论》思想,吴又可《温疫论》思想的出现,对日本汉方医学界产生了极大的影响,日本医家开始尝试用温病学的辨证思想来治疗疾病,而不仅仅拘泥于《伤寒论》的辨证方法,开始产生了一大批专门研究《温疫论》思想的医家,这对当时"凡病皆从仲景方"的日本汉方医学界来说实在是难能可贵的。可以说《温疫论》的传播与流行,促成了日本医学界明确了"温病"与"伤寒"的区别,同时为后期《温病条辨》等其他温病学著作在日本传播流行奠定基础。随着温病学的其他著作也开始陆陆续续地传入日本,温病学说对日本的"后世学派"的最终形成也产生了极大的影响。

二、近代日本医家对吴又可学说的补充与发展

1. 荻野元凯与《温病之研究》　在研究吴又可《温疫论》的医家当中,比较具有代表性的首推荻野元凯。荻野元凯(1737—1806),又名源元凯,荻元凯,字子元,号台州,加贺(今石川县)金泽人,为日本江户时代后期名医,师从名医奥村良筑,后游历于京都得到吴又可《温疫论》,大受启发,钻研数年,最先编译日译本《温疫论》。因医术高超受邀为皇子诊病,后受德川幕府召至江户(今东京都)于跻寿馆专门讲授《温疫论》,后官拜河内守。著有《温疫余论》(1931 年陈存仁收载于《皇汉医学丛书》译为《温病之研究》)、《刺法编》《台州园随笔》等。江户时期,张仲景的《伤寒论》在日本医学界有着举足轻重的地位,特别以当时的古方派为首,日本医家处方用药大多依仲景方。天明八年(1788)日本爆发烈性传染病,医家沿用《伤寒论》的方剂治疫病,多不获效。荻野元凯独具慧眼,运用吴又可《温疫论》的理法,后又借鉴《岭南卫生方》的方药,疗疫数百人,多能起死回生。事后根据自身诊疗经验编著成《温病之研究》,后由其子于 1811 年付梓问世。在《温病之研究》的序篇中对吴又可的学说倍加推崇:"千载之下,有又可氏出,发明其余论,以著《温疫论》,可谓千古活眼,能羽翼长沙氏者也。"将吴又可与张仲景比肩,这是对吴又可《温疫论》极高评价,在当时的时代背景下是十分难能可贵的。在传承吴又可《温疫论》思想的同时,荻野元凯首创温疫"上盈下虚"之说。他指出:"上盈下虚乃分传胃、肾二脏也。又可氏谓九传,而外如此甚者,有二传焉,不可不讲。"认为温邪分传胃、肾二脏,在胃反剧为胃家实,治以大黄;若下传于肾,少阴证最多,若下虚不温,肾气不通,则上实不降,大热不减,所以多

用附子,以引火归原。并且在书中详论"上盈下虚"之证的具体表现,病程传变,以及相对应的理法方药。荻野元凯的"上盈下虚"理论是对《温疫论》的补充和发展,可以说,《温疫论》是论温疫之常法,而《温病之研究》则论温疫之变法,两者相得益彰。

2. 高岛久贯与《泻疫新论》 高岛久贯(1821—1868),又名高岛祐庵,字子通,号停雪,日本江户时代末期幕府御医。昭和三十三年(1858)日本流行泻疫(亦作暴泻),即霍乱等烈性传染病,当时东京泻疫肆虐,死者逾万人。幕府御医高岛久贯借鉴吴又可《温疫论》理法方药,应用芒硝、大黄,活人无数。后高岛久贯总结自己多年诊治经验,主要结合《温疫论》,同时旁触《广瘟疫论》《伤寒温疫条辨》等著成《泻疫新论》一书,后其子高岛祐启加以补充修订,于1867年出版。高岛久贯认为泻疫无表证,《泻疫新论》中曾言:"篇中所载方药,专治里证之药,而不及发表之方者,瘟疫之邪先从口鼻入于里,不如伤寒从表及里,其适见表证者有之,从里达于表者也,况此证入于里之势尤急,而达于表者甚稀乎,是以清解逐秽为主矣。览者勿以伤寒先表后里之例拘焉。"非常清楚地阐明,温疫之邪不同于伤寒由表及里的传变,治疗上应以清解逐秽为主。

当时世医治疗泻疫,皆从仲景之法,引太阳阳明合病之说,而投葛根芩连汤之类解表之方。高岛久贯则推崇又可之说,认为"瘟疫初起便宜攻下",而疫邪在中焦者宜用大柴胡汤加黄芩、栀子、伏龙肝。并且结合自己治疫经验:"予去岁以来,治病赢或老少之徒感此疾者,盖以清解逐秽为主,莫不随手而愈。"善用大黄、芒硝,独具匠心。认为"大黄之治疫专为逐邪,可不论大便之利与不利""今非硝、黄断不可也",大黄"走而不守"可以逐邪,"芩、连、栀、柏之类……既无涤荡之能,反招闭塞之害"。《泻疫新论》下卷还专门补充了治疗泻疫的针法、熏法,以及亲身验案18则,理论与实践相结合,对治疗温疫类疾病的治法做了有益的补充与创新,亦是结合日本的实际情况,对吴又可《温疫论》思想的继承与发展。

3. 日本的温疫舌诊专著 江户时代后期,随着吴又可《温疫论》的传播与普及,当时许多医家不但开始明确温病与伤寒的区别,并且出现了温疫舌诊的专书,其中比较具有代表性的是《瘟疫考观舌录》及《瘟疫诊舌》。冈本昌庵的《瘟疫考观舌录》,参考《伤寒舌鉴》等书,选出四十五图,结合自身诊疗经验，将瘟疫分为阳疫与阴疫，其下又分正病与变病。治疗当中又增补达原饮、柴葛解肌汤、承气养荣汤等。《瘟疫诊舌》作者不详，成书于江户时代中期，在引用《伤寒舌鉴》的舌象时，将其中没有指明瘟疫舌象的，加上"瘟疫"一词，在其后附治法当中，亦多从吴又可理法，多以达原饮和承气汤之类。在中国一直没有以温病为题的舌诊专著，而日本江户时代的舌诊专著，是对吴又可《温疫论》学说的有效补充。

三、现代日本医学对吴又可《温疫论》的研究

虽然日本明治维新之后，日本汉方医学受到严重抑制，温病学的发展亦停滞不前。随着时代的变迁，特别是近年世界范围内传染病的流行，日本医家开始认识到西方医学的局限性，温病学说，特别是吴又可的《温疫论》再次得到日本医学界的关注。1990 年 4 月日本东方出版社，编辑出版"温疫论研究丛书"，其中包括《温疫论解》《温疫论发挥》《温疫论翼诀》《编温疫论》《温疫余论》《温疫论私评》《温疫论类编》《温疫反案》等书。日本汉方医学在近年来逐渐复兴，日本医学界的许多中医研究团体开始重视温病学的研究，特别是在兵库县立东洋医学研究所所长，松本克彦编著《今日の医疗用汉方制剂——理论と解说》以及神户中医学研究会《中医临床のための温病学》两书中，都较为详尽地论述了吴又可《温疫论》的主要思想，温病学开始作为日本汉方学校的重要科目，受到了极大的重视。村田恭介、山之内淳等医家认为，目前日本汉方学界要重视研究温病学理论，特别是《温疫论》与《温病条辨》中的治疗方剂，以应对当今世界传染病越发流行的局面。温病学的方剂是现代医学不可多得的财富，恰当地加以应用会对现代医学界，特别是感染性、传染性的疾病有着跨越式的影响。日本医史学会的西卷明彦，先后发表《「温疫论」と「断毒论」の比较考察》《「温疫论」と传染概念》《19 世纪初头の日本における「温疫论」の受容》《「温疫论」と口腔の关连性の考察》等数篇文章，向日本医学界推广吴又可《温疫论》思想，指出在现代临床当中《温疫论》的理法方药仍然有着十分重要的地位，认为吴又可《温疫论》思想应广泛应用于现代临床的各个领域，充分加以利用。

四、结　语

温病学家吴又可的《温疫论》于1737年传入日本之后,作为第一部传入日本的温病学专著,引起日本医家的极大关注,在日本广泛传播,得到普及。为后期《温病条辨》等其他温病学著作在日本传播流行奠定基础。同时也推动着日本医家,明确温病与伤寒的区别,冲破江户时代日本医学界大多依靠《伤寒论》辨证的固定模式,为日本汉方医学的发展做出贡献。虽然明治维新以来,日本医家对吴又可《温疫论》的研究一度停滞不前,但是近年来随着世界范围内传染性疾病的再次流行,越来越多的日本医家开始关注吴又可理论的研究价值,并且广泛探讨《温疫论》在现代临床的多方面应用。相信日本医学界将在感染性、传染性疾病领域更多的研究借鉴吴又可《温疫论》学说。并且未来的趋势是将吴又可《温疫论》的思想,更多地与日本现代先进的医学技术相结合,广泛用于各类型疾病的治疗,同时用来指导新型抗感染、抗病毒药物的研发,更好地应用于现代临床。

(《河南中医》,2016年第36卷第11期)

医学思想研究

吴有性的医学思想主要体现在创立"异气"致病说。

中医有"百病皆生于六气"之经典理论，吴氏以前的医家虽认识到了其中的不足，有时气说、伏气说、瘴气说等观点，然而都没有离开"六气致病说"的框架。晋代王叔和认为"非时之气"是引起疫病发生和流行的原因，隋代巢元方承袭王氏之说，也认为时行病（疫病）是由于"非其时而有其气"引起。吴氏不拘旧说，从临床实践中认识到温疫病的发病原因，并非感受"六淫"之邪，也不是感受"非时之气"，而是由自然界一种异气所引起。吴氏在实践中认识到："为病种种，难以枚举，大约病遍于一方，延门合户，众人相同，皆时行之气，即杂气为病也。"吴氏推究病原，认为天地之间存在一种"异气"，此乃瘟疫致病之源，由此创立了"异气"致病说，实为传染病病因学之开端。

"异气"又称作"杂气"，也称疫气、疠气、戾气，吴氏专列"杂气论""原病""论气所伤不同"等专篇详加论述，认为气各不同，患病各异，以传染为其特征。"异气"致病说主要观点在于否认疫病与六气及不正之气有关，"异气"乃是疫病产生之源，"异气"从口鼻传入的传染途径论，"异气"侵入人体后的邪伏膜原说，"异气"致病具有种属性等。吴有性生活的时代还没有发明显微镜，是无法观测到肉眼见不到的微观世界的，这些观点的提出尤显难能可贵。

吴又可学术评价

上海第一医学院　　姜春华

一、吴又可的历史

　　吴又可即吴有性，明末姑苏洞庭人。《明史》无传，《清史稿》有传，称吴"居太湖中洞庭山"，《四库》称"震泽"（近盛泽、南浔），生卒不明。洞庭、震泽都是乡镇，不是大城市，吴氏所接触，当以劳动人民为多。其书也无达官贵人作序，可推想吴为乡镇一般医生。其著《温疫论》写成于崇祯壬午（1642）。按崇祯在位 17 年，壬午为亡国前 3 年，明亡时，又可尚未死。其《自序》云："崇祯辛巳（1641）疫气流行，山东、浙省、南北两直，感者尤多，至五六月益甚，或至阖门传染。"由此推算，则自瘟疫流行至书完成仅 1 年时间，似嫌过短。明末是一个天下大乱时期，张献忠、李自成以及各地农民纷纷起义，大兵之后必有大疫，战争连绵，瘟疫流行恐不止一年，吴氏所说辛巳年或系指最后一年。《自序》又说："平日所用历验方法，详述于左。"平日是平素的意思，平素则非1 年，因此，《温疫论》一书是多年的经验积累。

二、主要学术观点

　　1. 否认疫病与六气及不正之气有关　　吴又可通过精密观察，认"六气致病"之说为非，他在《自序》中说："夫瘟疫之为病，非风、非寒、非暑、非湿，乃天地间别有一种异气所感。"《原病》篇说："病疫之由，昔叔和云，凡时行者，春时应暖而反大寒，夏时应大热而反大凉，秋时应凉而反大热，冬时应寒而反大温，非其时而有其气，是以一岁之中，长幼之病多相似者，此时行之气，指以为疫，余论则不然，夫寒热温凉，乃四时之常，因风雨阴晴，稍为损益，假令秋热必多晴，春寒因多雨，较之亦天地之常事，未必多疫也，伤寒与中暑，感天地之常气，疫者感天地之厉气。"《杂气论》说："夫病不可以年岁四时为拘，盖非五运六气所能定者。"吴氏否定了《内经》五运六气致病（传染病）之说，认为寒热温凉为四时之常，即或寒温非时，亦系常事，未必致疫。

　　吴氏在《伤寒例正误》篇中批判了《伤寒例》伏气说,他指出:"风寒暑湿之邪,与吾身之营卫,势不两立,一有所中,疾苦作矣,苟或不除,不危即毙。《伤寒例》言冬时严寒所伤,中而即病者为伤寒,不即病者,至春变为温病,至夏变为暑病。然风寒所伤,轻则感冒,重则伤寒。即感冒一证,风寒所伤之最轻者,尚尔头疼身痛、四肢拘急、鼻塞身重、痰嗽喘急、恶寒发热,当即为病,不能容隐,今冬时严寒所伤,非细事也,反能藏伏过时而发耶?"轻微风寒尚立即致病,严寒所伤反能过时不发,这是理由之一。"更问何等中而即病? 何等中而不即病? 何等中而即病者头痛如破,身痛如杖,恶寒项强,发热如炙,或喘或呕,甚则发痉,六脉疾数,躁烦不宁,至后传变,不可胜言,仓卒失治,乃致伤生? 何等中而不即病者,感后则一毫不觉,既而延至春夏,当其已中之后,未发之前,饮食起居如常,神色声气,纤毫不异,其已发之证,势不减于伤寒? 况风寒所伤,未有不由肌表而入,所伤皆营卫,所感均系风寒,一者何其蒙懵,藏而不知;一者何其灵异,感而即发。同源而异流,天壤之隔,岂无说耶? 既无其说,则知温疫之原,非风寒所中矣。"吴氏责其病原既同,一则感而即发,一则感而不发,为无理可说,指出温疫不是风寒伏气,此为理由之二。又说"且言寒毒藏于肌肤之间,肌为肌表,肤为皮之浅者,其间一毫一窍,无非营卫经行所摄之地,即感冒些小风寒,尚不能稽留,当即为病,何况受严寒杀厉之气,且感于皮肤最浅之处,反能容隐者耶?"这一段说皮肤最浅之地绝不能容隐此肃杀之气,小风寒尚不留而发,况严寒乎? 乃理由之三。同篇在批四时之气时说:"春温、夏热、秋凉、冬寒乃四时之常……未必为疫,夫疫者,感天地之戾气也。戾气者,非寒、非暑、非暖、非凉,亦非四时交错之气,乃天地间别有一种戾气……殊不知四时之气,虽损益于其间,及其所感之病,终不离戾之本源,假令正二月应暖,偶因风雨交集,天气不能温暖而多寒,所感之病轻则为感冒,重则为伤寒……但春寒之气,终不若冬时严寒杀厉之气为重……又如八九月,适多风雨,偶有暴寒之气先至,所感之病,大约与春寒仿佛,深秋之寒,终不若冬时杀厉之气为重……"这一段说明四时正常之气不足为病,即使有些太过或不及也比不上严寒,而且疫则四时皆有,戾气使众人易患重病。四时不正之气无此能力,这是理由之四。同篇批冬时有非常之暖名冬温说:"按冬伤于寒,至春变为温病,今又以冬时非节之暖为冬温。一感于冬寒,一感于冬温,一病两名,寒温悬绝,然则脉证治法又何似耶……若夏凉冬暖,转得春秋之和气,岂有因其和而反致疾者? 所以但见伤寒中暑,未尝见伤温和而中清凉也。温暖清凉,未必为病,又乌可以言疫?"这一段批评了一原二病、一寒一热之非是,又批评了冬暖夏凉不足为病,更何况于疫,这是理由之五。同篇批评阳气为寒所折引《伤寒例》说:"四时皆有暴寒,但冬时感严寒杀厉之气,名伤寒,为病最重,其余三时寒微,为病亦微。"又引"三四月,阳气尚弱,为寒所折,病热犹轻;五六月,以其阳气已盛,为寒所折,病热为重;七八月,其时阳气已衰,为寒所折,病热亦微。"吴氏批之曰:"由是言之,在冬时阳气潜藏,为寒所折,病热更微,此则反是言夏时感寒为重,冬时感寒为轻,前后矛盾,于理大违。"这一段批评了《伤寒例》之言无理,间接指出了寒不是疫的原因。

2. 病原——杂气论 吴又可否定气候变化为温疫之病的原因,提出疫气和戾气是疫病之原,疫病指的是烈性传染病。其他各种急性传染病统称杂气。他在《杂气论》中说:"唯天地之杂气,种种不一。""疫气者亦杂气中之一,但有甚于他气,为病颇重,因名之曰厉气。"对于杂气他作比方说:"亦犹天之星辰有罗计荧惑(星名),地之土石有雄硫碯信,草木有野葛巴豆,昆虫有毒蛇猛兽,气交之中万物各有善恶,是杂气亦有优劣也。"吴氏从各事物中见其分类种种不一,因而推论到戾气亦各种各类不同,各事物有善恶,戾气中亦有善恶,如果我们把戾气作为各种细菌来看,确实其中也有善恶,有的有益,有的有害,又说"然此气无象可见,况无声无臭,何能得睹得闻? 人恶得而知是气也",因为当时无显微镜,故不得而见。"无象可见"者非无象也,在肉眼则无象,在显微镜下则有象,此吴氏极形其微小之词,而肯定有此"气",以下再讲到戾气可以发生各种不同之病,"众人有触之者,各随其气而为诸病焉。或时众人发颐,或时众人头面浮肿,俗称为大头瘟是也,或时众人咽痛,或时咽哑,俗名虾蟆瘟是也(似白喉),或时众人疟痢,或为痹气,或为痘疮,或为斑疹,或为疮疥疔肿,或时众人目赤肿痛,或时众人呕血暴亡,俗名为瓜瓤瘟、探头瘟是也,或时众人瘿痃,俗名为疙瘩瘟是也,为病种种,难以枚举。大约病遍于一方,延门阖户,众人相同,此时行之气,即杂气为病也,为病种种是知气之不一也。"吴氏认为气各不同,患病各异,以传染为特征。吴氏又认为某一种病好发于某一脏器组织,过去亦称亲和力,如流行性乙型脑炎、脑脊髓膜炎、霍乱、肺炎,各有特定病菌病毒,各患一定脏器组织,他说:"盖当其时,适有某气专入某脏腑某经络,专发为某病,故众人之病相同,非关脏腑经络或为之症也。"真是卓见，知病气之特异好发于某部，其症状之众人相同，并非脏腑之能出现是证，而实病气之所为。他认为这些杂气的着落没有一定的地方，没有一定的时间，或者发生在城市，或者发生在村落，此地虽有，别地则无，其中瓜瓤瘟、疙瘩瘟"缓者朝发夕死，急者顷刻而亡"（是指的鼠疫）是最重的，幸而百十年来难得有之，至于发颐（腮腺炎）、目赤、斑疹之类，在村落中偶有一二人，考核它的症状，合于某年某处大众所患的病，即是当年的戾气，不广泛流行的原因是"所钟不厚"，不能因为患的人少，而说它不是杂气。以上吴氏所说，主要是因为大流行之后，病菌病毒毒性活力减弱，致发病性能降低，以及人体抵抗力增强之故。

吴氏对于很多疾病都认为非风、非火、非暑，而皆是杂气，亦即是细菌病毒。其属于感染者，如大麻风、疔疮发背、痈疽流注、流火丹毒、痘疹、霍乱吐泻、痢疾暴注、绞肠痧之类；其不属于感染者，如痛风、历节风、老人中风、肠风。总之，吴氏认为即此非感染之病，亦与六气无关，将一切杂症及感染而生者皆认为杂气所成，亦一错误。历来医家凡主张一说者，必有过偏之处，此亦吴氏之一偏。

吴氏论疫气有轻有重，亦合乎流行病学，《论气盛衰》说："其年疫气盛行，所患者重，最能传染。"凡流行病开始之时，均重而传染力亦高，"至于微疫，似觉无有，盖毒气所钟有厚薄也。其年疫气衰少，里闾所患者不过几人，且不能传染……然则何以知其为疫？ 盖脉证与盛行之年所患之证纤悉相同，至于用药取效，毫无差别。是以知瘟疫四时皆有，常年不断，但有多寡轻重耳"。他指出了传染病四时皆有，不能以多少轻重来否定它不是传染病，且骈之于用药有效为准。

吴氏不但观察了急性传染病皆由杂气而成，杂气之中又有戾气，区分了一般传染与烈性传染之不同，又观察到某些病只传染于某种动物而不传染于人，传染于人之病，不一定传染于动物。《论气所伤不同》篇说："至于无形之气，偏中于动物者，如牛瘟、羊瘟、鸡瘟、鸭瘟，岂当人疫而已哉？ 然牛病而羊不病，鸡病而鸭不病，人病而禽兽不病，究其所伤不同，因其气各异也，知其气各异，故谓之杂气。"吴氏这些见解，都是经过精密观察思索而来，不是天才，但能关心人们疾苦，留心事物，独立思考，不盲从古人，所以才有杰出的成就，迈越前人。

3. 传染途径——病邪从口鼻传入论 自古以来外邪皆从皮毛侵入，依次传入，已成定论，至吴又可乃提出邪由口鼻入，合乎现代传染之说，在《原病》篇说："此气之来，无论老少强弱，触之者即病。邪自口鼻而入。""邪之所着，有天受（空气），有传染（接触），所感虽殊，其病则一。凡人口鼻之气，通乎天气。"《经》云"邪之所凑，其气必虚"固是一因，但"其年疫气充斥，不论强弱，正气稍衰者，触之即病，则又不拘于此矣"。的确在大疫流行之际，不管身体强弱，皆能传染，虽说与正气有关，亦不能专门强调正气，所以吴氏说不拘于此，即不拘虚不虚，皆有传染之可能。

4. 邪入人体所在部位——募原论 《原病》篇说："邪从口鼻而入，则其所客，内不在脏腑，外不在经络，舍于伏脊之内，去表不远，附近于胃，乃表里之分界，是为半表半里，即《内经·疟论》所谓横连募原者也……今邪在募原者，正当经胃交关之所，故为半表半里。其热淫之气，浮越于某经，即能显某经证。"这一段是吴氏推想，此邪既不在表，也不在里，假定部位是"募原"，为什么吴氏要这样假定？因疫邪与伤寒为病不同，"浮越某经即显某经之证"。又因疫邪有特殊性，"外感在表之邪，一汗而解，今邪在半表半里，表虽有汗，徒损真气，邪气深伏，何能即解，必俟其伏邪渐溃，表气潜行于内，乃作大战，精气自内由募原中以达表"，吴氏认为"邪在半表半里"是推想之词，然疫病自有其特殊性。因其特殊性，所以在对比之下，不用伤寒自表传里之说，而用直入募原之说，他对比说"伤寒必有感冒之因（如衣单、冒风霜等）……随觉肌肤寒栗，既而四肢拘急，恶风恶寒，头疼身痛，发热恶寒……时疫初起，原无感冒之因，忽觉凛凛，以后但热而不恶寒"。吴氏也承认有所触犯而发的，如饥饱劳倦等（诱因），不过为数甚少，只十中一二人而已，下段分辨伤寒与疫病治疗过程中种种不同，吴氏认为"时疫之邪始则匿于募原，根深蒂固，发时与营卫交争"。吴氏的"募原"，我理解是病原感染部位，相当于病部。发则营卫交争，即初感之发热，溃则在原发病部展现为某些特定症状。病部所在不同，出现症状也种种不同，故称浮越某经见某经之证。我们不能用现代的发病脏器组织，来批评吴氏所处的时代水平。吴氏创制达原饮，以为可以直达募原，使邪气溃散，速离募原。方中药物为槟榔、川朴、草果、知母、芍药、黄芩、甘草。此方能治多种传染病。吴氏自己说过，一病有一病之毒，必有一毒制之，现在以一方而治众毒，是集合了多种广谱抗菌药，以治多种病毒，所谓"不汗不下使之内溃"，以之通治，针对性不够，在今天我们不以此方为准。

三、治 疗

1. 主张追求针对性药物 《论气所伤不同》篇说："故万物各有所制，如猫制鼠，鼠制象之类，既知以物制物，即知以气制物矣。以气制物者，蟹得雾则死，枣得雾则枯之类，此无形之气，动植之物皆为所制也……知气可以制物，则知物可以制气矣。夫物之可以制气者，药物也，如蜒蚰解蜈蚣之毒，猫肉治鼠瘘之溃，此受物之气以为病，还以物之气制之。至于受无形杂气为病，莫知何物之所制矣。唯其不知何物之能制，故勉用汗、吐、下三法以当之（汗吐下各有用处，其理尚待研究）。嗟乎！即三法且不能尽善，况所知物乎？能知以物制气，一病只有一药之到病已，不烦君臣佐使品味加减之劳矣。"吴氏认为一病有一病之毒，一毒有一药以解之，是针对性疗法，说三法不能尽善，然三法之中又怎知其中有不针对病的呢？又安知三法对人体抗病不起作用呢？又安知君臣佐使品物加味，不对病气有作用呢？不对人体有利呢？专讲一药一病，即丢掉人体的一面，以及各方面条件，也即是丢掉辨证论治的精神，《内经》《伤寒》以及历代所传的种种治疗方法与理论，确实有用的东西也将丢掉，凡此种种皆当考虑。然其在 338 年前，即追求针对性治疗，是非常超越的理想，为吾人今后研究的一个方面。但绝对不能丢掉辨证论治的精神，否则将废医存药，而中医药学宝库中也仅有药而没有医了。

2. 辨证用药——抗菌治证 《统论疫有九传治法》说："所谓九传者，病人各得其一，非谓一病而有九传也。盖温疫之来，邪自口鼻而感，入于募原，伏而未发、不知不觉。已发之后，渐加发热，脉洪而数，此众所同，宜达原散疏之。继而邪气一离募原，察其传变，众人多有不同者，以其表里各异耳。有但表而不里者，有但里而不表者，有表而再表者，有里而再里者，有表里分传者，有表里分传而再分传者，有表胜于里者，有里胜于表者，有先表而后里者，有先里而后表者，凡此九传，其病则一。"这是他的治疗总结，是辨证施治。

吴氏治疫，在不同的证情下用不同的方法，药物中多选治疫药。①《温疫初起清法》说："疫邪感受有轻重，感之轻者舌上白苔亦薄，热亦不甚，而无数脉，其不传者，一二剂自解，稍重者必从汗解，如不能汗，乃邪气燔结于募原,内外隔绝,表气不能通于内,里气不能达于外,不可强汗,或者见有加三经发散之药,便欲求汗,误用衣被壅遏,或将汤火熨熏,甚非正法,然表里隔绝,此时无游溢之邪在经,三阳经加法不必用,宜照达原饮本方可也。"吴氏这段文字指出疫病有轻重,轻者易解,重则"邪气蟠结于募原"。前面说过,"募原"是一个想象病理部位,说它内外隔绝,表里不通,也是想象。人的气血运行内外上下,无时或休,如果内外隔绝,立即就毙,尚何救治可言? 所以说这是吴氏的假想,其所以有隔绝之想者,一是由于邪结募原半表半里之间,以其不在表不可强汗,经验上汗之不愈,所以不强汗;二是由于邪不在经,用三阳经药无益(如有三阳证则加之);三是因"邪不在里,下之徒伤胃气",里无积热,下之无益。吴氏因为临床上见到这类疫症,解表与攻里不能解病。因此意想邪在半表半里之间,募原之地,当用达原饮直达病原。现代研究,槟榔有杀虫治癖作用;知母有广谱抗菌作用,对伤寒、副伤寒、大肠变形菌、痢疾、霍乱、铜绿假单胞菌、肺炎、百日咳、葡萄球菌、链球菌有抑制作用;黄芩有抗菌作用(与知母同),解热镇静;厚朴有抑菌作用(如知母),对葡萄球菌作用最强;芍药对痢疾、伤寒、副伤寒、霍乱、大肠变形菌、铜绿假单胞菌、肺炎、百日咳、溶血链球菌等有抑制作用;草果用作抗疟药。因为达原饮中几种药有广谱抗菌作用,以抗菌抑病,所以不必发汗,不必攻下。② 感之重者,舌上苔如积粉,布满无隙,服汤液不从汗解,而从内陷者"舌根渐黄至中央,乃邪渐入胃,此三消饮证也"。三消饮即达原散加大黄、葛根、羌活、柴胡、生姜、大枣,"补注三阳加法不必全用,各随其所见之经而加用之"。大黄有抗菌作用,对痢疾杆菌、革兰阳性菌、炭疽、溶血链球菌、白喉杆菌、假白喉、肺炎双球菌、金黄色葡萄球菌、枯草菌有效,完全有效者如伤寒、副伤寒、霍乱、大肠埃希菌、变形菌、铜绿假单胞菌、肺炎等。葛根解毒,对痢疾杆菌有抑制作用。柴胡有解热作用,阻止疟原虫的发育而使之消灭,对结核菌、流感病毒及牛痘病毒有抑制作用。这些药的加入,对某些病有利,尤其大黄,其抗菌面更广。③ "若脉长洪而数,大汗多渴,此邪气适离膜原,欲表未表,此白虎汤症。"白虎汤中有知母,本方既对症也抗病,这里是重症,症之所以重,是因为邪离膜原,热邪散漫之故。④ "如舌上纯黄色,兼之里证,为邪已入胃,此又承气汤症也。"本方中大黄、川朴,亦为治症抗病之方,有里症用承气清里热,亦以症为重。

当然吴氏当时没有提到抗菌,但他主张治"疫邪","治疫邪"即是抗菌,其所用药有广谱抗菌作用者多,宜其治疗有效,其能用此类药,一方面是继承前人的经验(《伤寒》《外台》诸方),另一方面是通过实践积累的经验。

3. 标本问题——以病为本　吴氏认为病须治本,不必治标,其"本"实际指病原及病理转化产生症状的因果关系,"本"即是因《注意逐邪勿拘结粪论》说:"要知因邪热致燥结,非燥结而致邪热也。但有病久失下,燥结为之壅闭,瘀邪郁热,益难得泄,结粪一行,气通而邪热乃泄,此又前后之不同。总之邪为本,热为标,结粪又其标也。"论茵陈蒿汤说:"茵陈为治疸退黄之专药,今以病证较之,黄因小便不利,故用山栀,除小肠屈曲之火,瘀热既除,小便自利。当以发黄为标,小便不利为本。及论小便不利,病原不在膀胱,乃系胃家移热,又当以小便不利为标,胃实为本。是以大黄为专功,山栀次之,茵陈又其次也。设去大黄而服山栀、茵陈,是忘本治标,鲜有效矣,或用茵陈五苓,不唯不能退黄,小便间亦难利。"追本穷源,层层推究,排除标证,找出病本,从本治疗,识见高超。《标本》篇说"今时疫首尾一于为热,独不言清热者,是知因邪而发热,但能治其邪,不治其热,而热自已。夫邪之与热,犹形影相依,形亡而影未有独存者",他这段议论与现代医学之说若合符节,现代医学亦不主滥用解热药以治病为主。热由邪生,不去邪,热焉能清,这与一般见热清热的见解不同,吴氏的"邪"实指病菌病毒,能用抗菌药抑制或消灭病菌病毒,并能排除或中和病菌所产生的毒素,则热自退,是不清热而热自清。形影的比方比得很好(有许多清热药也确能抗菌)。另外还有一点需要谈及的,即吴氏有的"邪"大体指如上所说,有的地方指病之症结所在。譬如说邪在于胃,以致高热,实际上这个邪不指病菌病毒,而指高热及一系列症状的症结,如果解决了这个胃的症结,则高热及其余症状自消,此症结实一病之枢机。

4. 同一病理机制用同一治法　吴氏认为病因虽然不同,若趋向于同一病理机制则可用同一治法,《辨明伤寒时疫》篇说:"伤寒初起,以发表为主,时疫初起,以疏利为主。种种不同,其所同者,伤寒时疫皆能传胃,至是同归于一(同一病理机制),故用承气汤辈导邪而出。要知伤寒时疫始异而终同也。"他又认为"下后里气一通,表气亦顺,郁于肌肉之邪,方能达发于肌表,或斑或汗,然后脱然而愈,伤寒下后无有此法,虽曰终同,及细较之,而终又有不同",这是因为传胃的病机同,故可用同一治法,但下后病的出路不同,故曰:"终又有不同。"又说"风寒疫邪,与吾身之真气,势不两立,一有所着,气壅火炽,气也,火也,邪也,三者混一,与之俱化,失其本来真面目,至是为邪矣,但以驱邪为功,何论邪之同异也",他不论原因,总以驱逐为功,何论邪之同异也,是治外感的正鹄。又举例说:"假如初得伤寒为阴邪,主闭藏而无汗,伤风为阳邪,主开发而多汗,始有桂枝、麻黄之分,原其感而未化也,传至少阳,并用柴胡,传至胃家,并用承气,至是亦无复有风寒之分矣。推而广之,是知疫邪传胃,治法无异也。"这段话对人很有启发。

5. 驱邪为主——宣通 因此治法上亦强调祛邪,以宣通为主。观点有似于刘河间、张子和,其著作中称引麻征君三法,麻即麻知几,为子和之友,子和书为麻等撰集,故吴氏称麻,实应称张子和三法。吴氏说:"导引其邪,打从门户而出,可为治法之大纲,舍此皆治标云耳。"他的意思汗、吐、下法是给邪一条出路,引邪外出。吐法用瓜蒂散,但用的机会较少。汗法则不大用。他认为麻黄桂枝发汗是治疗伤寒的,不治温疫。除有三阳见症外,很少用解表药。他认为表热无汗主要是里气不通,里气一通则汗出热解,因之表证除三消饮中葛根、羌活、柴胡三药物,桑菊、银翘、麻黄、桂枝根本不用。

吴氏治病常用下法,大黄一物尤为常用,《急症急攻》篇说:"温疫发热一二日,舌上白苔如积粉,早服达原饮一剂,午前舌变黄色,随现胸膈满痛,大渴烦躁,此伏邪即溃,邪毒传胃也,前方加大黄下之……午后复加烦躁发热,通舌变黑生刺,鼻如烟煤,此邪毒最重,复瘀到胃,急投大承气汤。傍晚大下,至夜半热退。"吴氏在一日之间三易其方,二用下剂,视病之传变之速,不得不采用急攻,若逢一般医生必死无疑。《热邪散漫》篇说:"若邪已入胃,非承气不愈,误用白虎,既无逐邪之能,徒以刚悍而伐胃气。反抑邪毒,致脉不行,因而细小……医见脉微欲绝,不敢议下……此当急投承气缓缓下之,六脉自复。"有评者曰:"脉必沉细有力。"曾见一案,尺寸俱无脉,而趺阳却大有力,下之寸口脉出。想吴氏治此,必患者神气充实,精神不惫。《下后脉复沉》篇说:"里症脉沉而数,下后脉浮者,当得汗解。今不得汗,后二三日脉复沉者……更宜下之。"《下后身反热》篇说:"应下之证,下后当脉静身凉,今反发热者……但嫌下早之误,徒伤胃气耳,日后传胃再当下之。"《因证数攻》篇说:"温疫下后二三日,或一二日,舌上复生苔刺,邪未尽也。再下之,苔刺虽未去,已无锋芒而软,然热渴未除,更下之,热渴减,苔刺脱,日后更复热,又生苔刺,更宜下之。有周某者患疫,苔刺凡三换,计服大黄近斤……所以凡下不以数计,有是症则投是药,其中有间日一下者,有应连下三四日者,有应连下二日间一日者,至投承气,某日应多与,某日应少与,不能得法,亦足以误事。"一般用下法限于结粪,吴氏认为不拘结粪,在《注意逐邪勿拘结粪》篇说:"温疫可下者约三十余证,不必悉具,但见舌黄心腹痛满,便于达原饮加大黄下之。设邪在募原者,已有行动之机,欲离未离之际,得大黄促之而下,实为开门祛贼之法……二三日余邪入胃,仍用小承气,殊不知承气本为逐邪而设,非专为结粪设也。必俟其粪结,血液为热所搏,变证迭起,是犹养虎遗患,医之过也。况多有溏粪失下,但蒸作极臭如败酱,或如藕泥,临死不结者,但得秽恶一去,邪毒从此而消,脉证从此而退,岂徒孜孜粪结而后行哉!"吴氏此论纯从经验体会而来,"逐邪非为结粪",以逐邪为主题,然粪逐邪亦祛,吴氏似已理解到大黄的真实作用。再举一段以证明吴氏的理解:"假令滞下,本无结粪,里急后重,下利窘迫者,宜芍药汤加大黄。此岂亦因结粪而然耶,乃为逐邪而设也。"

吴氏对于蓄血证认为"血为热搏……溢于肠胃,腐为黑血,便色如漆,大便反易者……多致危殆",好像指肠伤寒的出血,但如"其有喜笑如狂者……为血中留火,延蔓心家,仍从胃治",肠伤寒后期下之易致肠出血,也有一下之后肠中积菌得以排除者,然而这是冒险的举动。他对热结旁流初硬后溏之证亦主攻下。在《传变不常》中,对小便闭塞亦用承气下之。

吴氏用攻下亦看具体情况,不能攻者亦不攻。《温疫初起》篇说:"邪不在里,下之徒伤胃气。""发斑斑出不可更大下,复大下,斑毒复隐。"论《大便》篇说:"愈后大便数日不行,别无他证,此足三阴不足,以致大肠虚燥,此不可攻。"

此外吴氏对虚人及某些特殊情况也攻中带补,用人参加入泻下,以"鼓舞胃气,使攻下得力"。也用补泻兼施,认为补之则邪毒愈甚,攻之则几微之气不胜,攻之不可,补之不可,补泻不能,两无生理,不得已用陶氏黄龙汤(大黄、厚朴、枳实、芒硝、人参、地黄、当归),然吴氏毕竟强调攻下,在各条下证中有不必下者,而也下之,不免一偏。"此证下之死,不下亦死,与其坐以待毙,莫若含药而死,或有回生于万一。"精神是好的。

6. 反对寒凉——黄连　吴氏常用大黄、黄芩、知母、石膏等药,皆寒凉药,而有专论《妄投寒凉药论》反对寒凉说。"疫邪结于募原,与卫气并,因而昼夜发热……胃本无病,误用寒凉,妄损生气,及邪传胃,烦渴口燥,舌干苔刺,气喷如火,心腹痞满,午后潮热,此应下之证,若用大剂芩连知柏,专务清热,竟不知热不能自成其热,皆由邪在胃家,智者必投承气,逐去其邪,而热自已。每见今医好用黄连解毒汤,黄连泻心汤,反指大黄能泄泻,而损元气。黄连清热,且不伤元气,更无下泻之患,唯类聚寒凉,专务清热,又思寒凉之最者莫如黄连,因而再倍之。"以下他辨黄连与大黄不同,因之他可以用大黄,别人不可用黄连。"不知黄连苦而性滞,寒而气燥,与大黄均为寒药,大黄走而不守,黄连守而不走,一燥一润,一通一塞,相去甚远。"因为黄连在治疫上亦有效。因此,他又自作回答,认为黄连之治愈者,是正气盛邪气微,是自愈之证。有因误投温补以致热极,黄连治此热,不治客邪郁热,其有未用温补的用黄连而愈,则认为元气素胜,非黄连之功。邪气盛误投黄连,"反招闭塞之害"。这些议论都是吴氏的偏见,否认黄连能治疫,即使有效也都不是黄连的功劳。据科研资料,黄柏对痢疾、结核有抑制作用。黄连抑菌,对菌痢、伤寒、大肠埃希菌、金黄色葡萄球菌、胆囊真双球菌、流行性感冒、阿米巴痢疾等有效。吴氏反对黄连,实为可惜。至于守、走、燥、润之辨,从今天来看殊无意义。

7. 疫解养阴反对参术 《解后宜养阴忌投参术》篇说:"疫乃热病也,邪气内郁,阳气不得宣布,积阳为火,阴血每为热搏,暴解之后,余焰尚在,阴气未复,大忌参芪白术。"热病伤阴是事实,用补阴药也是正当,但用了参芪仅是一个不恰当。吴氏把它说得后患无穷,使人咋舌。他说:"得之反助其壅郁,余邪留伏,不唯目下淹缠,日后必变生异证,或周身痛痹,或四肢挛急,或流火结痰,或遍身疮疡,或两腿钻痛,或劳嗽涌痰,或毒气流注,或痰核穿漏,皆骤补之害也。"其实这些后果不一定是参芪之过,而是病后遗毒,不用参芪也可能有这种病证的发生。不过参芪还是不用的好,养阴为宜。

《妄投补剂论》,证为虚羸之症,亦不宜用参芪,理由是:"有邪不除,淹缠日久,必至尪羸,不知无邪不病,邪气去,正气得通,何患乎虚之不复?"此论与张子和邪去则正安一样,"今投补剂,邪气益固,正气日郁,转郁转热,转热转瘦,转瘦转补,转补转郁,循环不已,乃至骨立而毙,犹言服参几许,补之不及,夭数也。病家止误一人,医者终身不悟,不知杀人无算"。此论亦同张子和,以补药治疫病当然未当。设有正虚而抗邪无力亦可参用扶正,全部否定补法,亦未尽当,所以吴氏也提出《应补诸症》所言:"或日久失下,形神几脱,或久病先亏,或先受大劳,或年老枯竭,皆当补泻兼施。设因下而增虚证者,宜急峻补,虚证少退,切忌再补。"《应补》议论较《妄投补剂》说得圆通。

四、结 论

(1) 吴氏否定《内经》六气为病,不怕离经叛道,精神可嘉,批判《伤寒例》道理十分充足,使王叔和而在,亦无言可答。

(2) 吴氏的疫病自口鼻传染,指出了空气传染和接触传染,实属伟见。

(3) 吴氏对杂气的说明等同现代细菌病毒之说,其伟大的创见,历史上第一人。

(4) 吴氏的治法针对病原,其"一毒制一病,不烦君臣佐使之劳"之说,寻求针对性治疗是进步思想,但忽视君臣佐使,即缺乏辨证论治精神,未免缺掉一面。

(5) 吴氏治疗有特殊经验,许多地方足资学习。

(6) 后人对吴氏下法议论颇多。从理论说,批评者有一定道理;从治疗说,吴氏有一定效果。但吴氏亦有不够妥当之处,"时或意以执而遂偏",我们应运用传统的理论和现代医学的观点重新予以考虑。

(《江苏中医杂志》,1980 年第 1 期)

从吴又可《瘟疫论》谈到现代
温病学中的若干问题

南京中医学院 沈凤阁

一、关于温病的概念问题

1. 温病是具有传染性的 吴氏认为《伤寒论》所说的"发热而渴,不恶寒者,为温病",后人去氵加广为瘟,瘟即温也。将"瘟"与"温"仅看作是字态上的变易,固有未尽得当之处,但揆其所以将"瘟"与"温"等同看待,主要是为了以"瘟"来说明温病是具有传染性的,用意是完全可以理解的。从其所说"夫温者热之始,热者温之终,温热首尾一体,故又为热病,即温病也。又名疫者,以其延门阖户,如徭役之役,众人均等之谓也",可以明显看出吴氏将温病与热病、疫病是看作同一性质的疾病的,这就进一步明确了温病是属于有传染性的疫病范围之内。究其温病之所以名疫,是因其已引起极大流行,发病"延门阖户,众人均等"之故,则温热病之仅呈散发状态而未曾引起极大流行的,就一般地称之为温病而不名疫病,又自意在言外。重订本《温病学讲义》认为"温热病在散发的情况下不称为疫,如一旦引起大的流行而且发病急剧的,即称为温疫……温病与温疫的区别,主要是在于流行情况的大小,传染力的强弱。"亦清楚地表明而且近于肯定地说明了温病是具有传染性的。

当然,吴氏《温疫论》所谈的传染病,只是属于温病中一种疾病,而现代温病学中认为绝大多数的温病,均有程度不同的传染,则又是在吴氏《温疫论》的思想指引下对温热病的认识有了新进展。

2."温疫传染温病不传染"的看法　自陆九芝提出"不疫之温"与"疫中之温"的说法以后,此后很多医家都认为温疫可传染于人,而温病则不会引起传染,这种看法是值得商讨的。从临床实践来看,绝大部分的温病都能引起传染流行,而有的温病在发病以后,确亦并未引起广泛的传染,但绝不能据此而认为温病不传染。吴又可说得好:"其年疫气盛行,所患者重,最能传染……至于微疫,似觉无有,盖毒气所钟,有轻重也,其年疫气衰少,里间所患者,不过几人,且不能传染。"这就正确地阐明了就温病本身来说是具有传染性的,至其发病以后传染流行与否,是与病邪的轻重有一定关联的,邪毒重则易传染流行,邪毒轻则不易传染。就另一方面来说,温病传染强度的差异,又在很大程度上取决于人体质的强弱和致病原因的不同。

据上所述,可知将温病作为传染病来看待,是完全正确的。当然,就现代温病学所研究的范围来说,或亦包括了绝小一部分没有传染性的热病在内,因此又不能将温病看成是绝对传染。但从总的来看,如风温、春温、湿温、伏暑、秋燥、冬温、大头瘟、烂喉痧等绝大部分的温病都是具有传染性,应是不容置疑的,只是传染的强度有所不同而已。

二、关于温病的病因问题

1. 六淫之邪不是构成传染病的主要原因 吴氏认为温疫病的致病原因是"厉气"（又名戾气、疫气、杂气）。在此以前，对时行疫病的病因都认为是"非其时而有其气"，如"春应暖而反大寒，夏应热而反大凉，秋应凉而反大热，冬应寒而反大温"等。吴氏对这种以气候反常作为传染病致病原因的看法是极力反对的，他认为："春温夏热秋凉冬寒乃四时之常，风雨阴晴稍为损益，假令春应暖而反多寒，其时必多雨，秋应凉而热不去，此际必多晴，夫阴晴旱潦之不测，寒暑损益安可以为拘，此天地四时之常事，未必为疫。"指出了气候反常，亦属四时之常事，并非疫病原因。事实也是如此，在气候反常的季节未必见有疫病，而现今所看到的热性传染病，又不一定在气候反常的情况下才会发生、扩展。所以吴氏明确提出："夫疫者，感天地之戾气也，戾气者，非寒非暑、非暖非凉，亦非四时交错之气，乃天地间别有一种戾气。"从温疫病具有传染性的前提出发，认为单纯的六淫之邪不能成为疫病，疫病的致病主因，必然是六淫之外的别有一种原因——戾气，无疑，这种看法是有其进步性的，是符合科学观点的。

2. 温病的主因是温热病毒 重订本《温病学讲义》认为："温病的致病主因，是感受温热病毒，它是在四时不同气候条件下所产生的。"这较之吴又可所说的"厉气"，更能合乎科学常识，也就进一步明确了温病的致病原因不是外感六淫，而是属于生物性的病毒为患，所以温病具有传染性。若纯是物理性的风、寒、暑、湿、燥、火为病，它绝不能引起传染流行。一切生物都是在一定的气候条件下生长起来的，温热病毒当然亦不例外。温热病毒的滋生、生长，与一定的气候变化不能分开，其入侵人体乃至发生病变，亦每与一定的气候变化有关，所以从温病的发病学来说，温热病毒是温病的致病主因，而风、寒、暑、湿、澡、火等六气变化，仅是其诱发因素。六气的自然变化，是不能改变的规律，而病毒是可以制止或消灭的；人不能离开六气变化而生存，而对于病毒是可以防止或避免其入侵人体的，所以明确温热病毒是温病的主因，这就要求我们可以想一切办法用一切措施来消灭温热病毒，便能有效地制止和消灭温病的发生、传播。

3. 有不同的温热病毒才有不同种类的温病 吴氏认为"天地之杂气,种种不一,亦有优劣,为病不同",并认为"牛瘟、羊瘟、鸡瘟、鸭瘟等,牛病而羊不病,鸡病而鸭不病,人病而禽兽不病,究其所伤不同,因其气各异也",这就明确地指出,各种不同的传染病,是有不同致病原因的。重订本《温病学讲义》认为温热病毒亦有多种,如风热病毒、暑热病毒、湿热病毒、燥气病毒等,并具体地论述了各种温热病毒的致病类型、发病特点等。这较之吴又可所谈的杂气而没有名称分类,当然是有进一步的发展,但仅将温热病毒说成是风热、暑热、湿热、燥气等四种,还不足以说明临床上有诸多种类的温病,而且这种以四时主气来作为温热病毒定名的主体,并以此划分种类,很易使人误解为在病毒入侵人体的同时,风、暑、湿、燥等六气变化,亦随之入侵人体为患。另外以四时主气来称名温热病毒,在某些具体内容上,亦很难说得圆转。准如《讲义》所谈,由风热病毒所形成的温病名风温、暑热病毒所形成的温病名暑温、湿热病毒所形成的温病为湿温、燥气病毒所形成的为秋燥,则他如春温、伏暑、大头瘟、烂喉痧等温病,将由何种温热病毒所致? 是属于四时六气中的何种主气? 如从病候的性质来说,湿温是湿热性质的病毒,则湿热痢、伏暑等湿热疾患,当亦属湿热病毒,同一湿热病毒,何以为病不一,诸如种种问题,都是不易解决的。

根据各种温病的各具特点,是由各种不同的温热病毒所决定(当然还依存于机体的反应,下同)来论证,可知风温的特点是由风温病的病毒所决定,春温病的特点是由春温病毒所决定,其他各种温病,也都由其他各自的病毒所决定。再根据吴又可"杂气种种不一"的论点,可知虽在同一气候条件下,而其所滋生的病毒可有多种,并不是单一的。准此而言,在春季温风当令的气候条件下所形成的病毒,不必皆是风热病毒,亦可有其他病毒。换言之,春季仅谈风热病毒,是不能解决春季为什么有风温、春温等不同疾病的问题。若说成"在春季气候温暖条件下所形成的温热病毒有风温病毒、春温病毒等",这就比较容易地解决春季为什么有风温、春温等不同疾病与各有其不同病候特点的问题,春温初起所以呈里热见证、风温初起所以呈肺卫见证的特点,是由致病的病毒不同所决定。所以本人认为,与其将温热病毒以四时主气来标名,倒不如以各种温病的病名来标名(如春温病因即是春温病毒,风温是风温病毒、伏暑是伏暑病毒、烂喉痧是烂喉痧病毒等),似乎更为确切,而且在说理上可以有较大程度的灵活性，既有助于解决各种温病的病候特点问题，同时亦可解决在同一气候条件下为什么有各种不同温病的问题。

4. 如何对待"病毒"这一新课题 名以"温热病毒"，虽标志着是一种生物性的致病因素，但从其实际意义上来说，还是着重于抽象的说理。因此若以西医学中所谈到的病毒来与之等量齐观，或以西医学所谈病毒的概念来追究现代温病学所谈病毒的一切，那就不属于中医学所应该回答的问题。从历史发展来看，以"病毒"来作为温热病的抽象说理，前贤何廉臣所编的《全国名医验案类编》与《增订伤寒百证歌》中已早有记载，现在温病学中重新把它提到应有的地位并且加以具体阐述，正亦体现了在继承的基础上又进行了发扬的工作。

总的来说，温病学中所谈到的"病毒"，是一新的课题，从温病具有传染性的实际情况出发，把属于生物性的温热病毒看成是温病主因，是绝对正确的，是合乎科学常识的，一新课题的产生，要带来些一时不易理解的问题，这是难免的。所以我的理解，温病学中所谈到的"病毒"是属于温病病因学说方面一个方向性的问题，至于有因"病毒"所带来的一时不易解决的问题，那是另外一回事，从发展的观点来看，正要求我们对此应该不断加以修改、补充，这又是我们全体中医工作者的共同职责，而不是几个少数人的事情。

三、关于温病的发病机制问题

1. 温热病毒由口鼻入侵人体，其所客部位与不同病毒有关 吴氏曾提出"时疫之邪自口鼻而入"，自吴氏对传染病的致病因素如何入侵人体得到正确认识以后，一直为近代的温病学所肯定、接受。在邪毒所客的部位方面，吴氏根据温疫的病候特点，认为是邪客"募原"，此后叶天士根据他临床实践的体会，提出"温邪上受，首先犯肺"，这些都清楚地说明了，邪毒的所入之处，不等于就是邪毒的所客之地。这就启示我们，可知由口鼻而入的温热病毒，其所客之地，可以在人体中的任何部位，其之所以有不同的所客部位，亦可能由不同的病毒所决定，病毒在人体所客之地可能有一定的选择性。由此推论，可知各种温病初起，之所以各有不同的症状表现，或亦与病毒所客的部位有关。

2. 温热病毒入侵人体并不立即发病，其发病与外部条件有关　病邪侵入人体到发生病变，吴氏认为"其感之深者，中而即发，感之浅者，邪不胜正，未能顿发，或因饥饱劳伤，忧思气怒，正气受伤，邪气始张"，说明了受邪以后的发病久暂，是与受邪的轻重浅深，正气的强弱有关。再从其"伤寒感而即发，时疫感久而后发"的论点来看，可知他对传染病自受邪毒而致发病的看法，实际上认为应有一潜伏阶段的。另外值得注意的是，他认为生活方面的饥饱劳伤，精神方面的忧思气怒，都看作是传染病的诱发因素。这些虽看来不是温病学中的重大问题，但对温病发病机制方面的认识来说，都是符合实际情况的，确为现代温病学中应该注意到的一个方面。

3. 温热病毒入侵人体后发病与否是决定于正邪力量的对此情况　关于病毒为什么能入侵人体为患，这在中医学中是早已解决了的问题，即"邪之所凑，其气必虚"。温病的发生，虽必然以温热病毒为主要原因，但这不等于说病毒入侵人体一定会发生病变。大家都已知道，疾病的证候表现，就是邪正的斗争表现，从而可知，若受邪较轻而正气足以制止或消灭病毒时，那就不会发生病变。

据上所述，可知温病的发病，必须有病毒的入侵；病毒之所以能入侵人体为患，是与正气的不足有关；而感受病毒以后发病与否，又与生活起居、气候变化、精神情绪等多方面的因素影响、邪正力量的对比有关；发病以后传染程度的强弱，又决定于受邪的轻重和病毒的种类等各个方面。

四、关于治疗原则问题

1. 吴又可的治疫方法可以作为治疗湿温的指导原则　吴氏治疗瘟疫病的方法：邪毒在募原者用达原饮、在经者用白虎汤、在胃者用承气汤，也就是说湿热蕴阻的需用达原饮疏利透达，湿邪已经化燥化热的宜用白虎汤清热，若里结于腑的必用承气汤攻下，这一先用化湿，次用清热，再次用攻下的治疗步骤，为后来治疗湿温病"一化二清三攻下"的说法提供了理论基础。就湿温与吴氏所论的瘟疫来讲，虽属两种不同的病候，但就其性质而论，都属湿热，因此其初起治疗，必须以化湿为主；待湿热化燥，自当清热；若进而为阳明腑实，又当攻下。就湿温病的临床而论，宜予化湿清热的，确是十常八九，至于化燥以后是否一定里结阳明，那亦未必尽然，因此我们对这"一化二清三攻下"的说法，不能作绝对看待。

自吴鞠通《温病条辨》对湿温初起提出治疗三禁（禁汗、禁下、禁润）以后，医家对湿温病应否用下的问题颇有争论，去年《江苏中医》曾有好几期内容展开了讨论。本人认为湿温的可下与否，应视具体情况而定，禁下宜下，都有它们一定的范围，在湿温湿重热轻里无积滞的情况下则应禁下。因湿邪之得以运化渗利，主要赖脾土之健康正常，若妄用攻下太早，损其中阳，则湿邪困阻，热又不能外达，所以吴鞠通指出"下之则洞泄不禁"。若湿热蕴阻而兼里有积滞，则于化湿清热同时必须佐以攻下，使湿热与积滞得以分解。吴又可指出："但兼舌黄、心腹痞满，便于达原饮加大黄下之"，正是为此而设。吴氏又提出"逐邪勿拘结粪"的论点，叶天士谓"湿温病大便溏为邪未尽"的说法，实是对湿温应用下法指出了具体的适应症状。因湿热与积滞相搏，自不能形成燥屎，而便溏如酱，此时如不佐以攻下，则湿热与积滞胶结益甚，徒用化湿清热，亦必然是湿不易化，热不易清，故于此化湿清热同时必佐攻下，所谓湿温宜下者，实际是指此等证情而言。张山雷所说"湿温宜通其地道"者，亦就是指的此等病候。由此可知，笼统地概言湿温宜下或湿温禁下，是无助于临床实际的，是与辨证论治的原则不相吻合的。

2. 温病的治疗原则必须随病机辨治，而不能据原因立法 喻嘉言治疗疫病，曾提出："治上焦如雾，升而逐之，兼以解毒；中焦如沤，疏而逐之，兼以解毒；下焦如渎，决而逐之，兼以解毒。"这种逐秽解毒的论点，对于由温热病毒所引起的温病，作为指引治疗温病的手段来看，是有一定意义的。但这决不等于说由温热病毒所引起的温病，在治疗时必须以解毒为原则。从上述吴又可治疗瘟疫病邪毒在募原时用达原饮疏利透达，以化湿透热，湿热化燥，而邪毒在经的用白虎汤清热，里结于胃而形成阳明腑实的用承气汤攻下的治疗方法来看，可知吴氏对瘟疫病病因的认识虽认为六淫之外的"厉气"，但治疗时却并不在于驱除"厉气"，而是在于随病机不同而立法处方。根据邪正斗争情况的病机表现，来全面地分析而后处理疾病，这是中医辨证施治的精神所在。进而可知，温病的致病原因虽是以温热病毒为主，但在治疗时，亦应以随病机辨治为指导原则，若认为温病既是由温热病毒所致，则治疗时必以解毒为原则，那就与辨证施治的精神不相符合。

或许有人会问,温病的致病主因既是温热病毒,六淫仅是诱发因素,那为什么在温病治疗中尚有"清热""化湿""润燥"等牵涉到六淫学说的内容呢?这种看法,实际是对中医术语没有搞清概念而产生的误解。要知中医学中所说的"风、寒、暑、湿、燥、火",有的是指气候变化,有的是指病机概括(如将恶寒、肢冷、下利等证象称之为寒;身热、口渴、溲赤、苔黄等证象称之为热;胸脘痞闷、呕恶、便溏、苔腻等证象称之为湿,等等)。温病治法中所提到的这些"清热""化湿""润燥"等方法,正是根据病机反映所提出的处理方法,因此它与风、寒、暑、燥等温病诱发因素的六气变化,两者所指是没有矛盾的。

五、关于"伏邪"的问题

自《内经》载有"冬伤于寒,春必病温"之语,王叔和演绎其理,认为"冬令严寒……中而即病者,名曰伤寒,不即病者,寒毒藏于肌肤,至春变为温病",遂开温病学中"伏邪""新感"之由。吴又可对此种"伏寒化温"的论点,是颇为反对的。其理由有这样几点:① 认为"风寒暑湿之邪,与吾身之营卫,势不两立,一有所中,疾苦作矣"。说明正邪不两立,正气不能容风寒之邪伏而为患。② 认为即是感冒一证,风寒所伤之最轻者,尚当即为病,不能容隐,若冬时被严寒所伤,何以反能藏伏过时而发。③ 认为"皮肤肌腠,其间一毫一窍,无非营卫经行所摄之地,严寒杀厉之气,何能容隐"。总的来说,吴氏对瘟疫病的致病原因已有了新的认识,不是"非时之气",而是六淫之外的"厉气",所以从根本上推翻"伏寒化温"的论点,这一批判,无疑是正确的。重订本《温病学讲义》认为"关于温病学中的'伏邪'与'新感'问题,原是用以说明温病病因、病机以及辨证施治等方面的一种辅助的说理工具",这是从临床意义方面,对过去"伏邪"与"新感"说所作出的新估价,事实也是如此。随着叶天士、吴鞠通认识到温病的病机变化主要与卫气营血和三焦所属的脏器有关,进而以此作为温病辨证治疗的指导原则以后,"伏邪""新感"说在温病学中便失去其辨证施治的意义,所以我们对此没有多谈的必要。但于此必须明确,不谈过去的所谓"伏邪",不等于否定了"邪毒可伏而后发",从温热病毒侵入人体到发生病变,实际都有一潜伏的过程。吴又可所说的"时疫感久而后发",亦充分说明了温病的致病因素在人体内是可以伏藏的。从这一前提出发，温病的伏邪为病，也是确实存在的，因此绝不能把否定"伏寒化温"的论点，看成是即否定了"伏邪"。因病毒可以伏藏人体，而风、寒、暑、燥等气候变化则不能伏藏人体，故对"伏寒化温"的论点应当否定，而"伏邪"则尚有保留意义，但在概念上应与过去的含义有所区别。它只是意味着致病因素在人体内的伏藏，而不再是据此用以说明病机方面的"由里出表"、治疗方面的"清里热为主"等问题。

六、小 结

（1）温病的范围，是概括了绝大部分的热性传染病，但也不能把现代温病学中所研究的任何热病，都看成是绝对传染。

（2）温病的致病主因是属于生物性的温热病毒，因而它具有传染性，风、寒、暑、燥等六气变化，仅是温热病毒的滋生条件之一，同时亦是温病的诱发因素之一。

（3）温热病毒由口鼻入侵人体，其所客部位不同，是与不同的病毒有关；各种温病初起各具症状特点，或亦与其病毒不同、客居部位不同而引起的病机反映有关。

（4）人体感受病毒以后发病与否，是由正邪力量的对比情况以及自然环境、精神情绪等多方面的因素所决定的。

（5）温病发病以后传染程度的强弱，一与邪毒的轻重有关，一与不同的病毒有关，当然亦与引起传染的条件有关。

（6）任何疾病的治疗，都必须根据邪正斗争情况的病机表现作全面分析来决定。因此温病的治疗原则，亦必须随病机辨治而不能据病因立法。

（7）温病中由"病邪伏而后发"的情况是确实存在的，但风、寒、暑、燥等气候变化是不能伏藏于人体为患的，因此"伏寒化温"的论点应加以否定，而"伏邪"的名称则尚有保留意义。

以上仅是我重新阅读《温疫论》后，联系到现代温病学中所提出的若干新问题，而进一步体会到中医学里确有很多宝贵的东西值得去发掘整理。但从另一方面来说，由于历史条件的限制，因此古人很多的科学论点又往往是比较质朴的,这就客观地要求我们必须加以很好地去继承、发扬。限于水平,谬误之处,希批评指正。

(《江苏中医》,1964 年第 7 期)

试论吴又可《温疫论》的主要学术观点

江西中医学院　　肖德发

一、论温疫与伤寒,霄壤有别

吴又可在与温疫病作斗争的长期实践中,目睹"时师误以伤寒法治之"而"枉死不可胜计"的现实,通过仔细观察,对比鉴别,终于辨明了伤寒与时疫的霄壤之别。

他认为:伤寒是"感天地之正气"(即冬季的主气——寒邪),且"必有感冒之因"(即有诱因);寒邪"自毫窍而入","感而即发",始于太阳,"以经传经"(即有六经传变),"不传染于人","解以发汗",初起"以发表为主","投剂可使立汗",一汗而解。时疫是"感天地之戾气",且多"无感冒之因","不因所触无故自发者居多";戾气"自口鼻而入","感久而后发",始于膜原,虽可外溢于经,但"经不自传"(即无六经传变),"能传染于人","解以战汗",初起"以疏利为主",汗出"不可以期",必俟疫邪内溃,然后自然汗出而解。

另外,吴氏还认识到,尽管伤寒、时疫,都可内传胃腑,都用承气汤类导邪外出,但时疫自膜原而发,每有表里分传,不比伤寒邪"自肌表一径传里……始终有进而无退",因而,"伤寒下后皆能脱然而愈","时疫下后多有未能顿解者",必待下后里气得通,表气得顺,"郁于肌肉之邪,方能达发于肌表,或斑,或汗,然后脱然而愈"。所以吴氏指出:"要知伤寒时疫,始异而终同也……及细较之,而终又有不同者矣。"

总之，吴又可从病因、感邪途径、病理机转、临床表现、治疗方法、邪解方式等方面，将伤寒和温疫作了明确鉴别。从而，大胆提出"守古法不合今病"，用伤寒法治疗温病，是"指鹿为马"，"未尝见其不殆也"。至此，温病才真正从伤寒体系中完全脱胎出来，成为中医学外感热病发展史上的一次飞跃。所以，周澹然称吴又可为"治温证千古一人"。

二、论病因破"六淫"旧论，创"杂气"说新

对外感病的病因，在吴又可之前，率以"外感不外六淫"立论。吴氏从实践出发，根据温疫病势之烈、病情之重、传染力之强等特点，力排六淫病因之说。他在《温疫论·原序》中开宗明义地指出："夫温疫之为病，非风、非寒、非暑、非湿，乃天地间别有一种异气所感。"所谓"异气"，即"杂气"，其致病力最强，为病最重者，亦称"疠气""戾气""疫气"。同时，还否认"非时之气"为温疫病因。他说："病疫之由，昔以非其时有其气……得非时之气，长幼之病相似以为疫，余论则不然。"是"时行之气"即"杂气"所引起。如在《杂气论》中说："大约病遍于一方，延门阖户，众人相同，皆时行之气，即杂气为病也。"

《温疫论》对杂气的特性，有较详细的论述，归纳起来大致有六。

1. 杂气是一类客观存在的致病物质　虽然"无形可求，无象可见，况无声复无臭，何能得睹得闻？人恶得而知是气也"，但"众人有触之者，各随其气而为诸病焉"，且"气者物之变也"，气即是物，物即是气。可见，吴氏指出了"杂气"的物质性。

2. 杂气种类繁多，致病各具特点　所谓"各随其气而为诸病焉"，如发颐、大头瘟、虾蟆瘟、疟、痢、痘疮、瓜瓤瘟、疙瘩瘟等，"为病种种是知气之不一也"。

3. 杂气致病有定位选择性　不同的杂气侵犯不同的脏腑经络，发生不同的疫病。而感受相同的杂气，所患疫病也相同。所谓"适有某气专入某脏腑经络，专发为某病，故众人之病相同"。

4. 杂气致病有偏中性　他说："至于无形之气，偏中于动物者，如牛瘟、羊瘟、鸡瘟、鸭瘟，岂当人疫而已哉？然牛病而羊不病，鸡病而鸭不病，人病而禽兽不病，究其所伤不同，因其气各异也。"吴氏这种认识，与现代所称的"种

属感受性"或"种属免疫性"颇相吻合。

5. 杂气致病有传染性和流行性 吴氏认识到,疠气可通过空气和接触传染于人,所谓"邪之所着,有天受,有传染","此气之来,无论老少强弱,触之者即病",且明确提出有大流行和散发的特点:"其时村落中偶有一二人所患者虽不与众人等,然考其证,甚合某年某处众人所患之病,纤悉相同,治法无异。此即当年之杂气,但目今所钟不厚,所患者稀少耳。此又不可以众人无有,断为非杂气也。"

6. 杂气致病具有广泛性 吴氏说:"杂气为病,更多于六气。六气有限,现在可测,杂气无穷,茫然不可测。专务六气,不言杂气,岂能包括天下之病欤!"

从杂气的上述特性来看,与现代的病原学颇为接近,这是病因学上的重大创见和发展。

吴氏既然否认"六淫"为温疫病因,就必定会从根本上否定"伏寒化温"的论点。他在《伤寒例正误》中针对王叔和"冬时严寒……中而即病者,名曰伤寒,不即病者,寒毒藏于肌肤,至春变为温病,至夏变为暑病"之说,进行了有力的辩驳。他认为:人身正气与邪气势不两立,正气容不得风寒留伏为患。如感冒一证,是风寒所伤之最轻者,尚且当即发病,邪不能容留,岂冬时为严寒所伤,反能藏伏过时而发?且皮肤肌腠为营卫流行统摄之地,具有抗御外邪的本能,寒邪根本无法容隐,则"寒毒藏于肌肤"之说"必无是事矣"。吴氏的这种观点,不无道理,或可给我们以一定的启迪。

此外,在温疫的发病上,吴氏强调外因"疠(杂)气"的同时,亦重视内因正气的决定作用。他首先认为,疫邪能否侵入人体,侵入后是否发病,都取决于内因正气的强弱。他说:"本气充满,邪不易入,本气适逢亏欠,呼吸之间,外邪因而乘之。"同时指出,发病后证候变化之所以有别,也与体质禀赋等内因有关。在《知一》篇列举发病后的一般常见症状外,详述了各种不同变证,究其原委,是"因其气血虚实之不同,脏腑禀赋之各异,更兼感重感轻之别"。谈到疫病的预后时说"凡元气胜病为易治,病胜元气为难治",显然是以正气的消长为判断依据。

综上所述,吴氏提出的"杂(疠)气"病因说,不仅突破了"百病皆生于六气"的传统观点,而且也较为准确地揭示了急性传染病的发病原因,确为病因学上的一大创见，温病病因学的一大发展。

三、论病机始于膜原，其传有九

吴氏认为，疫邪自口鼻而入，始客于膜原，伏而不觉。膜原者"去表不远，附近于胃，乃表里之分界……正当经胃交关之所，故为半表半里"。疫邪既伏匿于膜原，起病就必见半表半里的膜原证，故有"邪发于半表半里，一定之法也"之说。且膜原伏邪既可外淫于经，亦能内陷于胃。淫于经者，必兼见三阳形证，"如浮越于太阳，则有头项痛、腰痛如折；如浮越于阳明，则有目痛、眉棱骨痛、鼻干；如浮越于少阳，则有胁痛、耳聋、寒热、呕而口苦"；内陷于胃者，必有热聚胃腑，里气结滞证候，所谓"从内陷者，胸膈痞闷，心下胀满，或腹中痛，或燥结便秘，或热结旁流，或协热下利，或呕吐、恶心、谵语、唇黄（焦）、舌黑、苔刺等证"。同时，吴氏还总结出温疫病机变化中的九种传变趋向：① 但表而不里。② 但里而不表。③ 表而再表（邪传于表，表证解后，膜原伏邪再度传表）。④ 里而再里（邪传于里，里证解后，膜原伏邪再度传里）。⑤ 表里分传（邪半出于表，半入于里）。⑥ 表里分传再分传（指前表里分传之证，病解后复现表里分传证）。⑦ 表胜于里（传表之邪多，传里之邪少），或里胜于表（传里之邪多，传表之邪少）。⑧ 先表后里。⑨ 先里后表。所谓"九传"是就整个温疫病之病机变化而言，不是每个温疫患者必有九传。实际上，温疫的九种传变，是由于膜原伏邪难于一时透尽，病情反复，变证层出所致。传变虽有九种，但总不出表里之间，病势进退，则不出"从外解者顺，从内陷者逆"两个方面。此吴氏实践所得，阅历所见也。叶天士提出的温病顺传和逆传规律，即受此启示。

四、论蓄血在肠胃多，在膀胱少

吴氏认为，蓄血证"不论伤寒时疫，尽因失下，邪热久羁，无由以泄，血为热搏"所致。并指出："伤寒太阳病不解，从经传腑，热结膀胱……今温疫起无表证，而唯胃实，故肠胃蓄血多，膀胱蓄血少。"在治疗上，吴氏充分认识到温病热盛阴伤的本质，所用桃仁承气汤是从《伤寒论》桃核承气汤去桂枝、甘草，加当归、芍药、牡丹皮组成，既有活血化瘀的功能，又有泄热护阴的作用，于温病的蓄血证更为合拍。

此外，吴氏对蓄血与蓄水的鉴别，也不囿于仲景旧说，大胆地指出："小便不利，亦有蓄血者，非小便自利，便为蓄血也。"这些都是对《伤寒论》蓄血证的发挥，体现了吴氏学古不泥，善于创新的治学态度。

五、论治疗强调以通行为主，注重逐邪治本，主张专病专药

吴氏的治疗思想，在继承前人经验的基础上，尤有独创发挥，给后世以很大启发。兹归纳为六个方面。

1. 宣通导引，为治温疫大纲　吴氏指出："大凡客邪，贵乎早逐。"强调"疫邪首尾以通行为治"，即以疏利透达，宣通导引，逐邪外出为治疗大法。他说："诸窍乃人身之户牖也。邪自窍而入，未有不由窍而出……汗、吐、下三法，总是导引其邪从门户而出，可为治之大纲。"这种因势利导，给邪出路的治疗大法，确具临床指导意义。虽然汗、吐、下都是宣通导引，逐邪外出之法，但吴氏在具体运用时，唯下法使用较多，吐法次之，汗法则不用。因温疫初起，病不在表，故不宜汗，及至传里入胃，只宜攻下逐邪，更无用汗之理，即使邪传于表，有三阳形证，加用葛根、羌活、柴胡，也不是求其发汗。这在达原饮方的按语中已清楚地说道："或者见加发散之药，便欲求汗，误用衣被壅遏，或将汤火熨蒸，甚非法也。"其目的只是选加引经之药，所谓"当随经引用，以助其升泄"，导邪外出而已。不用汗法的主要原因，还在于温疫与伤寒的病因不同。这对清代温病学家强调"温邪忌汗"也不无影响。

2. 因人制宜，注意虚实　由于内因是疫病发生和发展变化的决定因素，所以治疗必因人而异。一般说"老年荣卫枯涩，几微之元气易耗而难复"，一病则如"残腊枯枝，虽灌弗泽"，故"老年慎泻"，投剂"最忌剥削"；"少年气血生机甚捷，其势浡然"，虽病亦如"三春旱草，得雨滋荣"，只要"邪气一去，正气随复"，故"少年慎补"。然"亦有年高禀厚，年少赋薄者，又当从权，勿以常论"。其知常达变，于此可见一斑。

吴氏治疫，强调逐邪为主，但也严格掌握虚实补泻的分寸。认为"凡遇先

虚后实者，此万不得已而投补剂一二贴后，虚证少退，便宜治疫，若补剂连进，必助疫邪，祸害随至。假令先实而后虚者……原邪尚在，宜急下之，邪退六七，急宜补之，虚回五六，慎勿再补，多服则前邪复起"。这种因人制宜，老少异治，分清虚实标本、缓急先后的论治原则，仍然值得借鉴。

3. 杂气不一，应有专病专药 吴氏从"万物各有宜忌""万物各有所制""如猫制鼠，如鼠制象"等"以物制物"和"蟹得雾则死，枣得雾则枯"等"以气制物"的自然现象推论，杂气既然是物（致病物质），就必有物、有气可制。从而大胆提出一病一药（即专病专药）的设想，并为之探讨追求。他在《论气所伤不同》篇说："知气可以制物，则知物之可以制气矣。夫物之可以制气者药物也。如蜒蚰解蜈蚣之毒，猫肉治鼠瘘之溃，此受物之气以为病，还以物之气制之。至于受无形杂气为病，莫知何物之能制矣……能知以物制气，一病只有一药之到病已，不烦君臣佐使品味加减之劳矣。"这种科学的创新主张，在当时确是难能可贵。今天，我们在辨证论治前提下，结合辨病、探索专病专方专药，也是一个值得特别重视的课题。已故岳美中老先生在其《辨证论治实质的探讨》一文中指出："较妥当之论治当是专方专药与辨证论治相结合……专病专证专方专药与辨证论治相结合，才是较有成效与可靠的措施。"

4. 温疫初期，法宜疏利透达 吴氏指出"时疫初起以疏利为主"。因温疫邪伏膜原，病位比较隐秘，一般药物难以达其病所，正所谓"温疫之邪，伏于膜原，如鸟栖巢，如兽藏穴，营卫所不关，药石所不及"。他在丰富的治疫实践中，总结出疏利透达膜原法，创造达原饮方，主用槟榔、草果、厚朴，"三味协力，直达其巢穴，使邪气溃败，速离膜原"。此方对湿热疫（或一般的湿热温病），邪郁膜原确具实效，至今沿用不衰。如雷少逸治"秽湿乘入膜原"的"湿疟"之宣透膜原法；俞根初用以和解少阳三焦之柴胡达原饮；薛生白治湿热阻遏膜原方等，莫不由此化裁而成。

5. 温疫中期，法宜攻下逐邪 所谓温疫中期，当指膜原邪溃，出现以表里为主线的九种传变诸证而言。这里仅以疫邪传里入胃为主，以突出吴氏重视攻下，强调祛邪治本，善用大黄的治疗特点。

（1）攻下逐邪，勿拘结粪：主张急证急攻，推崇大黄逐邪。吴氏认为"温疫可下者，约三十余证，不必悉具，但见舌黄，心腹痞满，便于达原饮加大黄下之……大凡客邪，贵乎早逐……勿拘于下不厌迟之说"，指出"承气本为逐邪而设,非专为结粪而设也",并以津枯血燥、老年血液衰少、病后血气未复,每生燥结而人无所苦,来说明"燥结不致损人,邪毒之为殒命"。正确地认识到邪热与燥结的因果关系,准确地把握住"必伏其所主,而先其所因"的治本原则。他说:"要知因邪热致燥结,非燥结而致邪热也……总之,邪为本,热为标,结粪又其标也。能早去其邪,安患燥结也。"从而扩大了下法的运用范围。

基于攻下在逐邪而不在下燥结的认识,吴氏对温疫出现黄疸的治疗,亦首重大黄。他从黄疸的病因病理入手,层层推究,溯本穷源。认为:发黄因小便不利,而小便不利"病原不在膀胱,乃系胃家移热"。即发黄与小便不利,皆病之标,胃家实热才是病之本。因此,吴氏茵陈汤中,退黄专药茵陈和清屈曲之火的栀子,皆是治标之举,通导胃家实热之大黄,方是治本之图。正如吴氏于本方按语中所说:"是以大黄为专攻,山栀次之,茵陈又其次也。设去大黄而服山栀、茵陈,是忘本治标,鲜有效矣。"所以,吴氏茵陈汤虽与仲景茵陈蒿汤主要药味相同(吴氏方仅多生姜一味),但在药量的比例上却有很大差别:吴氏方茵陈与大黄之比为1:5,而仲景方为3:1。这种用药经验和理论,今天仍可在临床得到验证,不少医家极为推崇。特别近些年来,下法在急证中的广泛运用,已引起中西医的普遍重视。

此外,吴氏有鉴于温疫起病急骤,变化迅速,所谓"一日之间,而有三变",病势急重凶险等特点,每每采取"数日之法,一日行之"的急证急攻措施,突破"一日一剂"的陈规,这不仅体现了吴氏敢于创新的精神,而且也更符合临床治疗急证的实际需要,对后人尤有启发。

(2)祛邪治本,勿专清热:反对妄投寒凉,尤忌滥用黄连。吴氏认为,温疫虽然始终都有发热见症,但发热是由疫邪引起,乃病变之标,只要疫邪一去,热即自已。若一见发热,就本"热者寒之"之旨,概用寒凉清热,必将徒劳。他形象地指出:"今时疫首尾一于为热。独不言清热者,是知因邪而发热,但能治其邪,不治其热而热自已。夫邪之与热,犹形影相依,形亡而影未有独存者。"若"纯乎寒凉,专务清热……是忘其本徒治其标,何异小儿捕影?"

因此,特设《妄投寒凉药论》篇,以黄连、大黄为例,认为:黄连苦而性滞,寒而气燥,守而不走,大黄苦而性通,寒而气润,走而不守。二者有一燥一润,一塞一通之别,进一步阐明了不可滥用寒凉药的道理。尽管吴氏将一切火热见症,皆归咎于疫邪入胃郁积而成;独重大黄攻导逐邪,忽视连、柏、栀、芩等苦寒药清热泻火的作用；说黄连不能清"客热"（即疫邪所致之热），只能清"本热"（所谓误用温补，正气转郁而成之热）等论点，有着明显的片面性，但他反对妄用寒凉，对温病临床用药，却有重要的指导意义。对临床但见发热，便杂寒凉清热药于一方，但听"炎症"，便凑清热解毒消炎之品于一炉者，诚可谓当头之棒喝！

6. 温病后期，治宜养阴复液　　吴氏说"疫乃热病也"，"阴血每为热搏"而耗损，或曾因"不得已而数下之"津液重伤，所以病至后期，每每"余焰尚在，阴血未复"，故治宜养阴复液为主，因有"解后宜养阴，忌投参术"之论。这对以后温病治疗学注重养阴法予极大启发。如吴又可治热盛津伤，出现烦渴饮冷，用梨汁、藕汁、蔗浆、西瓜；治热渴未除，里证仍在，用承气养营汤滋阴攻下；治应下失下，元神欲脱证，用陶氏黄龙汤补泻兼施等。吴鞠通即受其启发，在《温病条辨》中分别制定了甘寒救液的雪梨浆、五汁饮；增水行舟和滋阴攻下的增液汤和增液承气汤；攻补兼施的新加黄龙汤等方。叶天士在《温热论》中所说的"不可妄投补剂，恐炉烟虽熄，灰中有火"，亦未尝不是在吴氏"解后宜养阴，忌投参术"论点基础上的进一步发挥。

总之，吴又可在治疗上主张以逐邪为第一要义，首尾以通行为主；重视下法通导逐邪，不拘于结粪；强调客邪贵在早逐，不拘于下不厌迟；既注意逐邪务尽，"凡下不以数计，有是证则投是药"，又做到量正气虚实、邪势轻重、病情缓急而制方遣药，使药无太过不及之弊，更深知后期当以养阴为急务，不可妄投壅补。这些治疗观点，确有其独到之处。

六、论邪解方式：气分汗解，血分斑解

温疫邪解的方式，吴氏认为可通过汗与斑而解，故有"但求得汗、得斑为愈"之说。指出气分之邪从汗而解，血分之邪从斑而解，乃因"气属阳而轻清"邪易透达，"血属阴而重浊"邪多胶滞之故。

所谓汗解，不是指发汗，而是指气机宣通，腠理疏畅，正气驱邪外达的自然汗出，包括战汗、自汗、盗汗、狂汗在内，而尤以战汗为常见。故云："凡疫邪留于气分，解以战汗。"战汗是邪留气分，正邪相持，正气奋起鼓邪外出，突然出现全身战栗，甚至肢冷脉伏，继则全身大汗的一种临床表现。然汗后是否邪解向愈,尚须参合脉症、全面分析、不可一概而论。对此,叶天士颇有发挥,不仅认为湿热邪留三焦,可通过分消走泄,宣展气机望其战汗而解;温热流连气分,可通过"益胃"(甘寒滋养胃津,疏沦枢机,灌溉汤水补充作汗之资)达到战汗透邪目的。而且,对战汗之后,是邪解向愈抑是正虚气脱辨之凿凿,是补吴氏所未逮(详见叶天士《温热论》)。

所谓斑解,是指血分之邪,随斑外达"由肌表而出"的邪解方式(途径),包括斑疹、桃花斑(形如桃花色成片)、紫云斑(斑如紫云色)等。故有"出表为斑,则毒邪亦从而外解矣""时疫发斑则病衰""留于血分,解以发斑"等说。透斑之法,吴氏注重攻下。他说:"邪留血分,里气壅闭,则伏邪不得外透而为斑。若下之,内壅一通,则正气亦从而疏畅,或出表为斑,则毒邪亦从而外解矣。"但也绝非仅持攻下一法,如对攻下太过,导致中虚斑毒内陷者,就有扶正托斑之托里举斑法。然则,这种情况大概只是由于吴氏独重攻下才每有发生。叶天士本吴氏之说,认为"斑疹皆是邪气外露之象",主张因势利导"急急透斑为要"。具体方法则更为全面,补充了清热、凉血、解毒等法,并针对温病"热邪不燥胃津,必耗肾液"(《温热论》)的特点,提出了甘寒滋胃、咸寒救肾等扶正托邪透斑法。吴鞠通在继承叶氏经验基础上,对"斑疹阳明证悉俱,外出不快,内壅特甚者"提出当用"调胃承气汤微和之",并告诫"得通则已,不可令大泄,大泄则内陷"(《温病条辨》),则与吴又可之说遥相呼应。

应该指出,所谓"时疫发斑则病衰",只能理解为:血分邪毒有外达之机,病机向外,治当因势利导。事实上温病发斑,是血分热毒炽盛,病情严重、凶险的标志之一,切不可囿于吴又可之说而掉以轻心。总之,气分汗解,血分斑解,在于提示治疗应把好气分关,力求邪在气分从速而解,勿使邪陷血分胶滞缠绵,甚至出现"客邪交困于血脉,主客交浑,最难得解,久而愈固"的顽重病变。

七、结　语

《温疫论》是吴又可目睹疫病流行,阖门而殪,举族而丧的惨状,偏执伤寒法治疗,以致"枉死不可胜计"的时弊,专心研究,静心穷理,将自己丰富的治疫经验,"平日所用历验方法"撰写而成。其中不少理论和观点,受到温病学家的高度赞赏。如戴北山说："又可之说，贯穿古今，融以心得，真可谓独辟鸿蒙，揭明于中天矣！"吴鞠通亦称其"议论宏阔，实有发前人所未发。"对清代温病学家影响极大，堪称温病学独树一帜，自成体系的第一功臣。无愧于"治温证千古一人"的赞誉。尽管吴又可也有不少偏见和错误论点，但瑕不掩瑜，至今仍不失其学习和研讨的价值。

（《江西中医药》，1987 年第 2、第 3 期）

 # 《瘟疫论》学术思想探讨

天津市第一中心医院　　刘纳文

一、疫乃感天地之戾气

《瘟疫论》的开篇《原病》首先驳斥了古人"非其时有其气及长幼之病相似以为疫"观点，指出伤寒与中暑，是感天地之常气而发；疫者则是感天地之疫气而成。瘟疫四时皆有，常年不断。此气之来，无论老少强弱，触之者即病。疫邪从口鼻而入，伏于膜原而发病（其所客，内不在脏腑，外不在经络，舍于夹脊之内，去表不远，附近于胃，乃表里之分界，是为半表半里，即《针经》所谓横连膜原是也）。瘟疫初起多先憎寒而后发热，日后但热而无憎寒，脉不浮不沉而数，日晡益甚，头疼身痛，疫病的这种头疼身痛是邪热浮越于经的表现，与伤寒表证不同。由于瘟疫是邪伏膜原而发病，所以其热淫之气，浮越于某经，即能同时兼见某经之证。

二、邪伏膜原，传变无常

吴又可指出，瘟疫之邪，伏于膜原，如鸟栖巢，如兽藏穴，营卫所不关，药石所不及。至其发也，邪毒渐张，内侵于腑，外淫于经，营卫受伤，诸证渐显，然后可得而治之。方其浸淫之际,邪毒尚在膜原,必待其或出表,或入里,然后可导邪而去,邪尽方愈。如病邪不传变则时疫病邪不去,邪不去则病不瘳。病邪的传变与患者元气胜衰有关,如素体元气薄,邪则不易化,即不易传化;如素体元气胜,则毒易传化。疫邪离开膜原,往往有多种传变,吴又可总结为有但表而不里,有但里而不表者,有表而再表,有里而再里者等九种方式,并进一步指出但表而不里者或自斑消,或从汗解,即见到所谓"三斑四汗"(斑疹、紫云斑、桃花斑;自汗、盗汗、狂汗、战汗),这与病邪停留的部位有关,凡疫邪留于气分的,则见战汗;留于血分的,则见发斑。

三、达原溃邪,慎用寒凉

吴又可认为,凡邪在经为表,在胃为里,今时疫初起,邪气盘踞于膜原者,正当经胃交关之所,则会出现似表非表,似里非里的证候,对于这种半表半里的特殊病证,如误认为是里证而采用承气类,就会导致里气先虚,疫邪陷胃,出现胸腹胀满,烦渴益甚;如误认为表证而采用发散之剂强求其汗,就会妄耗津液,徒伤表气,致经气先伤,邪气不损,热亦不减。吴又可据此采用疏利的治疗原则创制达原饮以破结逐邪,透达膜原。方中槟榔能消能磨,以除伏邪;厚朴破戾气所结;草果辛烈气雄,除伏邪盘踞,三味协力,直达其巢穴。知母滋阴;白芍和血;黄芩清燥热之余,诸药共成达原溃邪之功。如伴见少阳经证加柴胡;伴见太阳经证加羌活;伴见阳明经证加干葛。

达原饮适用于苔白、热不甚、无数脉的轻缓之证,服药一二剂后往往战汗而解,如用于舌上苔如积粉,满布无隙的重证患者,服药后不从汗解,而从内陷者为多,患者表现苔自舌根先黄,渐至中央,此为邪渐入胃的征象,需用三消饮治疗(方为达原饮加柴胡、葛根、羌活及大黄)。

瘟疫初起,邪结膜原,与卫气并而发热,此时胃本无病,如误用寒凉,就会妄损生气;等到病邪传胃,舌干苔刺,烦渴口燥之时,为邪结在胃,阻碍正气,郁而不通,积火成热,是因邪而为火为热,如逐去其邪,气行火泄,而热自已,此为承气汤证,芩、连、栀、柏专务清热,亦与病机不符,因此他指出不要妄投芩、连、栀、柏等寒凉药。

四、把握时机，注重舌脉

吴又可指出疫邪毒甚，因此传变迅速，"用药不得不紧"。他特别注重舌脉的变化，根据其变化一日可行数方，如：若舌上白苔如积粉则用达原饮，透达膜原；若舌变黄色则前方加大黄，内外三消；若舌变黑生刺则用大承气汤，涤荡胃肠，通腑逐邪。瘟疫初起，脉虽数未至洪大，为邪气盘踞于膜原的表现，予以达原饮；若服达原饮后脉长洪而数，伴大渴、大汗，通身发热，是毒邪已溃，中结渐开，邪气分离膜原，尚未出表之征，则用白虎汤以清肃肌表气分；瘟疫下后脉浮而微数，身微热，神思或不爽，无汗为邪热浮于肌表，里无壅滞的表现，可予白虎汤加人参以辛凉解肌，鼓舞元气，开发腠理，汗解而愈；若下后脉复沉而数兼有里证，是因膜原余邪复瘀到胃，可用承气辈更下之，由此也可以看出吴又可认为瘟疫脉浮是病解之征象。

五、注重攻邪，下不厌早

在瘟疫的治疗中吴又可突出强调下法的使用，提出"勿拘于下之不厌迟之说"的观点，他认为客邪贵乎早逐，乘人气血未乱，肌肉未消，津液未耗，病人不至危殆，投剂不至掣肘，愈后亦易平复之时，果断地采用攻下等祛邪的方法，并指出"欲为万全之策者，不过知邪之所在，早拔去病根为要耳"，他指出瘟疫可下者，三十余证，不必悉具，但见舌黄、心腹痞满，便可于达原饮加大黄下之，二三日后，余邪入胃，则以小承气汤再下之，并且强调"下不以数计，有是证则投是药"，即可因证数攻。他认为孕妇患时疫，攻下亦非禁忌，如有可下之征，三承气汤可随证施治，慎毋惑于参、术安胎之说，如治疗得当大黄反为安胎之圣药，即所谓"祛邪以安胎"，但使用时要注意慎勿过剂，病衰七八即勿需再攻，待正气复便会自愈。同时他还批驳了承气专为结粪而设的观点，指出"承气本为逐邪而设，非专为结粪而设也"。他认为因邪热导致燥结，非燥结导致邪热，"邪为本，热为标，结粪又其标也。能尽去其邪，安患燥结也"。他还指出下法的使用亦有一定的法度，"但要谅人之虚实，度邪之轻重，察病之缓急，揣邪气离膜原之多寡，然后药不空投，投药无太过不及之弊"。

六、不忘扶正,养阴为要

吴又可强调攻下,亦注重顾护人体的正气,如对于所禀阳脏,素多火而阴亏的患者,需攻下时,他则采用清燥养荣汤、承气养荣汤等扶正祛邪之方药。他明确指出:"及言其变,则又有应补者,或日久失下,形神日脱,或久病先亏,或先受大劳,或老人枯竭,皆当补泻兼施。"如对于证本应下,耽搁失治以致火邪壅闭,耗气搏血,精神殆尽,出现循衣摸床,撮空理线,筋惕肉瞤,肢体振战,目中不了了者,他认为"补之则邪毒愈甚,攻之则几微之气不胜其攻",因此用陶氏黄龙汤以补泻兼施。他还突出强调了"解后宜养阴而忌参术"的观念,认为"夫疫乃热病也,邪气内郁,阳气不得宣布,积阳为火,阴血每为热抟,暴解之后,余焰尚在,阴血未复,大忌参芪白术,得之反助其壅郁"。他同时提出"凡用补剂,本日不见佳处,即非应补"的补益原则。

七、辨明伤寒时疫

吴又可明确指出伤寒、时疫鹿马攸分,伤寒初起常有单衣风露、临风脱衣等感冒之因,而时疫则无这样的外因;伤寒邪由毫窍而入,感而即发,时疫邪由口鼻而入,感久而后发;伤寒感邪在经,以经传经,时疫感邪在内,内溢于经,经不自传;伤寒起病表现为恶风恶寒,然后头痛身痛,发热恶寒,时疫表现为忽觉凛凛以后但热而不恶寒;伤寒发斑为病笃,时疫发斑为病衰;伤寒可一汗而解,治以发表为主,时疫虽汗不解,治以疏利为主;伤寒不传染于人,时疫能传染于人。但此二病亦有相同之处,它们在病程中皆能传胃,于是殊途同归,而用承气治疗。

总之,吴又可所著的《瘟疫论》充实了中医学对温热病的认识。本书自成体系,全面、系统地阐述了瘟疫的病因病机、辨证施治、类证鉴别及愈后调护等各个方面,为后世瘟疫学的发展奠定了坚实的基础。

吴又可温疫学术思想新探

——吴又可临床诊疗特色发微

浙江省中医药研究院　　胡　森

　　明代著名医家吴有性，字又可，是一位临床大家。又可善于观察，静心穷理，总结平日所用历验方法而著《温疫论》，奠定了中医温病学的基础。又可从临床实际出发，跳出仲景《伤寒论》之条条框框，发前人所未发，创新颇多，所创温疫学说产生了巨大的历史影响，而且对于今天和明天的中医临床诊疗，对于提高中医临床疗效仍然具有指导意义。有鉴于此，笔者喜欢温习《温疫论》，玩味之余，蓦然回首，发现又可临床诊疗具有特色，今略作研讨如下。

一、审病论治，以病为纲

　　纵观《温疫论》全书，可以清楚地发现又可治病以温疫病为大纲，强调审病论治。离开了这一点基本认识，就会误解误读认为又可学说是偏歧之说而谬种流传。又可首先审疾病之属是否是温疫，明确指出不可用伤寒法治疗温疫病，实系又可针砭时弊，有感而论，有的放矢。又可在其序言中有以下文字可以证之："夫温疫之为病，非风、非寒、非暑、非湿，乃天地间别有一种异气所感。其传有九，此治疫紧要关节。奈何自古迄今，从未有发明者。仲景虽有《伤寒论》，然其法始自太阳，或传阳明，或传少阳，或三阳竟自传胃，盖为外感风寒而设，故其传法与温疫自是迥别。嗣后论之者纷纷，不止数十家，皆以伤寒为辞。其于温疫症，则甚略之。是以业医者，所记所诵，连篇累牍，俱系伤寒，及其临证，悉见温疫，求其真伤寒百无一二。不知屠龙之艺虽成而无所施，未免指鹿为马矣……崇祯辛巳疫气流行，山东、浙省、南北两直，感者尤多，至五六月益甚，或至阖门传染。始发之际，时师误以伤寒法治之，未尝见其不殆也。或病家误听七日当自愈，不尔十四日必瘳，因而失治，有不及期而死者，或有妄用峻剂，攻补失序而死者；或遇医家见解不到，心疑胆怯，以急病用缓药，虽不即受其害，然迁延而致死，比比皆是。所感之轻者，尚获侥幸，感之重者，更加失治，枉死不可胜计。嗟乎！守古法不合今病，以今病简古书，原无明论,是以投剂不效,医者彷徨无措,病者日近危笃,病愈急,投药愈乱,不死于病,乃死于医,不死于医,乃死于圣经之遗亡也。吁! 千载以来,何生民不幸如此!"

联系现代中医临床我们难道不应该、难道不能够从中吸取一些经验和教训?

又可在全书正文部分花了很多篇幅从杂气病原、邪入途径、表里病位、九传学说、治法处方等多方面全面详细、深入系统论述了温疫病临床诊断治疗的特色,并常常与伤寒六经病的诊断治疗作了鲜明对比、仔细辨别,并将其理法方药具体化系统化,其学说来源于临床,验证于临床。毫无疑问,审病论治是又可整个学术体系的立论基础,以温疫病为纲是其学术体系的显著特征,《温疫论》是第一本温病学专著。

二、审机论治,方证相合

又可治疗疫病非常注意审查疫病的病机,牢牢抓住病机,制定治疗大法,创制新的处方或沿用效方,确定每一味药物,务必方证相合。可以以下面的例子来分析和归纳。

又可在《温疫初起》中曰:"温疫初起,先憎寒而后发热,日后但热而无憎寒也。初得之二三日,其脉不浮不沉而数,昼夜发热,日晡益甚,头疼身痛。其时邪在夹脊之前,肠胃之后,虽有头疼身痛,此邪热浮越于经,不可认为伤寒表证,辄用麻黄、桂枝之类强发其汗,此邪不在经,汗之徒伤表气,热亦不减。又不可下,此邪不在里,下之徒伤胃气,其渴愈甚。宜达原饮……感之重者,舌上苔如积粉,满布无隙,服汤已不从汗解,而从内陷者,舌根先黄,渐至中央,邪渐入胃,此三消饮证。若脉长洪而数,大汗多渴,此邪气适离膜原,欲表未表,此白虎汤证。如舌上纯黄色,兼见里证,为邪已入胃,此又承气汤证也。凡元气胜者毒易传化,元气薄者邪不易化,即不易传。设遇他病久亏,适又染疫能感不能化,安望其传? 不传则邪不去,邪不去则病不瘳,延缠日久,愈沉愈伏,多致不起,时师误认怯证,日进参、芪,愈壅愈固,不死不休也。"

我们可以看出又可上文论述了达原饮证、三消饮证、白虎汤证、承气汤证四个方证的病证特点、病机,指出了温疫初起不可误用伤寒之汗法、不可误用下法，而延缠日久，愈沉愈伏，多致不起时，不可误认怯证，误用补法。

《急证急攻》曰："温疫发热一二日，舌上白苔如积粉，早服达原饮一剂，午前舌变黄色，随现胸膈满痛，大渴烦躁，此伏邪即溃，邪毒传胃也，前方加大黄下之，烦渴少减，热去六七，午后复加烦躁发热，通舌变黑生刺，鼻如煤烟，此邪毒最重，复瘀到胃，急投大承气汤。傍晚大下，至半夜热退，次早鼻黑苔刺如失。此一日之间而有三变，数日之法，一日行之，因其毒甚，传变亦速，用药不得不紧。设此证不服药或投缓剂，羁迟二三日必死。设不死，服药亦无及矣。尝见温疫二三日即毙者，乃其类也。"

这一篇非常精彩，颇能体现又可如何注意审查病机之急剧变化，而随着病机变化、病证变化，治疗大法、方药处方也紧紧跟着变化，以变制变，鲜明地提出了急证急攻的医学论点，独创性地采用"数日之法，一日行之"，并说明根本原因是"因其毒甚，传变亦速，用药不得不紧"。又可还指出不如此"急证急攻"的严重后果："设此证不服药或投缓剂，羁迟二三日必死。设不死，服药亦无及矣。尝见温疫二三日即毙者，乃其类也。"这些学术观点、思维方法和宝贵的经验教训无疑非常值得当代中医大夫学习借鉴。从本篇论述来看，我们认为又可之学说堪称"审机论治，方证相合"的典范，又可之学说决非偏歧之说。

《因证数攻》中曰："温疫下后二三日，或一二日，舌上复生苔刺，邪未尽也。再下之，苔刺虽未去，已无锋芒而软，然热渴未除，更下之，热渴减，苔刺脱，日后更复热，又生苔刺，更宜下之。余里周因之者，患疫月余，苔刺凡三换，计服大黄二十两，始得热不复作，其余脉证方退。所以凡下不以数计，有是证则投是药，医家见理不透，经历未到，中道生疑，往往遇此证，反致耽搁……朱海畴者，年四十五岁，患疫得下证，四肢不举，身卧如塑，目闭口张，舌上苔刺，问其所苦不能答，因问其子，两三日所服何药？云进承气汤三剂，每剂投大黄两许不效，更无他策，唯待日而已，但不忍坐视，更祈一诊。余诊得脉尚有神，下证悉具，药浅病深也。先投大黄一两五钱，目有时而小动，再投舌刺无芒，口渐开能言。三剂舌苔少去，神思稍爽。四日服柴胡清燥汤，五日复生芒刺，烦热又加，再下之。七日又投承气养荣汤，热少退。八日仍用大承气，肢体自能少动。计半月，共服大黄十二两而愈。又数日，始进糜粥，调理两月平复。凡治千人，所遇此等，不过三四人而已，故存案以备参酌耳。"因证数攻，为什么？关键是病机未变，下证未变，故方药未变。

从《急证急攻》和《因证数攻》等的变与不变中，我们应该领悟到临床工作中务必做到审机论治，方证相合，这是又可温疫学说的精华。理论上虽然是容易理解的，但是从急证急攻和朱海畴案诊断治疗的过程来看，这些正说明在实际诊断和治疗过程中审机论治，方证相合并非容易的事情，诚非临床老手不办。

三、审因论治，专病专药

又可临床还提倡审因论治，专病专药。这是基于以下几个可靠的科学依据：

（1）又可认为温疫病的病因不是六气而是杂气或疠气、疫气。这在全书中已多次论述，不再赘言。病因不同，治法迥异。

（2）专病专药有依据：知其要者，治其要者，邪尽诸证如失。又可《知一》中曰："邪之着人，如饮酒然。凡人醉酒，脉必洪而数，气高身热，面目俱赤，乃其常也。及言其变，各有不同……因其气血虚实之不同，脏腑禀赋之各异，更兼过饮少饮之别，考其情状，各自不同，至于醉酒则一也，及醒时诸态如失。凡受疫邪，始则昼夜发热，日晡益甚，头疼身痛，舌上白苔，渐加烦渴，乃众人之常也。及言其变，各自不同……种种不同，因其气血虚实之不同，脏腑禀赋之各异，更兼感重感轻之别，考其证候，各自不同，至论受邪则一也，及邪尽诸证如失。所谓知其一，万事毕，知其要者，一言而终，不知其要者，流散无穷，此之谓也。以上止举一气，因人而变。至有岁气稍有不同者，有其年众人皆从自汗而解者，更有其年众人皆从战汗而解者，此又因气而变，余证大同小异，皆疫气也。"

（3）以物制气揭示专病专药之原理。又可《论气所伤不同》曰："所谓杂气者，虽曰天地之气，实由方土之气也。盖其气从地而起，有是气则有是病，譬如所言天地生万物，然亦由方土之产也。但植物借雨露而滋生，动物借饮食而颐养，盖先有是气，然后有是物。推而广之，有无限之气，因有无限之物也。但二五之精，未免生克制化，是以万物各有宜忌，宜者益，而忌者损，损者制也。故万物各有所制，如猫制鼠，如鼠制象之类，既知以物制物，即知以气制物矣。以气制物者，蟹得雾则死，枣得雾则枯之类，此无形之气，动植之物皆为所制也。至于无形之气，偏中于动物者，如牛瘟、羊瘟、鸡瘟、鸭瘟，岂当人疫而已哉？然牛病而羊不病，鸡病而鸭不病，人病而禽兽不病，究其所伤不同，因其气各异也。知其气各异，故谓之杂气。夫物者，气之化也；气者，物之变也。气即是物，物即是气，知气可以制物，则知物之可以制气矣。夫物之可以制气者，药物也。如蜒蚰解蜈蚣之毒，猫肉治鼠瘘之溃，此受物之气以为病，还以物之气制之。至于受无形杂气为病，莫知何物之能制矣。唯其不知何物之能制，故勉用汗、吐、下三法以决之。嗟乎！即三法且不能尽善，况能知物乎？能知以物制气，一病只有一药之到病已，不烦君臣佐使品味加减之劳矣。"又可如此大论虽然有别于千百年来的传统岐黄之学，虽然又可本人没有找到和实现专病专药，但是我们坚持认为又可强调的审因论治，专病专药的学术观点是有价值的，中医学术也应坚持百家争鸣、百花齐放的方针。中医发展的道路应多途取之，目前为止还没有充分证据表明又可的理论是错误的，我们不应该过于武断或妄下断语，我想至少应存疑待考。笔者在《医门普度温疫论》最早版本清代道光十二年壬辰（1832）长沙刻本中看到《刘宏璧先生集补瘟方》，如瓜瓤瘟宜生犀饮、大头瘟宜普济消毒饮、捻颈瘟宜荆防败毒散等。

又可的学术思想对以后的温病学家影响深远，治疗疫病专病专方、专病专药的思想得到发扬光大，运用于临床疫病治疗活人无数。清代医家余霖治疗热疫创制清瘟败毒饮，学宗吴又可的清代医家杨栗山擅长应用升降散治疗瘟疫，都取得了非常好的临床效果。当代中医治疗疫病时也有使用专方或单方而取效的，民间尚有"单方气死名医"之说，最近几年也还有部分中医温病学家在注重辨证论治的同时强调不可忽视专病专方、专病专药的研究。

（《中华中医药学刊》，2008 年第 26 卷第 10 期）

吴又可学术思想再评议及引发的思考

山东中医药大学　　肖龙飞　宋素花

明代疾疫的流行是众多因素交互作用的结果。吴又可从外感病的病因着眼，与张仲景伤寒学说分道而行，开后世温病学派之先河。这实际上也充分印证了实践对医学的促进作用。然而，近代以来时势变迁，西学大行其道，唯科学主义盛行,众多人士对吴又可学术思想的认知与评价总不免有或偏颇或臆断之论。在对疾病病因的认识上,诸多医家尤其是近代以来的医家囿于历史的局限性,夸大了杂气致病说的突破性意义,不自觉地以现代西医学之标准来评判杂气说;在病邪传变途径的认识上,诸医家大多以现代西医学之消化道与呼吸道概念臆解吴氏之"口鼻"概念;在治疗方法上,吴氏的病因说不能付诸临床实践,只能回归到辨证论治的路子上来。在今日倡言文化自信、挖掘传统文化的背景下,回到当时当地之历史环境中,从中医自身演进逻辑中来理解和再评价吴氏学术思想,甚有必要,更有启发意义。

一、杂气致病说有双重意义,需具体分析对待

1. 杂气致病说具有一定的突破性　吴又可《温疫论》中指出:"温疫之为病,非风非寒,非暑非湿,乃天地间别有一种异气所感。"他把这种"异气"又称作"杂气","而唯天地之杂气,种种不一……众人有触之者,各随其气而为诸病焉"。吴氏明确提出了杂气致病说,认为温疫为病与六淫邪气无关。同时,他还批驳了时行之病乃"非时之气"的说法,指出"昔以为非其时有其气……得非时之气,长幼之病相似以为疫,余论则不然"。

由此而言,吴又可杂气致病说就突破了"百病皆生于六气"的传统病因学认识框架。而且,他还认为杂气种类不同,所引起的疾病也不同,侵犯的脏腑部位也有差别。如"盖当时适有某气,专入某脏腑某经络,专发为某病"。指出感染杂气之后是否发病与人的正气强弱密切相关,"本气充满,邪不易入,本气适逢亏欠,呼吸之间,外邪因而乘之……若其年气来盛厉,不论强弱,正气稍衰者,触之即病"。再者,吴又可提到"至于无形之气,偏中于动物者,如牛瘟、羊瘟、鸡瘟、鸭瘟,岂当人疫而已哉? 然牛病而羊不病,鸡病而鸭不病,人病而禽兽不病,究其所伤不同,因其气各异也"。指出了人类与禽兽的疫病是由不同的杂气所引起的。所以,吴又可对温疫病因的认识相当全面且有一定深度,已经大大超出了此前历代医家。杂气致病说确实是吴氏的一大创见,具有一定的突破性。

2. 杂气说并没有脱离唯象思维的认知路径　然而,虽然吴氏试图跳出六气的认知框架来阐释他在临床实践与细心观察中所遇到的困惑,但是,本质上,其认识仍然不脱离"气"这一范畴,仍属邪气之一种。而"气"的概念正

是中国传统唯象思维的产物。"气"的弥漫性、流动性的特点适应了人们对致病邪气取象思维认知的需要。"杂气"这一概念在认知路径上与传统保持了一致。隋代巢元方在《诸病源候论·温病令人不相染易》中也曾提道："此病皆因岁时不和，温凉失节，人感乖戾之气而生病。则病气转相染易，乃至灭门，延及外人。"所以，吴氏之说在突破前人认识的同时，与历史前例还有着前后承递关系。这种对疾病病因的探求与中医固有的认知方式保持了逻辑上的内在连贯性，这就是继承基础之上的发展。笔者以为，它在本质上就是中医传统理论的一种新萌芽，是由传统文化土壤所孕育而产生的一次自我蜕变，而不是与传统认识相对立或割裂之后的突破或与现代西医认识的接近。换句话说，与其说吴氏的杂气说如何地接近现代科学认识，倒不如说吴氏的思想与中医的传统理论在某种层面上保持了一致。这种新的病因学概念拓宽了中医自身成长的语言空间和事实空间，它的出现似乎更能说明中医话语与中医理论的自身增长，预示着中医发展的自身路径和方法。

3. 杂气是一种类比概念而非具体概念 吴又可"杂气致病说"流露出其试图从微观的角度探求疾病病因的倾向。然而，需要特别指出的是，"杂气"一词实则是一种类比性的概念，而不是现代西医学意义上那种纯物质实体取向的具体概念。这种根本上的差异同样是由中国传统文化中形而上的思维方式所决定的，也正体现了重道轻器的传统。"然气无形可求，无象可见，况无声复无臭，何能得睹得闻"，这一论述也恰恰从反面印证了受形而上认知思维模式之束缚，吴又可并不能对"杂气"进行现代西方医学意义上的具象化分析，这也是中国古代科学没能真正走上西学还原分析道路，并发展为现代科学的内在原因。故而这是两种概念范畴，由各自的研究对象和研究方法所决定，具有不可通约性。

因此，诸如"预测到了致病微生物的客观存在"，"非常接近现代对微生物学的认识"，认为"已经踩着了近代医学的门槛"之论就成了撇开具体历史环境和中医学自身发展演变逻辑的主观臆断，生拉硬靠。这些论述实际上就是以科学之是非来衡量与评判中医本身的表现，是在照着现代西医的样式反证自身的科学性。这是一种自我主体意识丧失之后的认知错位，久而久之，认知错位造成认识偏颇甚至习偏为正，遂而突破与创见之论大行于世，事物本身之理湮没无闻。

二、"瘟疫可经消化道传播"并非吴氏本义，"邪自口鼻而入"的认识亦非吴氏原创

1. "邪自口鼻而入"是指呼吸通道，并不包括消化道　吴又可在《温疫论》中说："邪自口鼻而入，则其所客，内不在脏腑，外不在经络。""伤寒之邪，自毫窍而入；时疫之邪，自口鼻而入。""盖瘟疫之来，邪自口鼻而入，感于膜原，伏而未发，不知不觉。"对此，蒲辅周最早指出：吴又可的这些论述说明了"致病因子是经过鼻和口的途径而传染入人体的"，认为吴又可已经认识到了温疫有空气和接触两种传染方式。此后，这一说法在中医学界被广为接受，但其本义却绝非如此。有论者考证认为"此处口鼻连用，明显指的是呼吸的通道，而与现代意义上的消化道没有丝毫的瓜葛"。笔者以为此论恰中矢的。另外吴又可所论"邪之所着，有天受，有传染"，其本意是指"温疫有的是感受天地间生成的疫气而得，有的则是感触病人的病气而染，但其传染途径只有一个，即空气也"。笔者以为这种解读是真正合乎文理的。所以，吴又可本意应是指温疫只有空气传播这一传染方式，经呼吸道的口鼻进入人体内部。

2. 疫病经消化道途径传播早有先例　有必要提出的是，在吴又可之前，医籍中是否有关于疾病经消化道途径传播的论述呢？答案是肯定的。晋代葛洪《肘后备急方》载："凡所以得霍乱者多起饮食。"孙思邈《千金要方》亦载："原霍乱之为病也，皆因饮食，非是鬼神。"《诸病源候论》又载："毒者，是鬼毒之气，因饮食入人腹内……连滞停久，故谓之毒注。"又曰："人有因吉凶坐席饮啖，而有外邪恶毒之气，随食饮入五脏……乍瘥乍发。以其因食得之，故谓之食注。"由此可看出，前人的确早已从生活实践中发现了疾病可经口因饮食传染的事实，这才是真正意义上的经消化道传染的事例印证。

3. "邪自口鼻而入"的认识源于宋金时代　再者，医家对"邪从口鼻而入"的认识是自宋代开始逐步清晰起来的，而非从吴又可开始凭空而出。众所周知，自《内经》及张仲景时代以来，医家一直认为外感病邪多由皮毛腠理而入，循经络由表及里传至脏腑。

但是，自宋代开始，众多医家开始突破邪自皮毛腠理而入认识的藩篱。杨士瀛《仁斋直指方》曾提出"暑气自口鼻而入，凝之于牙颊，达之于心包络"。

金代刘完素在《保命集·泻论》中指出"口食味，鼻食气，从鼻而入，留积于脾为水泻"。元代王好古在《此事难知》中论伤寒两感邪人之道，认为"太阳者腑也，自背俞而入，人之所共知；少阴者脏也，自鼻息而入，人所不知也，鼻气通于天，故寒邪无形之气从鼻而入，肾为水也，水流湿，故肾受之"。这就明确提出了伤寒之邪是随鼻息入侵的。

4. 吴又可借用了前人的探求结果　至明代，缪希雍在《先醒斋医学广笔记·春温夏热大法》（成书于 1622 年）中曰："伤寒、温疫，三阳证中，往往多带阳明者，以手阳明经属大肠，与肺为表里……凡邪气之入，必从口鼻，故兼阳明者独多。"缪氏在这里更加明确地提出了伤寒温疫邪气必从口鼻而入的观点，进一步冲击了邪从皮毛而入的旧观点。由此可见，吴又可当是由此借用了缪希雍的这一观点。

由上可见，大凡某一新理论认识多有其渊源，遵循事物发展的一般规律。这便是从中医发展史与内在的逻辑关系中探求其医学发展的前后承继关系。吴氏之后，清代医家也多从缪氏吴氏之说。叶天士提出"吸入温邪，鼻通肺络，逆传心包络中……气血交阻""温邪中自口鼻，始而入肺为咳喘，继传膻中则呛血"。如此，方能有自觉意识的评价。所以，笔者认为吴又可在医学实践与细心观察的基础上提出了自己的见解，这与前人的认识一脉相承，不是凭空而来的，也为清代医家研究温病奠定了一定的基础。因此，吴又可"邪自口鼻而入"的认识同样符合中医学发展的历史事实与其内在演变的逻辑规律，是在前人基础上的发展。由此，以合乎现代传染之说来理解吴氏所论实在是一厢情愿的误解。这是由望文生义与牵强附会所造成的悖逆。它违背了历史事实，也不符合吴又可思想的内在逻辑。

三、吴又可提出了治疗瘟疫的新认识，同时继承和拓宽了传统疗法的实践范围

1. "一药治一病"的认识具有超前性，但受时代条件所限，未能付诸实践　《温疫论》中提出"知气可以制物，则知物之可以制气也。夫物之可以制气者，药物也""能知以物制气，一病只有一药之到病已，不烦君臣佐使品味加减之劳矣"。这表明吴又可在试图寻求针对性治疗之法。这与其病因说相合，是新见

解,也正是与现代西方医学中的微生物免疫学观点相通之处,体现出吴又可认识超前的一面。只不过由于历史局限,这种治法在当时的社会背景下并不能付诸实践。因而,吴又可才提到"至于受无形杂气为病,莫知何物之能制矣"。

2. 吴又可继承了传统的祛邪治病之法,并拓宽了下法的应用范围 吴又可紧接着又言道:"唯其不知何物之能制,故勉用汗吐下三法以决之。"在"一药治一病"难以落实之外,吴氏又回归到了辨证论治的路子上来。在祛邪治法中,他尤其推崇下法,不仅继承了张仲景的"急下存阴"学术观点,而且还拓宽了下法的应用范围,给后世以很大启发。

如,吴氏认为杂气致病具有"因其毒甚,传变易速",主张"数日之法,一日行之"以急证急攻。"凡客邪贵乎早逐,乘人气血未乱……早拔病根为要",除邪务早务尽。同时,又提出"温疫可下者,约三十余证,不必悉具",勿拘结粪。这就扩大了下法的应用范围,充实了下法的内涵。再如,吴氏认为"要谅人之虚实,度邪之轻重,察病之缓急,揣邪气离膜原之多寡,然后药不空投,投药无太过不及之弊",逐邪因人制宜。"设独行而增虚证者,宜急峻补",并且明确指出"邪未入胃不可下",下不忘正,"阴虚甚者不可下",注重虚实标本等禁下之证。由此可看出,吴氏这种因人而治,下不忘正,注重虚实标本,分清缓急先后的论治方法既有一定原则性又有很大灵活性。这确实补充和发挥了仲景之未备,丰富了治疗外感病的内容。

所以,笔者认为吴又可"一药治一病"的方法虽然与其病因说相承接,却没能真正落实到临床实践中。这是吴氏历史局限之处,不必赘言,反倒更说明了吴氏面对医疗实践,敢于大胆怀疑,提出新见解的勇气。同时,吴氏最终以"三法决之",回到了辨证施治的路子上来。在继承前人治疗方法的基础上,他又创造性地发挥了下法的诸多妙用,充实了下法的内涵,也为叶、薛诸医家创立完整的温病学辨证论治体系起到了承前启后的作用。这正是中医学内在演进路径之体现。

四、结　语

综上所述,吴又可是一位敢于直面临床实践问题、细心观察、深入思考的一代医家。吴又可面对自身所处的历史时代,做出了自己对时代命题的回答。其《温疫论》总结了历代对传染性疾病的认识，在疾病病因、病邪传变途径与治疗方法等方面提出了自己的看法。同时，对温疫的认识并没有完全脱离中国传统认知思维路径，吴氏身上也凸显出由形而上向形而下方向探索的倾向，这既是吴又可学术思想真正价值与意义之所在，也是真正意义上的中医学史大转折之一瞥。

当我们再次回首，站在更长远的时空尺度上来审视吴又可在 17 世纪中叶对疫病的探索之时，一方面，我们可以看到吴又可在中医学术发展史上取得的进步和他的局限所在；另一方面，还可以看到吴氏身后所遭遇的不同评价在某种层面上恰恰是近代以来中医曲折发展的一个缩影。他身上兼具着传统与现代的双重色彩，这似乎也预示了中医后来发展的沉浮。以对吴氏学术思想的梳理与再评议为切入点，今日的我们或许可以从这样一个横切面上获得一些思考与认识。

1. 中医学人应有自我觉知意识　中医学人既应当有对中医发展演变相关社会文化背景的了解，也应当有对中医自身发展演进逻辑的深刻认知，从而对中医的发展脉络有一个整体的把握，建立起中医人对中医的自我觉知意识。有了对自身发展传统的理解与认识，有了对"中医是谁"和"中医如何而来"的分析，才不至于轻易滑向虚无主义与文化自卑的极端，偏见与妄论才不至于轻易滋生流散。由此，真正的文化自信也才坚实有力。

2. 中医学人对西医学与中医学学科分野应有辨别的意识与能力　回到当下的社会环境，在通晓了中医学术发展史的脉络框架基础上与西医学广泛存在并发挥作用的背景下，去梳理"西医学是什么"和"西医学如何而来"的问题，从而跳出狭隘的科学主义观念，站在中西医各自传统的历史脉络线上，从各自认知思维方式、研究对象与研究方法上辨别与把握两者的根本性差异，才能真正使两者在互相对比中，更加清晰地认识到自己的独特之处，展开真正的取长补短式的借鉴学习，共同服务于人类的健康事业之中。

在今天的时代背景下，传统文化与现代西方文化交织错杂又互相渗透。对比吴又可当年，现在的我们也同样处于历史的十字路口，面临着许多新的医学命题。当我们再回首过去，挖掘中医药这一伟大宝库，探求中医药的新发展时，就不能不多一些文化自觉意识，多一份冷静清晰的思考。

《温疫论》对温病学说形成和发展的影响

成都中医学院　　张之文

吴又可《温疫论》,是中医温病学中的重要专著之一。该书创造性地继承和发展了明以前防治温热病的重要成果,提出了不少新见解和新思路,对温病学说的形成和发展,产生了深刻的影响。深入研究和揭示《温疫论》与温病重要学说之间的关系,有利于正确利用前人在温病学研究方面的成就,有利于提高对温热病的临床疗效。

一、《温疫论》与温疫学说的建立

"温疫"系温病呈大流行时的特殊称谓。温疫学说是研究温疫发生发展规律及防治方法的一种学说,是温病学的重要组成部分。吴又可《温疫论》首先提出温疫非风、非寒、非暑、非湿所致,乃天地间别有一种异气(戾气)所感;温疫与伤寒有霄壤之隔;初病在膜原,邪溃有九种传变;首重病因的治疗,强调但治其邪,不治其热而病自已。初用疏利透达的达原饮,祛邪入胃,继用承气汤攻下。之后,许多医家继承和发扬了吴氏的学术思想,共同创立了温疫学说。

如作为温疫学说的主要代表,戴天章以《温疫论》为蓝本,增删其内容,著成《广温疫论》(1772),以广治温疫;后陆九芝删补其内容,更名《广温热论》(1878)意在推广治疗一切温病;清末何廉臣新增和补充其内容,改名《重订广温热论》(1914),成为一部为世人推崇,颇具实用价值的温病专著。杨栗山的《伤寒温疫条辨》(1784),刘松峰的《松峰说疫》(1785),在继承吴氏的学术基础上复有创见。余师愚的《疫疹一得》(1794),以《温疫论》为借鉴,结合临床而写成。温疫学说的特点,是强调特殊病因说,针对病原病证采取攻击性的治疗措施,以截断病变的发展。吴又可有攻下祛邪之论,则余师愚主张清热解毒,杨栗山提出清热解毒与苦寒攻下并用的方法,温疫学说的理论与实践均得以发展。

二、《温疫论》对卫气营血学说的影响

温病大师叶天士卫气营血辨证学说的创立，亦受到吴又可的影响。吴氏认为"气属阳而轻清"；留于气分之邪，可随汗而疏泄；"血属阴而重浊"，留于血分之邪，常被胶滞，不易祛除，只能从斑透而渐愈。气分之邪汗解（主要是战汗而解），血分之邪斑解，是温病的两大邪解途径及方式。叶天士《温热论》（1745）接受其观点，提出邪传气分，始终流连，可翼战汗透邪，使邪与汗并，热达膜开，邪从汗出而解。促成战汗的方法视温热、湿热而异，总以益胃为大法。其邪传血分，以急急透斑为要，使斑出热解。透斑的方法不外凉血、清热、解毒。叶氏的论述较吴氏更为精细，发展了吴氏的学术成果。

关于卫气营血的传变，叶氏指出始动于手太阴肺经之邪，传至心包（营血）为逆。至于顺传，叶氏虽未直接点明，但从其论述程序可以悟出顺传的涵义：如未传心包，邪尚在肺，其邪始终在气分流连；气病不传血分而邪留三焦；三焦不得外解，必致里结阳明胃与肠。上述程序反映了顺传的次第，即邪从手太阴肺传于气分（胃、肠、三焦），可战汗透邪而解；其传于胃与肠者，借攻下而愈。由此可知，顺传是指邪从手太阴肺传至三焦、胃、肠而外解的形式。王孟英直剖其涵义："肺、胃、大肠一气相通，温热究三焦，以此一脏二腑为最要。肺开窍于鼻，吸入之邪，先犯于肺，肺经不解，则传于胃，谓之顺传，不但脏病传腑为顺，而自上及中，顺流而下，其顺也有不待言者，故温热以大便不闭者易治，为邪有出路也。"叶天士有关顺传与逆传的理论，甚源于吴又可。吴氏认为，邪从口鼻而入，始受于膜原，邪溃有九种传变，大凡不出表里之间，"从外解者顺，从内陷者逆"。叶氏的从肺卫内陷心包为逆，下行胃肠为顺的传变规律与此是一致的。吴氏谓膜原至胃腑为逆，叶氏言自肺至胃肠为顺，两者是否矛盾？其实不悖。前者病邪始动于半表半里之膜原，其传至胃肠，其邪已结，邪无出路，势必深逼营血，病趋严重，预后差，此是内陷为逆；后者病邪始动于肺，传至胃肠，邪热不结，从肠腑排出，病趋痊愈，预后好，此是外解为顺。在治疗上要注意促进顺传，杜绝逆传。

治疗上为求得气分之邪从战汗顿解，吴氏以达原饮直达膜原捣其窝巢之害，膜原伏邪松动，精气得以潜入，邪正剧争，可望一战而解。叶氏承继这种

观点，认为病邪初入膜原，未归胃腑，急急透解，莫待传陷为险恶之病。三焦与膜原同属半表半里，吴氏未论及，叶氏予以补充，认为病机亦如伤寒中的少阳病，提出分消走泄，方用杏、朴、苓或温胆汤之类，以疏瀹枢机，并灌溉汤水，资助汗源，犹可望其战汗之门户。血分的治疗，在于透斑，使热随斑解。吴氏主张攻下，使内壅一通，则卫气亦从而舒畅，出表为斑，邪毒随之外解。叶氏强调急急透斑，不限于攻下，重在凉血、清热、解毒。如从风热陷入者，用犀角、竹叶之属；从湿热陷入者，用犀角、花露等品，均参入凉血清热方中。叶氏扩大了透斑方法。

三、对湿热学说的影响

薛生白首先肯定了吴又可关于邪从口鼻而入，直犯中道，客于膜原的感邪途径之说。同时又详述了膜原外通肌肉、内近胃腑，为三焦之门户，实一身之半表半里的特殊部位。膜原病邪不仅内传胃腑，亦多困阻于脾，即始受于膜原，终归于脾胃。传脾传胃视中气盛衰而异，中气实则病在阳明，中气虚则邪传太阴。薛氏此说补充了吴氏关于膜原之邪只传胃而不及脾的不足。对于邪伏膜原的治疗，薛氏根据达原饮化裁，原方加入柴胡以领邪外出，去芍药、知母、黄芩、甘草等，庶免郁遏气机之弊，增入藿香、苍术、石菖蒲、半夏等，协同原方的厚朴、槟榔、草果以强化开达透邪之力，再加滑石导湿浊从小便而去（治湿不利小便非其治也）。此方较原方更为适用。对于膜原邪传胃肠，吴氏强调攻下逐邪，急症则急攻，勿拘结粪，革除了"初头硬，后必溏，不可攻之"的千古之弊，这是对前人学说的一大发展。但吴氏忽略了膜原之邪传于太阴的一面，经过薛氏的重要补充，始成完璧。如提出的湿偏盛、热偏盛、湿热参半等太阴病证的治疗，颇为实用，并为后世所珍视。

四、对伏邪学说的影响

蒋宝素《医略十三篇》发展了《温疫论》有关伏邪的理论。他引申吴氏"伏邪"说为伏气温病，称"伏邪者，本篇所立之名，本之《内经》，参之诸家，验之今世，即世人泛指伤寒、温疫、春邪、秋邪、时邪、温病、热病诸病之本原也。然所谓伏者,冬寒伏于募原之间,化热伤阴,表里分传,多为热证"。吴氏伏邪论与后世伏气温病的概念不尽相符。吴氏所谓伏邪,实指湿热秽浊之邪,未及其他。而蒋氏所论之伏邪则为"寒邪",此说本于《内经》"正邪之中人也微"之论。如冬伤于寒,春必病温。但他认为,伏邪部位仍在膜原,传变不出表里之间,从乎中治,先用吴氏达原饮加减,其后视病情或汗或下。汗则达原饮加三阳表药;下则大、中、小、调胃、桃仁承气汤,或大柴胡汤、凉膈散、拔萃犀角地黄汤、达原饮加大黄、蒌贝二陈汤诸方。补泻兼施,除吴氏强调的补虚逐实的黄龙汤外,还拟定人参大黄汤(生大黄、人参),主治伏邪温疫,日久失下,阴液枯涸,神志沉迷,溲赤而浑,大便不解,不思米饮,手足掉摇,形消脉夺等症。蒋氏还根据吴氏的见解提出应下诸证,对其中的蓄血证,则应用犀角地黄汤合调胃承气汤。其不任攻下者,唯有犀角地黄汤合生脉散。此为前所未及,颇有创见。他认为邪解仍有汗解、斑解两途。综观蒋氏治法,多宗吴氏攻击祛邪,如称"攻邪为上策,辅正祛邪为中策,养阴固守为下策""乐用平稳之方,致使邪气日进,正气日亏,正不胜邪,则轻者重,重者危,卒至不起,乃引为天数,不谬哉"? 他还引其祖母病例说明攻击祛邪的重要性。其祖母"年八十三,其势尤重,亦用达原饮,继进承气汤而愈,寿至九十五而卒,况年少力强者乎"? 可见攻击祛邪的治法,临床上颇为实用,因为只有邪去才能正安。

五、对错简学派俞根初的影响

主张寒温统一的错简学派,以俞根初《通俗伤寒论》为代表。他根据吴又可邪伏膜原的理论,认为寒邪、湿热(暑湿)之邪,均可里伏膜原。如春温实证多由春感新寒引动触发,先用葱豉桔梗汤解其外寒,继用苦辛开泄的柴芩清膈煎,双解表里之热。若邪由膜原传入阳明,则用新加白虎汤加炒牛蒡子、大青叶透发,若邪热进而里结阳明大肠,见谵语、便秘、尿赤,当急与小承气汤去厚朴加川连、木通,二便利而神清。至于正虚而发于少阴者,仍先用七味葱白饮解外寒,继则犀地清络饮凉血化瘀。又如伏暑,系暑湿伏于膜原,先以新加木贼煎辛凉微散以解其外,膜原伏邪传胃而暑重湿轻者,则用新加白虎汤加连翘、牛蒡辛凉透发。若伏邪进而传入肠腑与糟粕搏结,即用枳实导滞汤苦辛通降而解。膜原伏邪传脾,而湿重暑轻者,宜温化清渗,使湿热从小便而泄。若病邪进而传至肠腑,与其糟粕相蒸,则宜枳实导滞丸、更衣丸等缓下频下,必俟宿垢净而热始清。此外,俞氏还根据湿热郁伏膜原,仿吴氏开达膜原法,拟柴胡达原饮(柴胡、枳壳、厚朴、青皮、甘草、黄芩、桔梗、草果、槟榔、荷梗),临床亦颇为实用。俞根初还善用吴又可的清燥养营汤等,可见他受其影响很深。

综上所述,可见《温疫论》对温病学说的形成和发展起了极大的推动作用。可以认为,该书是温病学的奠基著作之一。

(《成都中医药学院学报》,1993 年第 16 卷第 4 期)

 # 《温疫论》对中医感染病学的影响

解放军总医院   陈利平 吴整军

现代医学称为感染性疾病包括一切由病原微生物和寄生虫感染人体后产生的疾病,除了大部分为传统的传染病外,还有一些非传染性的感染性疾病。感染性疾病的感染是医学界面临的一大难题,一些已知和未知感染性疾病的不断暴发流行,给人类带来极大危害,中医药治疗感染性疾病有其优势,在中医古籍里称感染为染易,感染性疾病被称为外感疾病、外感热病、伤寒、温病、温疫、时行病等。中医温病学对传染病、感染性疾病的防治与认识有其独到之处,在这些病的临床治疗方面取得较好的疗效。张仲景的《伤寒杂病论》六经辨证奠定了中医外感病的辨治基础。吴有性的《温疫论》是在前人对温病的认识基础上,以及他自己的诊治经验撰写的中医对传染病、感染性疾病防治的第一部专著,他从温疫的病因、病机、治疗上提出了与前人完全不同的观点,开中医防治传染病、感染性疾病的先河。以后在此基础上发展起来的温病学说,极大地丰富和发展了中医辨治外感病的内涵。在人类面临细菌耐药性或抗生素不良反应不断增加的严峻形势下,发展中医感染病学是重要的;了解吴有性的《温疫论》对认识和研究中医药抗感染体系、发展中医感染病学可以提供一些启示。

一、对感染性疾病病因、发病的
认识首创杂气致病论

杂气致病论：《温疫论》成书在发生温疫大流行的明代，1641 年温疫流行遍及河北、山东、江苏、浙江等省。吴有性目睹了当时疫病流行，又看到运用已有的传统方法治疗温疫不见效，其在对疫病的深入观察基础上结合自身的临床体会，写成了我国第一部论述传染病的专著《温疫论》。书中明确提出温疫是由特殊的致病物质——杂气（病气）引起，非风、非寒、非暑、非湿，不同于传统的六淫邪气，乃天地间别有一种异气所感。对于传染性疾病的病因，《温疫论》第一次提出了"杂气致病论"，这也是《温疫论》学术思想的中心内容。

《温疫论》描述了杂气的一些致病特点：杂气具有物质性，提出温疫的感染是因为感受了不同的杂气而致病，这与现代医学病原体致病的观点相似；《温疫论》提出杂气具有偏中性，对不同种属动物的感染具有选择性，人病而禽兽不病，这与现代医学的种属感染性是一致的；《温疫论》认为杂气具有多样性，不同的杂气可引起不同的疫病，各随其气而为诸病焉，杂气有病位的选择性，专入某脏腑经络，专发为某病。同时《温疫论》描述了温疫的流行有"盛行之年"（即大流行）、"衰少之年"（即小流行）、"不行之年"（散在流行或处于相对静止期）等不同。吴有性的这些观点和理论直到今天，对传染病的认识仍具有先进性，对温病学卫气营血、三焦辨证核心体系的形成都有极大推动作用。对于急性传染性、感染性疾病的感染途径，吴有性的《温疫论》认为温疫的发病是由于杂气自口鼻而入，通过空气或接触的途径传染，"邪自口鼻而入"。同时也指出感受杂气后发病与否，取决于邪气与正气的斗争。

二、对感染性疾病提出温病的辨证与伤寒不同

《温疫论》首次提出温病的辨证与伤寒不同，不可沿用六经辨证的方法套用温疫的辨证，原因是"伤寒必有感冒之因，时疫初起原无感冒之因""伤寒邪感在经，以经传经，时邪以邪在内，内溢于经，经不自传"，温疫的初起，邪在膜

原,病邪离开膜原之后的传变分为:出表、入里、表里分传等九种传变的辨证方法。同时还提出:温疫与伤寒的区别还在于"伤寒不传染于人,时疫能传染于人""伤寒感而即发,时疫感久而后发",这在当时伤寒学说一统外感热病的医学界,大胆提出温病的辨证与伤寒不同,对后世温病学的发展具有重要的意义,为叶天士的《温热论》、吴鞠通的《温病条辨》等的卫气营血辨证奠定基础。

温病病程发展具有明显的阶段性,即卫、气、营、血以及三焦所属脏腑的功能失调及实质损伤。与现代急性感染性疾病的临床特点比较一致,因此卫气营血辨证和三焦辨证是最适合属于"温邪"引起的感染性疾病的论治方法。卫气营血辨证与三焦辨证经纬交错,有机配合使用,可将病变阶段、病变部位辨析清楚、准确,而有效地指导临床治疗。

三、对感染性疾病的治疗提出
攻击性祛邪疗法

正是基于这种杂气致病特异性的认识,吴有性提出寻找有针对性治疗杂气的特效药物,即所谓:"能知以物制气,一病只一药之到病已,不烦君臣佐使品味加减之劳矣。"力畅攻击性疗法。吴有性擅长汗、吐、下等攻击性祛邪疗法,其首用达原饮直捣窝巢之害,候膜原伏邪松动,精气潜入,正气鼓邪,邪随战汗而解。其邪不随汗解而传入胃腑,则用承气汤攻下逐邪。这种治疗风格的形成,至少与他的三个重要观点相关:① 强调客邪贵乎早逐,应当"乘人气血未乱,肌肉未消,津液未耗,病人不至危殆,投剂不至掣肘"之际,以拔出病根为要。② 认为邪为本,热为标,治疗温疫发热,当以祛邪,邪去则热自清,故将逐邪外出列为治病大纲。并且提出病邪自窍道而入,理当仍归窍道而出,强调逐邪从窍道而出,为治本之法。③ 受杂气说的影响,由于无法寻找到针对杂气的特效药物,"故勉用汗、吐、下三法以决之"。

四、对后世温病学家的影响

《温疫论》给后世温病学家对于传染性疾病的辨证、治疗产生了较大的影

响,促进了温病学术的发展。基于杂气致病的认识,吴有性擅长攻下,主张急症急攻,对叶天士颇具启迪。其后俞根初据此创立枳实导滞汤,清热祛湿、导滞攻下并举,进一步发展和充实了吴有性、叶天士有关湿热类温病用下法的理论与经验,叶天士承其学说,在《温热论》中极大地丰富和发展了包括使用下法在内的舌诊内容。吴有性的其他许多重要观点,亦对后世颇多启示。如其认为气属阳而轻清,邪在气分,容易疏透,主张从战汗而求顿解;血属阴而重浊,邪在血分,恒多胶滞,当从发斑而求渐愈。这一见解,在叶天士《温热论》中得到了更充分的阐释与发挥。再如吴有性提出的疏利透达膜原法、养阴法、搜络散邪法等,后世医家加以发展,方药配伍更加合理,疗效得以提高。温疫派虽然强调祛邪治疗,主张早拔病根为要,但反对妄用寒凉。这一重要的治疗思想,在其后的温病学著作中得以继承和发扬,关于寒凉药物运用的时机、分寸、配伍煎制等,得到足够的重视与更全面的阐述。

中医有关感染性疾病的防治理论博大精深,有待继续挖掘,系统整理研究、加强对有关感染性疾病的古代原著的研究、探讨,促进了感染性疾病有关理论的发展及对临床的指导,具有重要的学术价值。《温疫论》的病因说,尤具特色的、首创的杂气说,是最引人注目的。对感染性疾病辨证:《温疫论》首次提出温病的辨证与伤寒不同,不可沿用六经辨证的方法套用温疫的辨证,为以后的温病学派提出的卫气营血辨证奠定基础。正是基于这种杂气致病的特异性的认识,吴有性力畅汗、吐、下等攻击性祛邪疗法,《温疫论》的这些理论对现代中医药治疗感染性疾病的临床辨证与治疗具有深刻的影响。

虽然《温疫论》是中医对传染病、感染性疾病防治的第一部专著,开中医防治传染病、感染性疾病的先河,但其在理论、辨证与治疗方法等方面并不是十分的系统与完善,显得杂乱,甚至有的地方前后矛盾;在治疗方面其治疗方法也较为单纯,在治疗上也有因攻下太猛出现的弊端。同时对疾病的认识在考虑当时历史条件下形成的,其认识尚欠全面,作为学术流派其后的叶天士的《温热论》、吴鞠通的《温病条辨》等的卫气营血辨证系统的理论、辨证与治疗方法充实并发展了中医感染病学。

(《中华医院感染学杂志》,2006 年第 16 卷第 5 期)

浅论吴又可对急性传染病的
认识方法

湖南中医药学院　　彭　坚

一、观察法

　　认识来源于实践,科研始自于观察。特别是古代科学家,认识自然规律,总是从观察着手的。吴又可生在明代末年,在《温疫论》成书的 1642 年前后,他的家乡江苏吴县连年疫病流行。全国也正流行大规模传染病,山东、浙江、河北与江苏尤为严重,而当时的医家却多以治伤寒病的方法治疗温疫,导致枉死者不可胜计。

　　他观察到不同的病原体具有不同的特异性,从而导致各种不同类型的传染病;而感染同一种传染病的患者,则具有相同的疾病表现:"是气也,其来无时,其着无方;或发于城市,或发于村落,众人有触之者,或时众人发颐;或时众人头面浮肿,俗名为大头瘟是也;或时众人咽痛,或时咽哑,俗名虾蟆瘟是也;或时众人疟痢;或为痹气,或为痘疮,或为斑疹,或为疮疥疔肿,或时众人目赤肿痛;或时众人呕血暴亡,俗名为瓜瓤瘟、探头瘟是也;或时众人瘿痎,俗名疙瘩瘟是也。为病种种,难以枚举。大约病遍一方,延门阖户,众人相同。"除了对温疫的大流行有深刻的观察之外,他还细心地注意到一些散发性的传染病,他称之为"微疫":"疫气不行之年,微疫亦有,众人皆以感冒为名,实不知其为疫也。""至人发颐、咽痛、目赤、斑疹之类,其时村落中偶有一二人,所患者虽不与众人等,然考其证,甚合某年某处众人所患之病纤悉相同,治法无异。此即当年之杂气,但目今所钟不厚,所患者稀少耳。此又不可以众人无有,断非杂气也。"他告诫人们不要因为发病人数少,未成流行之势,就误以为非传染病而有所忽视。同时,他还把观察的范围从人类扩展到动物,发现传染病具有种属感受性和种属免疫性:"至于无形之气偏重于动物者,如牛瘟、羊瘟、鸡瘟、鸭瘟,岂当人疫而已哉? 然牛病而羊不病,鸡病而鸭不病,人病而牲畜不病,究其所伤不同,因其气各异也。"此外,他还观察到许多外科感染性疾病,也是杂气所为,不应该责之于火:"至又误认为火者,如疔疮、发背、痈疽、流注、流火、丹毒与夫发斑、痘疮之类……实非火也，亦杂气之所为耳。"他大胆地突破六淫致病的传统观念，将30余种病归结为杂气所感，如：霍乱、痢疾、疟疾、麻风、痘疮、发颐（急性腮腺炎）、目赤（急性结膜炎）等。以现代医学知识来看，除少数几种病不够准确之外，大多数病的确是各种病原微生物感染所致，符合他所说的杂气致病的观点。他还观察到温疫的传染途径是通过上呼吸道、消化道或接触传染所致："此气之来，无论老少强弱，触之者即病，邪从口鼻而入。""邪之所着，有天受，有传染，所感虽殊，其病则一。"

尽管吴又可没有留下具体的观察报告和统计数字，尽管他不可能发现致病的最终原因是各种病原微生物，但从以上的论述来看，他对各种急性传染病的观察可谓视野开阔，细致入微，在医学史上具有很高的科学价值。

二、比较法

比较是分析和确定研究对象之间的共同点和差异点的逻辑方法。概念上的区分和突破，往往是科学进步的开始。在吴又可之前的10多个世纪，历代医家无不视张仲景的《伤寒论》为治疗外感病的至高无上的经典，无论伤寒、温病、温疫，一概以伤寒之法治之，这种概念上的混淆导致长期治疗温疫的失误，因此，从概念上将温疫与伤寒区别开来，是建立新的学说的重要前提。《温疫论》出色地运用比较法，从不同的角度揭示了两者的差异。在《辨明伤寒时疫》一文中，作者列举了温疫与伤寒的诸多不同之处，如："伤寒之邪，自毫窍而入，时疫之邪，自口鼻而入；伤寒感而即发，时疫感久而后发；伤寒汗解在前，时疫汗解在后；伤寒投剂可使立汗，时疫汗解，俟其内溃，汗出自然，不可以期。"但伤寒与温疫，毕竟都属于外感病，这种内在联系，决定了两者之间仍有某些相同之处："伤寒时疫皆能传胃，至是同归于一，故用承气汤辈导邪而出。要知伤寒时疫，始异而终同也。"不过，即使相同之中，仍然存在差别。作者指出用承气汤辈攻下，伤寒患者当大便燥结，或热结旁流；时疫患者多大便溏稀，状如胶泥，或如败酱，蒸作极臭。伤寒一下即可，便溏不可再攻，恐伤胃气；时疫须一而再，再而三地攻下，至溏便转硬为止，除邪务尽。作者尖锐地指出："应下之证，设引经论'初头硬，后必溏，不可攻之'句，诚为千古之弊。"强调在温疫的治疗中运用下法,必须打破《伤寒论》的禁戒。由于这种比较是来自对临床疾病的深入观察而且充满了辩证的思想,对当时的医家盲目崇拜《伤寒论》,脱离临床实际的不良学风起到了很大的纠偏救弊的作用。

三、比类取象

比类取象是中国古代哲学家和自然科学家最常使用的一种思维方法,如他们都把人体看作是一个小宇宙,把体内阳气的运行规律与日出日落相比类等。为了阐述伤寒与温疫两者不同的发病特点,作者运用比类取象的方法,将伤寒称作"行邪",将温疫称作"伏邪"。所谓行邪者,"如行人经由某地,本无根蒂,因其飘浮之势,病形虽重,若果在经,一汗而解;若果传胃,一下而愈,药到便能获效。"所谓伏邪者,"温疫之邪,伏于膜原,如鸟栖巢,如兽藏穴,营卫所不关,药石所不及。至其发也,邪毒渐张,内侵于腑,外淫于经,营卫受伤,诸证渐显,然后可得而治之。"作者用"如鸟栖巢,如兽藏穴"来比类取象邪伏膜原的态势,的确十分形象。此时如用治疗伤寒的汗下诸法,均为无的放矢,必待伏邪自行出表,或入于里,如鸟出巢,如兽出穴时,才可因势利导,一击而溃。这样,就将伤寒、温疫发病特点的不同和治疗时机的不同区别得十分清楚。又如,通过"战汗"而解,是温疫痊愈的重要途径,但是医生和患者每遇战汗则恐慌不已,难以理喻。作者取象于鸟飞的道理来比类说明:"譬如缚足之鸟,乃欲飞升其可得乎? 盖鸟之将飞,其身必伏,先足振而后扬翅,方得升举,此与战汗之义同。"形象地解释战汗是郁闭的里气得以通畅之后,邪气由里达表、自行外出的正常现象。尽管以现代方法论的观点看来,比类取象似乎难以揭示事物的本质,但不可否认的是,借助于这种形象思维的方法,确能将某些复杂事物潜在的客观规律形象地勾画出来,以便于人们理解和掌握。

四、假　说

《温疫论》的作者通过观察和比较的方法,在对急性传染病的发病规律和临床特点有了一系列新的发现之后，对外感六淫致病和伤寒六经辨证的经典模式大胆挑战，提出了一种新的假说，即后世所说的"戾气学说"。这种假说认为：产生温疫病的原因，不是风、寒、暑、湿、燥、火等气候变化所致，而是天地之间别有一种异气所感。异气又称作戾气或杂气，此气进入人体后，潜伏在膜原，膜原的部位外不在经络、内不在脏腑，处于半表半里之间，所以不可汗下，只能透达。伏邪传变的方式有 9 种，总的途径不出乎表里之间。如果邪从肌表外出，则出现斑疹，或战汗，自汗；如果内传阳明，则出现腑实证，唯有攻下，而且必须一攻再攻，务使从膜原传入之邪逐渐消尽。作者详细描述了温疫的发热、战汗、舌诊、大便等许多独有的证候特点，附载了许多治疗病案，并且创制了 20 余首新方，从理、法、方、药各个环节使这一假说初具规模。

《温疫论》中的假说对传统理论的批评和挑战，在 17 世纪下半叶的中国医学界产生了强烈反响。当时的医家评价说："独出心裁，并未引古经一语"；"议论宏阔，实发前人所未发"；"推究病源，参考医案，著成此书，温疫一证，才有绳墨可守"。吴又可以其独特的理论与实践，在中国沉闷的明清医坛上，吹进一股清新强劲的改革之风。

五、结　语

中医是中国古代优秀文化的一个分支。中医理论从本质上说，不是现代意义的科学。这就决定了吴又可所掌握和运用的方法论，尚未超出自然哲学的范畴。他对急性传染病的观察，基本上属于一种不对观察对象进行人为干扰的自然观察法，并没有进入近代实验观察的层次，但这并不妨碍他在急性传染病的病原学、流行病学、临床特点和治疗方法的研究方面，取得超越前人的成就。由于深入地观察，发现了某些急性传染病的新的规律，才具备了将温疫与伤寒进行深入比较的条件。吴又可所运用的比较方法，不仅逻辑较为严谨，而且所采用的事实全部来自临床新的经验，因而有很强的说服力。吴又可在此基础上提出的假说，尽管还不够成熟，不够完备，但为当时的温病学医家冲破"六经辨证"的藩篱，拓展对急性传染病的认识和治法，开辟了道路。如果说，科学理论的发展与承递需要以假说作为过渡的话，那么，吴又可的

"戾气学说",就是架设在伤寒"六经辨证"与温病"卫气营血三焦辨证"这两大成熟的辨证体系之间的一座桥梁。

(《医学与哲学》,1999 年第 20 卷第 11 期)

吴又可温病传染观探析

安徽中医学院　　李洪涛

一、温病即传染病

古代医家认识疾病的传染性,首先是与相应的流行性紧密联系的。因为流行由传染引起,而只有流行才会对人群的健康和生命构成严重的威胁和危害,所以将其作为研究对象并特称为疫,所谓"疫者,民皆病也"(《说文》)。疫病就是发生流行的传染病。对此,《素问·刺法论》早就有着简括论述:"五疫之至,皆相染易,无问大小,病状相似。"意谓疫病就像布帛等物被着色那样,历经由此及彼地转移染易而发生,且众人罹患,难以幸免。继起医家遵循此说,并将疫病重新分类,如温疫、寒疫等。吴氏则另有看法。他在《温疫论·正名》(注:下引吴论皆略书名,仅注篇名)中说:"《伤寒论》曰,发热而渴,不恶寒者为温病。后人省'氵'加'疒'为瘟,即温也。如病證之證,后人省文作证,嗣后省'言'加'疒'为症……不可因易其文,以温瘟为两病。"又云:"夫温者热之始,热者温之终,温热首尾一体,故又为热病即温病也。又名疫者,以其延门阖户,如徭役之役,众人均等之谓也。今省文作'殳',加'疒'为疫。"从文字的演变训释,温瘟同义,而热病即温病,温病又名温疫,称谓虽殊,其为传染病则一。吴氏还对王叔和《伤寒例》"从春分以后至秋分节,天有暴寒者,此皆时行寒疫也"之述提出异议,认为:"春夏秋三时,偶有暴寒所着,与冬时感冒相同,治法无二,但可名感冒,不当另立寒疫之名。"(《伤寒例正误》)表明疫病只有温疫,否定寒疫之说。非仅如此,吴氏更进而指出:"温暖清凉,未必为病,焉可言疫?"(《伤寒例正误》)当然,疫病是否仅指温疫及其能否再予分类,历代医家认识并不一致,如《三因方·料简诸疫证治》即将疫病分为温疫、寒疫、湿疫和燥疫四种。但吴氏专持疠气病因学说立论,反对六淫(包括温邪在内)致疫,其温疫之温是就病证性质的温热而言。这是由于疠气中人之后,"正气被伤,邪气始得张溢,营卫运行之机乃为之阻,吾身之阳气因而屈曲,故病热。"(《原病》)而治疗之所以"独不言清热者,是知因邪发热,但能治其邪,不治其热而热自已。"(《标本》)因此,吴氏之说仍是可以理解的。

二、传染之源在于疠气

某些疾病的传染性虽早有发现,但传染是怎样引起的则有一个认识的逐步深化过程。《素问·刺法论》曾谓:"不相染者,正气存内,邪不可干,避其毒气。"从预防角度提出毒气为疫病传染之由。《肘后方·治伤寒时气温病方》曰:"伤寒、时行、温疫,三名同一种耳,而源本小异……其年岁中有疠气兼挟鬼毒相注,名为温病。"所述温疫即温病,疠气系其主要病因,这是疠气见之于医籍的最早记载。《诸病源候论》在述及伤寒、时气和温病时,认为"皆因岁时不和,温凉失节,人感乖戾之气而生病",从而"皆相染易"。但伤寒还有"人自触冒寒毒之气生病者,此则不染着他人"(《伤寒令不相染候》)。表明岁时不和与温凉失节是发病条件,感受乖戾之气才是致病和传染的根源。吴氏在总结前人认识的基础上加以发展,其《温疫论》开卷即谓:"病疫之由,昔以非其时有其气,春应暖而反大寒,夏应热而反大凉,秋应凉而反大热,冬应寒而反大温,得非时之气,长幼之病相似以为疫。余论则不然。"(《原病》)那么疫病的原因是什么?"疫者感天地之疠气。"(《原病》)又说:"夫疫者,感天地之戾气也。戾气者,非寒、非暑、非暖、非凉,亦非四时交错之气,乃天地间别有一种戾气。"(《伤寒例正误》)这种观点在自序及其他篇节中曾不厌其烦地反复申述,甚至认为:"温暖乃天地中和之气,万物得之而发育,气血得之而融和,当其肃杀之令,权施仁政,未有因其仁政而反蒙其害者。"(《诸家温疫正误》)从而彻底否定六淫致疫的看法。考析吴氏所述,疠气之所以有别于六淫而能引起传染,关键在于其物质性特征。他说:"夫物者气之化也,气者物之变也。气即是物,物即是气。"(《论气所伤不同》)但疠气"来而不知,感而不觉""无形可求，无象可见，况无声复无臭，何能得睹得闻，人恶得而知"？（《杂气论》）说明疠气是人的感官难以洞察的极其微细的物质。正是由于疠气的物质属性，才决定其为传染的根源。因为六淫虽可为患，但却是人们各自的直接感受，而非彼此之间的相互移易，也就是说不是传染所致。正如吴氏指出的那样："春温、夏热、秋凉、冬寒，乃四时之常，因风雨阴晴稍为损益。假令春应暖而反多寒，其时必多雨；秋应凉而热不去者，此际必多晴。夫阴晴旱潦之不测，寒暑安可为拘？此天地四时之常事，未必为疫。"（《伤寒例正误》）而疠气作为物质性致病因素，可以经由空气或与患者接触等途径，通过口鼻诸窍侵入机体，从而引起传染。进而从吴氏所述疠气致病特点分析，鉴于其主要方面已为现代传染病学证实，所指即系致病微生物。因受历史条件的限制，吴氏还不可能提供确凿的客观依据，但这种由临床实践所得出的精辟推论，仍不失为科学的预见。还要提及的是，《温疫论》尚有杂气、异气、疫气、戾气等称谓，使用范围或有不同，实质并无区别，为方便起见，拙文统以疠气概之。

三、传染概念的确立

《温疫论》曾反复使用传染一词，然何谓传染则告缺如，对此我们可据吴氏所述得出相应结论。首先是疠气从何而来。他说："所谓杂气者，虽曰天地之气，实由方土之气也。盖其气从地而起，有是气则有是病，譬如所言天地生万物，然亦由方土之产也。"（《论气所伤不同》）表明疠气由自然变化所形成。其次是疠气通过什么途径传播。"邪之所着，有天受，有传染。"（《原病》）"天受"谓来自自然环境；"传染"则专指与患者接触而感受病邪。三是疠气经由机体哪些门户侵入。吴氏曰："邪从口鼻而入。"（《原病》）并进而指出："诸窍乃人身之户牖也，邪自窍而入。"（《标本》）也就是说所有体窍（包括毛孔在内）都可能是感邪的门户。四是疠气能否无条件地侵犯。对此，吴氏在突出疠气致病力极强的同时，强调正气盛衰的决定作用。他说："此气之来，无论老少强弱，触之者即病。"但"若本气充满，邪不易入；本气适逢亏欠，呼吸之间，外邪因而乘之。"并举例以证："昔有三人，冒雾早行，空腹者死，饮酒者病，饱食者不病，疫邪所着又何异耶？"（《原病》）另一方面，吴氏对疠气盛衰亦未忽视，指出："若其年气来之厉，不论强弱，正气稍衰者，触之即病，则又不拘于此矣。"（《原病》）此外尚与社会状况、居住地区及时令季节有关。他说："戾气多见于兵荒之岁，间岁亦有之，但不甚耳。"（《伤寒例正误》）又说："在岁运有多寡，在方隅有厚薄，在四时有盛衰。"（《原病》）"或发于城市，或发于村落，他处安然无有。"（《杂气论》）最后是疫气侵犯人体是否必然发病，此则视感邪深浅和正邪相争的趋势而定。吴氏指出："其感之深者，中而即发；感之浅者，邪不胜正，未能顿发，或遇饥饱劳碌，忧思气怒，正气被伤，邪气始得张溢。"（《原病》）综上可见，吴氏已较为准确地揭示了疫气、人体和疾病之间的关系，说明传染过程必须具备下述因素，即客观存在的疫气病邪、相应的传播途径和侵袭门户、易于感受病邪的机体，三者缺一不可。由是我们可以概括认为：传染亦可称作感染（即通过感受病邪而传染），是指疫气病邪经由一定途径侵袭人体而引起的正邪相互作用和斗争的过程。这一定义笔者在《中医外感病学》（安徽科学技术出版社，1993 年版，第 44 页）曾予载述，是否符合要求，未敢断言，期望得到辩驳和匡谬。

应该指出的是，历代医家大多均认为只有发生明显流行时才是由传染引起，否则即非。吴氏亦不例外。如谓："其年疫气盛行，最能传染，即童辈皆知其为疫"；若"其年疫气衰少，里间间所患不过几人，且不能传染"（《论气盛衰》）。毫无疑问，温病的流行必须以传染为前提，没有传染绝不会发生流行；但绝不是说凡传染都必流行，个别发病亦系传染所致。以患者人数的多少判定有无传染，显然与临床实际相忤，值得商榷。

四、讨　论

综观吴氏有关传染的论述，尽管尚存一定的缺失，但将传染建立在物质基础之上，确是中外医学史的重大突破，充分显示出吴氏敢于冲开传统思想的束缚，善于独立思考的创新精神。只是由于长期封建社会制度的桎梏，一直未能得到真正的发展和提高。但时至今日，我们仍然面临如何继承和发扬吴氏学术思想问题。首先是有无必要对传染作出中医学定义。回答应是肯定的，否则不仅影响理论体系的完整性，而且也无法规范使用传染概念。吴氏未能明述，我们不必苛求，若现在仍予以回避则难以赞同。

谨就高等医药院校教材《温病学》（孟澍江主编，上海科学技术出版社，

1985年版。下简称教材)而论,该教材亦谓:"大多数温病……具有程度不等的传染性。"(第6页)并说:"疠气亦称戾气,是指致病暴戾,具有强烈传染性的一种致病因素。"(第12页)由此教学双方都必然会提出:何谓传染、温病怎样传染以及疠气为什么具有强烈传染性等诸多问题,若不对传染概念给予正面阐释,而仅靠简单的文字规定是不能圆满解决的。其次是如何处理温邪和疠气的关系。如前所述,吴氏专主疠气致病而排斥六淫(包括温邪在内)为患。教材则以清代叶桂、吴瑭之论为主进行统合,指出:"温病的致病原因是外感温邪。温邪是指外邪中具有温热性质的一类病邪。"而疠气"实质也都属于温邪范围。"(第10页)表明疠气是温邪的外延组成。但继而又谓:"温病病因学说,除了温邪致病理论外,还有一种疠气致病学说。"(第12页)依此疠气似又不属于温邪。那么,① 温邪究竟是否包括疠气? ② 如不包括,两者是什么关系?如何说明温病的传染性? ③ 若或包括,则疠气具有"性质属热"的内涵,而疠气作为致病物质,到底有无温热特性?有则怎样判定?无则可否属于温邪?相互抵牾,去留两难。

　　浅见以为:吴氏将六淫和疠气相对立论是可取的。因为六淫为气候变化形成的病因,温邪虽可分成风热、温热等,但与风寒、寒湿一样,同系六淫复合为患,仍属六淫范畴;而疠气作为物质性致病因素,亦非一种,两者可以并列。但吴氏极力排斥六淫在传染病发病中的作用则有失偏颇。鉴于疾病的证候表现与传染流行毕竟有所区别,其辨证论治要以六淫理论为依据,传染流行需用疠气学说加以解释,故应在外感病学领域内,确立外邪为病因,主以六淫,辅以疠气,各自独立,互不涵盖,才能妥善摆脱困惑局面。再者就是拙文所述传染概念与现代医学规定基本类似,这将是引起争论的焦点所在。笔者看法是:该说完全源于中医理论的概括归纳,并未涉及现代医学。至于是否确切可另作别论,但其属于"中医"且有存在的必要性,则毋庸置疑。进而言之,即使与现代医学一致亦应允许。众所周知,中西医学有着共同的研究对象,传染病即系其一,认识有所互通乃至相同是合理而必然的。融汇愈多,就愈为接近,这正是中西医学结合的希望所在。反之,如果采取"古无则今不能有"或"彼有则我不必有"的态度,则无异于作茧自缚。

(《安徽中医学院学报》,1997年第16卷第1期)

医学思想研究

吴有性"戾气学说"探源

福建中医学院附属人民医院　　叶威礼

吴有性是我国医学史上有着革新思想和卓越贡献的温疫病学家，于崇祯壬午年（1642）著《温疫论》，总结了温疫病的病因，提出"戾气学说"，这是中医学的一大发展。该书刊世后，在294年里共有刻本46种。《清史稿》评价"古无瘟疫专书，自有性书出，始有发明"。

一、戾气学说发展了中医病因学理论

殷墟出土的甲骨文，有"疾年"的记载。《山海经》记载38种疾病中已有"疫疾"。隋代巢元方等，于公元610年编撰《诸病源候论》首次提出"乖戾之气""转相染易"的观点。但"戾气"作为一个完整的学说论述，始于吴有性。他对温疫病的病因证治详加探究，综合前人经验和理论，"静心穷理，格其所感之气，所入之门，所受之处，及其传变之体，平日所用历验方法"，著成《温疫论》。他说："夫温疫之为病，非风、非寒，非暑、非湿，乃天地间别有一种异气所感……奈何自古迄今，从未有发明者。"吴氏认为，自然界有"六淫"病因，同时还有一种"异气"的致病因素。温疫病的病因是"戾气"，并非"六淫"。《温疫论》中还有"戾气""疠气""杂气""疫气"之称，都与异气有同样的意义。如"杂气为病，更多于六气"，"疫气者亦杂气中之一，但有甚于他气，故为病颇重，因名之疠气""感杂气者，乃天地之毒气"等。在他学术思想影响下，"其后有戴天章、余霖、刘奎，皆以治瘟疫名"，补充发展了他的学术观点，形成温疫病辨证论治的独特体系。清代刘奎评价"洵堪方驾长沙，而鼎足卢扁，功垂万世，当为又可先生首屈一指矣。"

二、戾气学说是吴氏临床实践的总结

吴氏生活于明末清初，正是"天崩地解"时代。封建制度开始走向衰落，皇室官僚和豪绅地主兼并土地，赋役日增，人民生活极度贫困，疫病广泛流行。根据《明史·五行一志》记载，永乐六年（1408）至崇祯十六年（1643）共发生疫病大流行21次。如："永乐六年正月，江西建昌、抚州，福建建宁、邵武，自去年至是月，疫死者七万八千四百余人。""崇祯十六年（1643），京师大疫，自二月至九月。"吴氏《原序》记载："崇祯辛巳（1641）疫气流行，山东、浙省、南北两直，感者尤多，至五六月益甚，或至阖门传染。"

吴氏江苏吴县人，正处温疫病流行的区域。据《吴江县志》记载，在《温疫论》成书的1641年前后，当地连年发生严重温疫流行，"一巷百余家，无一家仅免；一门数十口，无一口仅存者"。但是，"始发之际，时师误以伤寒法治之，未尝见其不殆矣"。吴氏疾呼"守古法不合今病，以今病简古书，原无明论，是以投剂不效"。综观吴氏《原序》说明：① 吴氏是在疫区诊病的实践中，认识到"温疫与伤寒，感受有霄壤之隔"。② 温疫发病急骤，传染性强，流行性广，死亡率高。③ 吴氏是一位敢于革新、求实的医学家。他说："仲景虽有《伤寒论》……盖为外感风寒而设，故其传法与温疫自是迥别。嗣后论之者纷纷，不止数十家，皆以伤寒为辞。其于温疫症则甚略之。"吴氏敢于在"甚略"之处，穷研医理，推究温疫病源，释千古之疑，此天下后世之幸。

三、"戾气"的致病特点

1. 戾气物质　戾气是存在于自然界的一种物质。"夫疫者，感天地之戾气也。戾气者，非寒、非暑、非暖、非凉，亦非四时交错之气，乃天地别有一种戾气，多见于兵荒之岁，间岁亦有之，但不甚耳。"吴氏认为"气即是物，物即是气""物之可以制气者药物也"。戾气是可知的，可以制服的。

2. 戾气传染　戾气有强烈的传染性。吴氏指出："大约病遍于一方，延门阖户，众人相同，此时行疫气，即杂气为病也。"其传染性的特点：一是特适性，指某一种戾气具有侵犯某一脏腑、经络，发生某种温疫病的特性。吴氏认为"盖当其特适，有某气专入某脏腑经络，专发为某病""一气自成一病，每病各又因人而变"。二是偏中性，指戾气具有侵犯某一物种的特性。"至于无形名气，偏中动物……人病而禽兽不病，究其所伤不同，因其气各异"的缘故。三是流行性，指温疫病有大流行与散发性的不同，有"方隅有轻重"的区域性和"四季有盛衰"的季节性。

3. 传染途径　吴氏认为"邪之所着,有天受,有传染,所感虽殊,致病则一"。这里"天受"指戾气经空气传播,"凡人口鼻之气,通乎天气""邪从口鼻而入"之意。所谓"传染"指接触而受感染。

四、温疫病的发病原理

吴氏进一步发挥《内经》"邪之所凑,其气必虚""两虚相得,乃客其形"的发病原理。阐明温疫病的发病和转归是在一定条件下,戾气和正气共同起作用的结果。

(1) 在温疫病发病过程中,正气虚和戾气传染都是必不可少的因素,当人体正气虚时,才能发病。吴氏指出:"凡人口鼻之气,通乎天气,本气充满,邪不易入;本气适逢亏欠,呼吸之间,外邪因而乘之。""正气稍衰者,触之即病。"他还举例说明,"昔有三人,冒雾早行,空腹者死,饮酒者病,饱食者不病"。在"饥饱劳碌,忧思气怒,正气被伤"的情况下,"邪气始得张溢"。

(2) 温疫病的发病必须有戾气的传染。在戾气凝集毒力增强,而人群的正气普遍不足时,往往造成温疫病大流行的原因。其流行有三种类型:一是"其年疫气盛行,所患者重,最能传染";一是"其年疫气衰少,里间所患者不过几人,且不能传染";一是"疫气不行之年,微疾亦有"。吴氏认为"热之微甚,存于感邪之轻重"。这种"因邪异病"的认识是符合临床实际的。

（《福建中医药》,1987 年第 4 期）

浅谈吴又可《温疫论》的"杂气"病因说

甘肃中医学院　　王晓萍

《温疫论》中关于温疫病形成的杂气病因说,内容丰富,涉及面广,是吴氏学术精华中的重要组成部分,现探讨如下。

一、《温疫论》超脱历史藩篱,阐发杂气病因说

我国医学史上《礼记·月令》是最早记载疫病的书籍,"季春行夏令,则民多疾疠,孟夏行秋令,则其民大疫",指出疫病的发生与四时气候反常关系密切。《内经》认为疫病是由于五运六气的太过或不及所致,即所谓六淫致病。隋代巢元方在《诸病源候论·疫疠病候》中说:"其病与时气、温热等病相类,皆由一岁之内,节气不和,寒暑乖候,或有暴风急雨,雾露不散,则民多疠疫,病无少长,率皆相似。"他认为温疫乃"人感乖戾之气而生病"。晋代王叔和在《伤寒例》中提出:"凡时行者……非其时而有其气,是以一岁之中,长幼之病多相似者,此则时行之气也。""时行疫气之法,皆当按斗历占之。"他将疫病的病因完全归结于气候失常。

吴又可,江苏吴县人,生活在饥荒战乱、疫病流行的年代,通过细致的观察和大量的医疗实践,对温疫病有了较为全面的认识,撰写了我国第一部温病学专著——《温疫论》。吴氏认为温疫是"非其时而有其气"的结果,反对"百病皆生于气"的泛论。《温疫论·杂气论》中说:"刘河间作《原病式》,盖祖五运六气,百病皆原于风寒暑湿燥火,无出此六为病。实不知杂气为病,更多于六气为病百倍。不知六气有限,现在可测,杂气无穷,茫然不可测也。专务六气,不言杂气,岂能包括天下之病欤!"又指出"杂气为病最多,举世皆误认为六气"。同时,他还反对王叔和认为时行之病乃"非时之气"的说法,他在《温疫论·原病》中指出:"疫病之由,昔以为非其时有其气……得非时之气,长幼之病相似以为疫,余论则不然。"《温疫论·伤寒例正误》中说:"然风寒所作……当即发病,不能容隐,今冬时严寒,所伤非细事也,反能伏藏,过时而发耶? 所以,思之致切,不能无疑,乃觉前人所论难凭,务求其所以然之故。"表明他对"伏寒化温"的伏气学说存在质疑。

《温疫论》在继承《诸病源候论》"乖戾之气"的基础上,突破前贤医家对温病病因所持有的时气说、伏气说及百病皆生于六气的束缚,创造性地提出自然界的一种特异性的致病因子是疫病的发生和流行的原因,并把这种致病因子称之为"杂气"。《温疫论·原序》中指出:"夫温疫之为病,非风、非寒、非

暑、非湿,乃天地间别有一种异气所感。"他把这种异气,统称为"杂气"。《温疫论·杂气论》合而言之,凡非六气、六淫,非其时之气者,余气皆总称为异气,即"杂气";分而言之,根据气之甚弱、优劣和中病之轻重缓急,杂气又有毒气、疫气、厉气、时行之气之分。毒气乃杂气的一种成分或一种致病因子,"是知杂气之毒亦有优劣";疫气隶属于杂气,故"疫气者亦杂气中之";疠气为疫气中之甚者,"为病颇重,因名之厉气""不可以常疫并论";时行之气即疫气,染病"众之相同,皆时行之气即杂气为病也"。杂气之中致病力最强,为病最重者,称为疠气或戾气。

二、杂气的性质及致病特点

1. 杂气具有物质性　《温疫论·杂气论》说:"万物各有善恶不等,是知杂气之毒亦然。然气无形可求,无象可见,况无声复无臭,何能得睹得闻? 人恶得而知气? 又恶得而知其气之不一也? 是气也,其来无时,其着无方,众人有触之者,各随其气而为诸病焉……夫物者气之化也,气者物之变也,气即是物,物即是气,知气可以制物,则知物可以制气也。夫物之可以制气者药物也。"认为杂气是一类客观存在于自然界的、人们不能直接感觉到的、微小的致病物质,且物质性的杂气可采用药物制服。吴氏阐明杂气的物质性基于朴素的唯物主义世界观,而且这些见解产生在显微镜发明之前,确属难能可贵。

2. 杂气致病具有时间性、地区性、流行性和散发性的不同表现　杂气一年四季均可流行,不为季节和五运六气的变化所拘束,即"是以知四时皆有,常年不断,但有多寡轻重耳"。疫病的流行区域也不固定,即"或发于城市,或发于村落,他处安然无有,是知气之所着无方也"。疫病有大流行与散发性的不同表现。"疫气盛行,所患者重,最能传染,即童孺皆知其为疫""延门阖户,众人相同,皆时行之气,即杂气为病也",这是指疫病之大流行;"其时村落中偶有一二人所患者虽不与众人等,然考其证,甚合某年某处众人所患之病纤悉相同,治法无异,此即当年之杂气,但目今所钟不厚,所患者稀少耳",这是指疫病的散发。

3. 杂气种类多样,致病各不相同　杂气种类极多,不同的杂气可引起不同的温疫,即"为病种种,是知气之不一也""究其所伤不同,因其气各异也","众人有触之者,各随其气而为诸病焉"。其侵犯人体导致病证,如大头瘟、虾蟆瘟、探头瘟等。现代科学早已证明,致病微生物不仅有细菌、病毒、衣原体、立克次氏体等之分,且每一类又可分为若干种,如细菌又有球菌、杆菌、弧菌属之别,球菌中又有葡萄球菌属、链球菌属、肺炎球菌属、奈瑟菌属的不同,这些不同的病原微生物均可导致不同的疫病,这说明杂气病因说具有一定的正确性。此外,内科中的疟疾、痢疾也可由杂气所引起。

4. 杂气由口鼻而入 对于杂气发病初犯的部位,吴氏明确提出了"邪从口鼻而入",认为杂气是通过呼吸道或消化道进而侵犯人体的。这一观点符合实际,突破了传统认为外邪自皮毛而入的理论,同时也便于解释许多温疫病初起时便表现有肺或胃肠症状的机制。人体感染方式"有天受,有传染,所感虽殊,其病则一"。所谓"天受",是指通过自然界空气传播;"传染"则是指通过患者接触传播。但是,不论是"天受"或是"传染",只要是同一种杂气为病,所引起的疫病是相同的。

5. 杂气致病的种属特异性 "至于无形之气,偏中动物者,如牛瘟、羊瘟、鸡瘟、鸭瘟,岂当人疫而已哉? 然牛病而羊不病,鸡病而鸭不病,人病而禽兽不病,究其所伤不同,因其气各异也。"是说杂气致病具有种属选择性,中人或中动物都有特异性,其发病也有特异性,这与近代所称的"种属感受性"或"种属免疫性"颇相吻合。

6. 杂气致病有脏腑定位性 杂气的种类不同,对脏腑经络的特异定位性不同,导致不同的脏腑经络病理变化,即"为病种种是知气之不一也""盖当其时,适有某气专入某脏腑经络,专发为某病"。若感受相同的杂气,在发病后所影响的脏腑经络也相同,出现的症状也大致相同,即"适有某气专入某脏腑经络,专发为某病,故众人之病相同"。

7. 杂气毒力不等,流行程度不同 "其年疫气盛行,所患者重,最能传染,即童辈皆知言其疫。至于微疫,反觉无有,盖毒气所钟有厚薄也。"指明杂气致病毒力有强弱,引起疾病的病情有轻重,流行有大小。杂气中致病力较强、毒力较大者吴氏称之为"厉气"。现代医学认为,传染病的流行过程是由传染源、传播途径、易感人群三个环节所构成,这三者是相互联系和相互影响的。吴氏揭示的"毒气所钟有厚薄",实际反映了传染源,特别是人群易感性的状况。

8. 杂气能引起某些外科感染　痘疹与疔疮等外科感染化脓也是杂气所引起，即"疔疮、发背、痈疽、流注、流火、丹毒，与夫发斑、痘疹之类，以为诸痛痒疮皆属心火……实非火也，亦杂气之所为耳。"

三、杂气病因说发展的局限性

1. 杂气原初概念的不严密　"杂气"又名"异气"，尚有杂气、异气、疫气、戾气、厉气等称谓，使用范围或意义有所不同。因为病颇重，而名之戾气，或称疠气。现在温病学中常常只言"戾气"，而少言"杂气"，或干脆以戾气代替杂气，使我们对杂气的认识产生迷惑，戾气是否能够完全等同于杂气？吴氏将"杂气"作为独立的病因学说，认为杂气即是能引起相应病证的各种致病因素的总称，也可认为杂气是引起不同疾病的多种病原物质的统称。大多数学者认为"杂气"是引起疫病发生、流行的一种特异性的致病因子，仅在一定程度上补充了六淫致病说之不足，不能从根本上阐述清楚温病病因的特性及其致病特点。但也有人认为包含病原物质性、特异性的杂气是温病的最基本的致病因素，是温病的病因，可等同于温邪。

2. 未能揭示温病病理变化的特性　温病病变特点以发热为主症，具有邪热伤阴耗气、动风动血、瘀血内阻等病理特性，这些病理变化所引起的临床多种症候群构成了温病。六淫病因说能与温病的病变特点、临床症状等较为紧密地联系起来，应用六淫病因学说可较为准确地揭示温病特性，而杂气说只侧重于揭示温病的流行性与传染性，对诸如邪热伤阴耗气、血瘀内阻等未能阐明，故无法如六淫病因说那样揭示温病病变特性，更无法给立法用药提供理论依据，这是温病杂气病因说难以发展的原因之一。

3. 杂气辨治难以与病性药性相结合　吴氏对杂气病因探讨总的来说仍属初浅阶段，对杂气寒热燥温特性、所致病证的病理变化、症状特征，尤其是治法方药均尚未深入阐述研究，未能形成一套完善的理法方药辨治体系，无法与中药性能、中医病理、治法融为一体，所以临床上用哪一类药物来治疗杂气则往往无法选取,这是杂气病因学说不能广泛运用于临床的一个重要因素。

四、杂气病因说的现实意义

杂气病因说是吴氏学术思想中最精华的部分之一,不仅对温病病因理论做出了贡献,而且丰富了中医病因学的内容。在 17 世纪中叶细菌学尚未出现之时,吴氏仅根据自己的实践经验而提出杂气的抽象概念,着实令人惊叹。2003 年上半年,严重急性呼吸综合征(SARS)在我国部分地区突发蔓延,这种严重的急性传染病,中医称为"疫病""疫疠"或"瘟疫"。SARS 的病因是"杂气"中之最剽悍有力的"疠气"或"戾气",《温疫论》中对疫病传染性的明确认识和论述,对指导"非典"的诊断、治疗和预防提供了理论基础。当前,中医学面临着新的变革,着眼于融会寒温的外感病病因学的建立,倡导六淫和疠气二元病因理论必须重视吴氏的杂气病因说。气候因素对外感病的发生、发展有一定的影响,但只是诱因和条件,其致病的主要原因还是病原微生物的侵袭。因此,应用杂气病因说,结合现代科学的研究成果,推动中医外感病因学的发展,有重要的现实意义和深远的历史意义。

(《甘肃中医》,2006 年第 19 卷第 3 期)

试析"时疫之邪,自口鼻而入"

安徽中医学院　　余　真

吴又可在《温疫论》中提出:"时疫之邪,自口鼻而入。"简单地从字面上看,这句话仅指时疫之邪入侵人体的途径;但若从杂气学说角度,并结合《传染病学》的观点进行剖析,其含义远不止于此,主要体现在以下几方面。

一、时疫之邪，属杂气之一，是客观存在的致病物质

时疫之邪，即温疫的致病因素，在《温疫论》中，又称之为戾气、毒邪、疫气等。吴氏言："疫气者，亦杂气中之一。"说明时疫之邪属杂气范畴。那么，杂气是什么呢？通过长期的临床观察，持朴素辩证唯物观的吴氏推论：

（1）杂气存在于天地间，即自然界。

（2）杂气不同于六气可以直接观测到，而是来而不知，感而不觉。

（3）尽管人们不能直接感知杂气，其却是实实在在的物质，即"气即是物，物即是气"。

（4）杂气种类很多，且"一气自成一病"。

（5）不同杂气，毒力有强有弱，故为病有轻有重。

综上可知，所谓杂气，不同于六气，是自然界客观存在的、人们不能直接感觉到的、微小的致病物质的总称，其致病与其毒力有关。吴氏认为，杂气为病，远远多于六气；不同杂气，不仅可以致人患各种温疫，还可致各种禽兽患各种疫病；一些外科疾病，如疔疮、痈疽、发背、流注、流火、丹毒等，也都是杂气所致；甚至一些找不到原因的各种病证，大都是杂气引起。笔者认为，吴氏所言杂气，类似于导致感染性疾病的致病微生物；时疫之邪，类似于致病微生物中导致各种急性传染病的病原体。

二、时疫之邪，以口鼻为门户，侵入人体，潜伏于膜原

自《内经》《伤寒论》以来，医界多认为，外邪自皮肤腠理侵袭人体。明代缪希雍在《先醒斋医学广笔记》中提出：伤寒、温疫，"凡邪气之入，必从口鼻"。吴氏在缪氏之后提出："时疫之邪，自口鼻而入。"从缪氏认为温疫发于非时不正之气可知，其所言邪气，属六淫病因；而吴氏所言时疫之邪，则是客观的致病物质，故"时疫之邪，自口鼻而入"的含义更为深刻。吴氏有关阐述，接近《传染病学》关于病原体入侵门户的论说。《传染病学》言："病原体的入

侵门户与发病机制有密切关系,入侵门户适当,病原体才能定居、繁殖及引起病变。"吴氏认为,诸窍乃人身之户牖,凡口鼻之气,通乎天气,呼吸之间,外邪因而乘之。吴氏言:"盖温疫之来,邪自口鼻而感,入于膜原,伏而未发,不知不觉。""温疫之邪,伏于膜原,如鸟栖巢,如兽藏穴,营卫所不关,药石所不及,至其发也,邪毒渐张,内侵于腑,外淫于经,营卫受伤,诸证渐显。"可以看出,吴氏之言,与《传染病学》所论,是何等相似。由此可见,时疫之邪,随人的呼吸,以口鼻为门户,侵入体内,伏于膜原。此际,患者无感觉,临床未出现症状。因为吴氏所言伏于膜原的"邪",不是"六淫",而是"戾气"——客观的致病物质,故其"邪伏膜原"之说,与《传染病学》所说的潜伏期近似;所谓"膜原",类似于病原体潜伏部位的假说。正因为如此,笔者认为:① 吴氏提出"邪伏膜原",与其否定"冬伤于寒伏气为温",两者不矛盾。② 吴氏提出的"邪伏膜原"与传统的"伏邪学说",本质不同。

三、伏于膜原的戾气致病,有前驱症状

上段已言,邪入膜原,患者不知不觉,"至其发也,邪毒渐张,内侵于腑,外淫于经,营卫受伤,诸证渐显"。可以看出,从伏于膜原的戾气开始致病,到出现明显的临床症状,有一个过程。这个过程的病理变化是"邪毒逐渐嚣张,浸淫经络脏腑"。其具体表现是:"有淹缠二三日,或渐加重,或淹缠五六日,忽然加重。""有初得之四五日,淹淹摄摄,五六日后陡然势张者。"所谓"淹缠""淹淹摄摄",是对温疫发病前驱症状的形象描述,类似于《传染病学》所言急性传染病前驱期,由于病原体生长繁殖,产生的毒性物质,使患者在发病初期,出现非特异性的轻度全身反应。

四、邪自窍入,用汗、吐、下法逐邪由窍而出

吴氏根据自然界生克制化规律,大胆设想"以物制气""一病只有一药之到病已",可谓抓住了治疗温疫的关键——针对病原用特效药。然而,由于历史所限,此设想不可能付诸现实,故勉用汗、吐、下法。为什么选用此三法?吴氏言:"邪自窍入,未有不由窍而出……总是导引其邪,从门户而出,可为治

之大纲。"可见三法仍然是针对病原——戾气而设。因为戾气既然自体窍直入体内，就必须经体窍将其驱逐体外，否则"邪不去则病不愈"。吴氏用汗、吐、下法分两个步骤：因温疫初起，邪势方张，邪毒尚在膜原，故第一个步骤是用达原饮，直达膜原，捣戾气之巢穴，使戾气溃离膜原。第二个步骤是，视邪离膜原，或出表，或入里的传变情况，酌用方药，导邪外出。具体地说，如邪离膜原，欲表未表，热邪散漫，用白虎汤辛凉发散，清肃肌表气分；如疫邪内陷胸膈，用瓜蒂散催吐，使内陷之邪因吐得以排出；如毒邪内陷中下二焦，或上中下三焦都病，邪入胃腑为病变的主要环节，故用承气类攻下逐邪。攻下后，往往"一窍通，诸窍皆通，大关通而百关通"，不但郁结于肠胃之邪，得以外泄；膜原之余邪，也可随之经肠胃外泄。现代研究证明，下法可以增强胃肠蠕动，排泄腐败物质，抑菌消炎，排除毒素，促进胆囊收缩，增加胆汁分泌，从而增强肝脏解毒功能等，与吴氏所论，颇相吻合。必须指出，吴氏所言汗法，不是狭义的解表发汗，而是广义的使邪随汗解的方法。如用达原饮、白虎汤、承气类之后，只要气机宣通，腠理疏畅，正气乘势驱邪外达，都能使汗出邪解。总之，运用汗吐下法的目的，是驱逐体内疫邪，与"以物制气"的精神是一致的，客观上起到了改善温疫患者病情的作用。由于温疫病重、证险、变多，常有反复，故吴氏既主张"除寇务尽"，又遗憾三法不能尽善。

　　吴氏凭借丰富的治疫经验，通过"静心穷理"提出杂气学说，认为温疫的病原不是六气而是戾气，是《温疫论》的主导思想。"时疫之邪，自口鼻而入"的精髓在于，时疫之邪是实实在在的致病物质。

邪伏膜原源流考

中国中医科学院　　刘先利　刘寨华　刘思鸿　张华敏

　　邪伏膜原之说为明代温病学家吴又可首次提出并确立，追其理论渊源可上溯到《内经》。虽然历代对膜原的认识不尽相同,但基本围绕《内经》的论述展开,鲜有实质性突破。吴又可结合疫气致病传变特点及临床经验,挖掘先贤对膜原的认识,提出邪伏膜原,并对邪伏膜原的病位、症状、体征、传变特点、治疗等进行了系统论述,其体系完整,得到后世众多医家推崇,使邪伏膜原理论不断深化。本文通过对邪伏膜原这一名词术语的理论文献进行了归纳整理考证,理其脉络,溯其源流,为中医诊疗体系和温病的临床研究提供文献依据。

一、"膜原""募原"互通

研究膜原理论必须首先明确"膜原""募原"的关系。先秦时期成书的《内经》,在《灵枢》中有两篇提到"募原"一词,在《素问》中"募原""膜原"两个词都有出现。其中,《素问·疟论》与《灵枢·岁露论》均是"内薄于五脏,横连募原"。"募原"在《灵枢·百病始生》再次出现,"留而不去,传舍于肠胃之外,募原之间",所以在《灵枢》中只使用了"募原"一词。在《素问·举痛论》中还两次出现"膜原"一词:"寒气客于肠胃之间,膜原之下,血不得散,小络急引故痛……寒气客于小肠膜原之间,络血之中……故宿昔而成积矣。"此处膜原的部位与《灵枢·百病始生》记载的"募原"几乎相同。关于"募",金元起以"募作膜",太素、巢元方亦然。日本丹波元简在其著作《医賸附录·膜原考》强调:"募原未详其义,检字书'募',广求也,无干人身之意。因考《素》《灵》诸篇,'募'者'幕'之讹也。"并在《素问识·疟论篇》"横连募原"条下分析曰:"盖膜本取义于帷幕之幕,膜间薄皮,遮隔浊气者,犹幕之在上,故谓之幕,因从肉作膜。"可见"募"与"膜"在意思上是相通的。《中医大辞典》在"膜原"一词中亦明确指出"膜原又名募原"。任继学、苏云放等研究膜原的医家,均宗"募原""膜原"互通的观点,因此"募原"又称"膜原"依据比较充分。

二、邪伏膜原发展源流

基于以上"募原""膜原"相互通用的前提,本文将两者统一起来进行研究。总的来说,邪伏膜原萌芽于先秦,形成于明代,发展于清代,并经过中华人民共和国后教材的普遍推广而得以规范。

1. 萌芽期 此期主要围绕膜原的位置、构成、实质、功能而展开。位置方面，依据《素问》《灵枢》的记载，基本可以定位为肠胃附近；构成方面，从《内经》的原文分析，膜原周围应该有"小络""血络"通过，营卫运行其间；实质方面，"膜"及"膜原"到底是什么？隋代杨上善在《黄帝内经太素》中对"膜"作出明确解释："膜者，人之皮下肉上膜，肉之筋也。"提出膜的部位为"皮下肉上"，具体实质是"肉之筋"，也就是筋膜；唐代王冰在其著作《重广补注黄帝内经素问》中对"膜原"作出解释："膜，谓鬲间之膜；原，谓鬲肓之原。"明确"膜原"包含"鬲间之膜"与"鬲肓之原"，指的是膈肌及其与心之间的腔隙；明代李中梓《内经知要》在对"寒气客于肠胃之间，膜原之下，血不得散，小络急引故痛"注释时明确指出："膜，脂膜与筋膜也。原者，肓之原，即腹中空隙之处。"笔者提出膜包括"脂膜""筋膜"，并进一步明确提出"原"指腹中空隙之处；结合《内经》原文及诸家论述，膜原实质应该是肠胃周围筋膜及其形成的腔隙。功能方面，根据膜原位于肠胃之外，且"小络""血络"行于其中的构成特点，结合《素问·痹论》"卫者……不能入于脉也，故循皮肤之中，分肉之间，熏于肓膜，散于胸腹"的论述，可见膜原对肠胃起保护作用的同时，对于肠胃之外营卫的运行亦有重要作用。

2. 形成期 明代是邪伏膜原理论形成的重要时期，明代朱橚在《普济方》记载："为痰为涎为饮……三者同源而异知，痰则伏于包络……涎则伏于膜原，随气上溢，口角流出。"这是第一次将"膜原"与"涎"相关联。膜原之说经过明代部分医学家的发展，其实质及部位基本明确，但对于膜原的病证并没有太大的突破。真正阐发邪伏膜原证的当推明末吴又可《温疫论》。吴又可的邪伏膜原学说是一套完整的证治系统理论，他在《温疫论·原病》中认为，疫"邪自口鼻而入，则其所客，内不在脏腑，外不在经络，舍于伏脊之内，去表不远，附近于胃，乃表里之分界，是为半表半里，即《针经》所谓横连膜原是也……凡邪在经为表，在胃为里，今邪在膜原者，正当经胃交关之所，故为如折"。"邪气蟠踞于膜原，内外隔绝，表气不能通于内，里气不能达于外"，吴又可首次将膜原明确定位在"伏脊之内，肠胃之后""附近于胃""半表半里""经胃交关之所"，"半表半里"指的是"内不在脏腑，外不在经络"，并明确指出膜原为表里之分界。对于邪伏膜原的传播途径，吴又可指出，邪自口鼻直接可以传到"膜原"。对于邪伏膜原的致病特点及治疗方法,吴又可指出:"证有迟速轻重不等……其不传里者,一二剂自解,稍重者,必从汗解,如不能汗,乃邪气蟠踞于膜原,内外隔绝,表气不能通于内,里气不能达于外,不可强汗……若脉长洪而数,大汗多渴,此邪气适离膜原,欲表未表,此白虎汤证,如舌上纯黄色,兼之里证,为邪已入胃,此又承气汤证也。"吴又可通过论述瘟疫"邪伏膜原"证与一般外感热病的区别,指出邪气停在距离"膜原"不同的位置时会有特有的症状及体征,其治法也不一样。同时邪伏膜原会对表里之气形成阻隔;由于表里之气的作用,伏于膜原的表里之气也会向表或向里传变。对于邪伏膜原的传变,吴又可认为:"论疫有九传治法属性:夫疫之传有九,然亦不出乎表里之间而已矣……邪自口鼻而入,感于膜原,伏而未发者……此众人相同,宜达原饮疏之,继而邪气一离膜原……有但表而不里者,有但里而不表者……有先里而后表者,凡此九传,其去病一也。"明确阐述邪伏膜原的九种表里传变路径,并结合传变提出疏利透达法则。为进一步明确邪伏膜原证的诊断,吴又可明言"白苔润泽者,邪在膜原也"为其典型舌症,至此邪伏膜原证正式确立。

3. 发展期　清代是邪伏膜原理论丰富发展的重要时期,清代医家薛雪、叶天士、周扬俊、戴天章、刘奎、王士雄、雷丰等都对邪伏膜原理论有较好的阐发。薛雪根据湿热阻遏膜原的病理特征,提出"膜原为阳明之半表半里"之说,在《湿热病》自注中分析:"膜原者,外通肌肉,内近胃腑,即三焦之门户,实一身之半表半里也……凡口鼻肌肉所受之邪,皆归于此也,其为三焦之门户,而近胃口,故膜原之邪,必由三焦而入脾胃也……湿热乃阳明太阴同病也。始受于膜原,终归于脾胃。"薛雪明确指出湿热伏于膜原证,既非阳明里证,又与伤寒之邪传里化热而在足少阳之半表半里证有所区别,根据湿遏热伏的病理特征和湿热秽浊之邪阻遏膜原的症状表现,多近于中焦阳明部位,虽其寒热如疟的症状与伤寒少阳证之寒热往来症状相似,但不似疟之寒热发有定期,故薛雪认为"膜原为阳明之半表半里"更为贴切。薛雪明确区别邪伏膜原证与伤寒少阳证,并将足少阳之半表半里与阳明之半表半里进行比较,进一步明确邪伏膜原证的病位及致病特点。雷丰在《时病论·疫疟》指出:"疫疟之为病,因天时寒热不正,邪气乘虚而袭膜原,欲出表而不能透达,欲陷里而未得空隙,故作寒热往来……拟以宣透膜原法为主。"将膜原理论与疫疟病进行结合并阐述;戴天章在《重订广温热论·湿火之症治》指出:"夏至以后者为湿热,发于霜降立冬后者为伏暑挟湿；其邪必伏于膜原，《内经》所谓横连膜原是也。"将暑热内伏之部位定位为膜原；王士雄《温热经纬·叶香岩外感温热》指出："暑疫之邪在膜原者，治必使其邪热溃散，直待将战之时，始令多饮米汤或白汤。"进一步明确暑疫所在部位为膜原，即暑热伏于膜原并进行阐述。此外，《温热暑疫全书》《松峰说疫》等温病类书籍都对邪伏膜原有深刻的阐发。至此，邪伏膜原证从吴又可构建成型，经薛雪等医家的发展完善已成为独立的证候诊疗体系。

4. 规范期 近现代有关著作均以"邪伏膜原"作为规范名，如 2005 年出版的全国科学技术名词审定委员会审定公布的《中医药学名词》和《国家标准中医临床诊疗术语·证治要览》（赵艳玲、张志芳主编）、《中医内科常见病诊疗指南·中医病证部分》（中华中医药学会发布）、《温病学》（南京中医学院主编）、《中医证候规范》（邓铁涛主编）等以及辞书类著作《中医大辞典》等。全国科学技术名词审定委员会将邪伏膜原证定义为："感受疫疠之邪初期，邪伏于膜原之处，以寒热定时发作，头痛如劈，身痛如被杖，胸胁胀闷，呕吐痰涎，苔白如积粉等为常见症的证候。"说明其作为中医辨证的专用学术名词已成为共识。

三、小 结

总之，中医的邪伏膜原理论源自《内经》，经历代医家阐发，病位及证候特点渐趋明确，经明清时期发扬光大，乃至现近代专指邪伏膜原证，其内容亦不断丰富且专业，具有重要的临床价值。

（《中国中医基础医学杂志》，2016 年第 22 卷第 3 期）

吴有性膜原学说探析

安徽中医学院　　夏学传

吴有性在《温疫论》中较系统地论述了膜原学说。这一学说，是吴氏引申

《内经》有关膜(募)原论述,创造性地应用于温疫病诊治之产物。它不但对温疫病诊治具有指导意义,且对非温疫病的某些病证诊治也有指导或借鉴意义。吴氏膜原学说,不但指出了膜原部位,而且以邪伏膜原理论解释病机、证候及传变特点,以揭示温疫不同于一般外感热病。吴氏倡导的膜原学说,为后世温病病理学奠定了基础。

一、膜原的概念与部位

"膜原"一词,首见于《内经》。《素问·疟论》在论疟疾"间日乃发"说:"邪气内薄于五脏,横连膜原。"《素问·举痛论》在论腹痛、积证说:"寒气客于肠胃之间,膜原之下。""寒气客于小肠膜原之间……而成积矣。"《灵枢·百病始生》在阐述外邪侵袭由浅入深也说:"是故虚邪之中人也……传舍于肠胃之外,募原之间,留著于脉,稽留而不去,息而成积。"其次,提及"膜"者,《素问·太阴阳明论》云:"脾与胃,以膜相连耳。"

对于膜原的概念与部位,历代医家有多种说法,难以定论。如王冰谓:"膜,谓鬲间之膜;原,谓鬲肓之原。"王冰把膜原视作胸膜与膈肌部位,显然与《内经》之意不合,因为《内经》所言均未涉及胸膜、膈肌部位。张志聪说:"募原者,肠胃外之膏膜。"张氏所说的"膏膜",有可能是指今之所言腹腔内覆盖胃肠之大网膜。笔者根据丹波元简"膜本取义于帷幕之幕,膜间薄皮,遮隔浊气者……从肉作膜"及《嵩崖尊生书》"原者,广野之意,在脏腑之外"等解释,认为膜原是指脏器包膜及其系连的系膜,这可能是《内经》所说"膜原"的本意。

至于吴氏所说"膜原",亦非《内经》之意,他在《温疫论》中引申《内经》"膜原"之说,把它作为病理部位概念提出。他说:"邪从口鼻而入,则其所客,内不在脏腑,外不在经络,舍于夹脊之内,去表不远,附近于胃,乃表里之分界,是为半表半里,即《针经》所谓'横连膜原'是也。"又说:"凡邪在经为表,在胃为里。今邪在膜原者,正当经胃交关之所,故为半表半里。"由此可见,吴氏认为膜原是在"表里分界","经胃交关之所"的半表半里部位。其实,对于吴氏所说的"膜原",不能单纯机械地理解为直观可见的解剖部位,它的重要意义在于说明了"邪伏膜原"病理部位,并以此作为一种辨识病证方法而影响至今。

二、膜原的生理病理

1. 膜原是正邪交争的场所　吴氏认为，病邪自口鼻而入，侵犯的部位，既不在脏腑，又不在经络，而在表里交界的地方，即膜原。邪气入侵时必在膜原进行一场正邪交争。邪气不胜正气，不即发病；邪气战胜正气，则感之即发，出现邪在膜原的一系列证候。因此，吴氏认为膜原是正邪交争的场所，具有抗御外邪的功能，是一道抗病自卫的生理屏障。

2. 膜原是病邪潜伏之地　伏邪温病中，伏邪伏藏在什么地方？诸家说法甚多，如王叔和云"肌肤"，巢元方云"肌骨"，柳宝诒云"少阴肾"等。吴氏提出"邪伏膜原"理论，为伏邪温病提供了新的内容。关于膜原是病邪潜伏之地，吴氏说："邪气蟠踞于膜原，内外隔绝，表气不能通于里，里气不能达于表。"又说："温疫之邪伏于膜原，如鸟栖巢，如兽藏穴，营卫不关，药石所不及。"判断邪伏部位的依据是临床证候表现。吴氏观察到温疫初起的证候，不同于一般外感热病表证，又没有里证的表现，而是憎寒发热、寒热如疟、苔白腻、脉不浮不沉而数，这就是邪伏膜原半表半里所表现出来的征象。邪伏膜原是温疫病相对稳定的病变部位。疫邪伏居半表半里的部位而发病，这是温疫病的发病规律。"邪伏膜原"之说对后世医家有较大影响，如叶天士医案常引用此说。

3. 膜原是病传的始动之地　吴氏认为，温疫之来，邪自口鼻而感，入于膜原，伏而不发；而溃发之后，或出表，或入里，或表里分传。吴氏总结温疫传变形式有九种，即但表而不里，但里而不表，表而再表，里而再里，表里分传，表里分传再分传，表胜于里，里胜于表，先表后里、先里后表。然而，这九种传变形式都是以膜原为始动地。如九传中表证的出现，多是膜原之邪尚未完全透发之故；里证的出现，多是膜原之邪入胃传里之因；表里分传，是膜原伏邪溃发后，既外犯三阳经出现表证，又入胃化热出现里证。由此看来，温疫之传变，无论何种形式，都以膜原为始动地，均不出于表里间之膜原。所以，吴氏说："夫疫之传有九，然亦不出乎表里之间而已矣。"

4. 膜原为气血、药力难达之地　吴氏说："温疫之邪伏于膜原，如鸟栖巢，如兽藏穴，营卫不关，药石所不及。"其"营卫不关，药石所不及"，即表明膜原是气血、药力难达的地方。认识此点,对于理解吴氏创立的"开达膜原"的治疗方法无疑是重要的。

三、病在膜原的病机特点

吴氏认为,由于"邪气盘踞膜原,内外隔绝""如鸟栖巢,如兽藏穴",故病在膜原往往是正邪相争处于对峙相对稳定状态。吴氏指出:"凡元气胜毒易传化,元气薄者邪不易化,即不传……不传则邪不去,邪不去则病不瘳,延缠日久,愈沉愈伏。"这种情况,临床常以湿热困阻膜原,淹滞难化,在病变过程中可形成秽浊、败精、痰浊、瘀血等而郁阻三焦气机,阻碍津液气血输布与代谢,导致机体功能失调与障碍。此种病理变化,多见于温疫病初起时的病理阶段,但也可以是非温疫病某些病理阶段。不过需要说明的是,病在膜原不能说明仅有膜原受病。因为凡病不外涉及气血脏腑精津,病种不同,病变侧重不同,然而机体患病是整体反应,即使是机体局部微小的病变也是整体病理变化的结果,只是表现程度有轻重之异,所以病在膜原不能理解为仅有膜原受病。病在膜原重要意义在于揭示病位在半表半里,实质上指正邪交争处于相峙状态这种病理阶段。

四、病在膜原的治疗法则

吴氏认为病在膜原的治疗应"使邪毒速离膜原""必待其出表,或入里,然后可导邪而去,邪尽方愈"。其治疗法则是开达膜原法,即用疏利透达、开通郁阻方药,"使邪气溃败,速离膜原"。吴氏所创制的达原饮、三消饮是其代表方。

达原饮由槟榔、草果、厚朴、黄芩、知母、白芍、甘草组成。用于温疫初起,先憎寒后发热,后但热无寒,昼夜发热,日晡益甚,头痛身痛,舌苔白如积粉,脉数不浮之症。吴氏阐述该方时说:"槟榔能消磨,除伏邪,为疏利之药,又除岭南瘴气;厚朴破戾气所结;草果辛烈气雄,除伏邪盘踞。三味协力,直达其巢穴,使邪气溃败,速离膜原……热伤津液,加知母以滋阴;热伤营血,加芍药以和血;黄芩清燥热之余;甘草为和中之用。"达原饮极被后世医家推崇。刘松峰称："达原饮诚治温疫之仙方。"龚绍林谓："唯此达原饮真千古治疫之妙剂，医者渡人宝筏也。"受达原饮方的启发，雷丰《时病论》创"宣透膜原法"，药用厚朴、槟榔、草果、黄芩、知母、藿香、半夏、甘草，治湿疟寒甚热微，身痛有汗，肢重脘满等症。薛生白制"湿热遏阻膜原方"，药用柴胡、厚朴、槟榔、草果、藿香、苍术、半夏、石菖蒲、六一散，治湿热证，寒热如疟，湿热阻遏膜原。俞根初拟"柴胡达原饮"，以达原饮去知母、白芍，加柴胡、枳壳、青皮、桔梗、苏叶，治痰湿阻于膜原，胸膈痞满，心烦懊恼，头眩口腻，咳痰不爽，间日发疟，舌苔如积粉，扪之糙涩者。以上雷丰、薛生白、俞根初之方，均是由达原饮变化而来。

吴氏三消饮由达原饮加羌活、葛根、柴胡、大黄组成，用治温疫表里分传证，即膜原伏邪外犯三阳经出现表证，又化热入里出现里证。方以羌活、葛根、柴胡除浮越三阳经之表证，大黄清除入里之里热，达原饮疏解膜原伏邪。方名"三消"者，"消内，消外，消不内外也"。吴氏云："此治疫之全剂，以毒邪表里分传，膜原尚有余结者宜之。"

吴氏治疗温疫病，以邪伏膜原立论，根据邪伏部位及传变特点不同，制定了疏利透达、先表后里、里通表和的治疗原则。吴氏善用透达、攻下，不喜用清热解毒剂，正是他过分强调邪伏膜原的结果。

五、膜原学说的拓展应用

病在膜原是邪毒客于半表半里，正邪相争处于相峙状态病理阶段，病机是湿热淹滞难化，甚或秽浊、痰瘀胶结不解，郁阻三焦气机，阻碍气血、津液输布运行，且又"药石难及"者，皆可视为病在膜原，均可应用开达膜原法治疗。这就是说，病在膜原可以为温疫病，也可为非温疫病某些病症。笔者认为，判断是否为病在膜原或邪伏膜原，主要看病机。至于病位在"半表半里"，不可机械拘泥，其实质是表明正邪交争处于相峙状态的病理阶段。言病在膜原"营卫不关、药石难及"者，表明其治疗除针对病邪性质外，必须应用疏利透达、开通郁结药物以开达膜原。

吴氏膜原学说有其独到之处，实为吴氏温疫学说的组成部分。笔者认为，它对温疫病诊治的指导意义是不言而喻的，但也非仅局限于温疫病。如达原饮现代应用于治疗流行性感冒、流行性脑脊髓膜炎、肠伤寒、疟疾、黄疸性肝炎、痢疾、小儿夏季热、新生儿持续发热、白喉、扁桃体炎、低热自汗、顽固性失眠症、习惯性便秘、中心性浆液性脉络膜视网膜病变、视网膜中央动脉阻塞等病证就是例证。就现代某些病证而言,有的属温疫病范畴,可以直接用膜原学说指导诊治;有的不属温疫病范畴,却也可以膜原学说指导诊治。

如乙型病毒性肝炎是由乙肝病毒感染引起的传染病,实验室检测血清乙肝病毒标志物阳性,肝功能正常或异常,临床无明显症状、体征或有症状、体征(如乏力、纳差、胁痛、厌油、尿黄、黄疸等)。该病可视为温疫病范畴,系湿热困阻膜原。笔者常以达原饮合玉屏风散组方加减。用达原饮者开达膜原、疏利湿热淹滞之病邪,用玉屏风散者以益气托邪外出,而非一味强调用清热解毒药。关幼波说:"有的医者仿效西医疗法,应用大量清热解毒药物,把在体外实验中对乙型肝炎病毒有抑制的中药罗列在一起对患者进行治疗,这是不科学的,这样不但不能有效,而且清热解毒之品多为苦寒之性,大量久服,必败胃气,乃犯虚虚实实之戒。"

又如前列腺炎为细菌感染所引起,属非温疫病范畴,病机为湿热蕴结、气血郁阻,且一般药物难以透过前列腺上皮黏膜而入腺内,故可视为病在膜原。笔者治疗除用苍术、黄柏、苦参、土茯苓、鱼腥草、败酱草、萆薢等清利湿热外,常加槟榔、石见穿、透骨草、川牛膝等以开达膜原,使药力能达病所。

其他,如囊肿(肝囊肿、肾囊肿、卵巢囊肿)、肌瘤(子宫肌瘤)、炎性包块(阑尾周围脓肿包块,妇女盆腔炎性包块),甚至肿瘤等,其病机与湿、热、气、血、痰、瘀胶结积聚有关,也可视为病在膜原,其治疗除针对湿、热、气、血、痰、瘀用药外,亦可采用开达膜原法,选用疏达开郁药物。

笔者认为,开达膜原法非拘于达原饮一方,而疏达开郁药物多种多样,临床中应辨证选用。如疏达邪热药物可选牛黄、熊胆、冰片、樟脑、连翘、薄荷等;疏达湿热药物可选厚朴、草果、茵陈、藿香、佩兰等;疏达风湿药物可选透骨草、络石藤、海风藤等;疏达气郁药物可选麝香、石菖蒲、郁金、绿萼梅、玫瑰花等;疏达痰结药物可选白芥子、皂角刺、海浮石、橘络等;疏达瘀血癥瘕药物可选䗪虫、穿山甲、鳖甲、急性子等;疏达脉络药物可选川芎、牛膝、全蝎、蜈蚣等;疏达寒滞药物可选薤白、葱白、细辛、桂枝等。

探讨吴氏膜原学说,拓展、深化其应用,这对于提高某些疑难病证、顽固病证的临床疗效具有重要意义，对研制、开发中药新产品、新剂型也能受到某种启发。

（《安徽中医学院学报》，2001 年第 20 卷第 5 期）

谈谈《温疫论》治则中的辩证法思想

湖北中医学院　　卜　平

《温疫论》是我国传染病病因学创始人吴又可的代表作。这部著作不仅创立了戾气学说，开传染病病因学研究之先河，而且全书充满辩证法思想，在科学方法论上做出了重要贡献。以治则而言，不仅在邪与正、标与本、缓与急、变与常、阴与阳等方面体现颇多，而且在以下几个方面更能慧眼独具。

一、君臣佐使与一药一病

辨证论治，用药讲究君臣佐使，因人、因时、因地制宜，这是中医治则学说的核心，是千百年来人们处方用药的准绳。基于这种理论，吴又可一方面在《温疫论》中建立了一整套完备的辨证论治体系，与此同时，又大胆提出"认源"论治、"一病一药"的主张。所谓"认源"，以戾气为例，吴又可首先从下列几个方面进行了研究：① 定性，"非风、非暑、非湿，乃天地间别有一种异气所感"（突破前人"六气之说"的窠臼）；多样性，"为病种种是知气之不一"（不同类型的传染源产生不同的疾病）；偏中性，"鸡病而鸭不病，人病而禽兽不病"（种属免疫性）。② 定位，"某气专入某脏腑经络，专发为某病"（病原体的特异性定位）。③ 定量，"毒气所钟有厚薄"。④ 定向，戾气致病的"九传"规律。⑤ 传染途径"有天受（呼吸道），有传染（接触性）"，等等。通过从动态、静态角度对致病因子的本质属性、程度特征、运动变化以及空间时间形式上的联系等方面辨认清楚后，进而根据自然界气物相制的普遍规律，大胆提出"以物制气，一病只有一药之到病已，不烦君臣佐使品味加减之劳"，主张寻找直接打击病原体的特效药物而不搞君臣佐使辨证加减，并反复强调，"既已错认病原，未免误投他药"。这就与传统的辨证论治理论产生了矛盾，因而目前大多对这种"只治病不治人"的观点持否定态度。笔者认为这种结论似有值得商榷之处。在加速中医现代化的今天，寻找有的放矢，针对病原治疗的特效药物，并不失为一条值得探索的路子。事实上的乙型病毒性肝炎、高血压等许多领域不少有识之士已摸索出大量成功经验，从而验证了吴氏既君、臣、佐、使（辨证加减），又一药一病（认源治疗）辨证观点的科学性。

二、治病与治药

所谓"治药"，就是不治疗原发病而矫正药误，补偏救弊的一种方法。吴又可在《温疫论》中专设"舍病治药""舍病治弊"等篇，对此进行了详细论述。他认为"治病"与"致病"，药物的"利"和"害"是一对矛盾的两个方面，处理不当则会各自向其相反的方面转化，用药无益反为害，治病不成反致病。譬如同一味人参，他在《应补诸症篇》中云："人参为益元气之极品，开胃气之神丹，下咽之后，其效立见。"同时在《用参宜忌有前利后害之不同篇》中又云："医者病者，以为用参之后虽不见佳处，然不为祸，便为是福，乃恣意投之，不知参乃行血里之补药，下后虽通，余邪尚在，再而服之，则助邪填实，前证复起，祸害随至矣。"一褒一贬，泾渭分明，其"除弊即是兴利"的科学态度是很可取的。

三、服药与不服药

对于药物的治疗作用，吴又可是充分肯定的。他在《行邪伏邪篇》中云："人之生死，全赖于药。"但在其《原病篇》云"有自汗而解者，但出表为顺，即不药亦自愈也"；《论气盛衰篇》："云疫（微疫）自愈，实非药也，即不药亦自愈。"认为某些疾病或疾病的某些阶段能依靠自身的调节功能而自愈，不必服药以扰其自然，因而力倡"静养虚回"，并在《舍病治药篇》中记载了"病本不药自愈之证，因连进白虎寒凉慓悍，抑遏胃气……故病增剧"的前车之鉴，说明谨察病机,采取不服药静养的方法,同样是治疗疾病的一个重要环节。这种既重视药物又重视人体"阴阳自和"能力的辩证观点是很有临床价值的。

四、不治与可治

疾病的不治与可治是客观存在的一对矛盾。人们对于不治之症的认识虽然受时代条件、科学发展等因素的限制,但勇于实践,创造条件,促进不可治向可治转化,这是辩证唯物主义者应取的一种科学态度。在这方面吴又可为我们做了表率。对于"不治之症",他敢于不畏风险,在《补泻兼施篇》中说:"下亦死,不下亦死,与其坐以待毙,莫如含药而亡,或有回生于万一者。"《脉证不应篇》载,一花甲老人"得滞下,后重窘急,日三四十度,脉常歇止,诸医以为雀啄脉,必死之候,咸不用药。延余诊视……大下纯脓成块者两碗许,自觉舒快,脉气渐续,而利亦止。"这种不轻信定论,在危险关头勇于挺身而出的精神,是非常值得我们今人效法的。

《温疫论》中体现的学术致思方向

湖北中医药大学　　刘　琼　李成年

《温疫论》一书全面阐发了传染性疾病的发生、发展、演变规律及辨证论治的原则和方法,对后世温病学及传染病学的发展做出了重要贡献。特别值得指出的是:该书呈现出了有别于传统中医学的学术致思方向。

一、杂气致病说——对病因的探求

对疾病病因的认识,经过历代医家的不断探索研究,于 1174 年由南宋医家陈无择在《三因极一病证方论·三因论》篇中总结为外感六淫、内伤七情和不内外因三种,这种病因观一直指导着中医界。但这种病因观实际上是对病因共性的概括,是一种泛化病因观,并不是对具体的、微观的病因进行探求。

隋代巢元方等主编的《诸病源候论》第八卷中第七十七论《伤寒令不相染易候》中云:"若因岁时不和,温凉失节,人感其乖戾之气而发病者,此则多相染易。"吴有性受《诸病源候论》将具有传染性之外感病归因于感受"乖戾之气"的启发,在《温疫论·原序》中指出"夫温疫之为病,非风、非寒、非暑、非湿,乃天地间别有一种异气所感。"指出传染性疾病病因不是传统所认为的"六淫",而是存在于大自然中的另一类致病物质。并在这一认识下提出了"杂气论",其"杂气论"突破了传统泛化病因认识观。

吴有性在《温疫论·杂气论》篇中指出:"大约病遍于一方,延门阖户,众人相同。此时行疫气,即杂气所钟,为病各种,是知气之不一。""众人有触之者,各随其气而为诸病焉。"指出触冒感受"杂气"是导致温疫发生的原因,而杂气是一大类致病因素,不是一种,所谓"气之不一",便是此意。同时,吴有性指出:"有是气则有是病"(《温疫论·论气所伤不同》),"杂气为病,一气自成一病"(《温疫论·知一》)。吴有性认为杂气是导致疫病发生的因素,而杂气有很多种,一种气(致病物质)只导致一种疾病的发生。如当时常见的大头瘟、虾蟆瘟、疟痢、痘疮、斑疹、瓜瓤瘟、探头瘟、疙瘩瘟等,吴有性认为均是由不同之气所致的不同病证。

这种论述显见吴有性已经意识到致病因素事实上是具体而多样的,这是一种对具体的、微观的病因探究的学术致思方向。虽然,限于客观条件,因"气无形可求,无象可见,况无声复无臭,何能得睹得闻? 人恶得而知是气也。其来无时,其着无方",加之"而唯天地之杂气,种种不一"(《温疫论·杂气论》),吴有性并没能对这些种种不一的杂气进行研究,但在 1642 年能突破传统病因观提出这种具体的致病病因观无疑是有进步意义的,这也促进了人们对微观世界的探究。在细菌和其他致病微生物被人类发现之前的 200 年,吴氏对传染病的特点能有如此科学的创见,确实是十分宝贵的。

二、邪伏募原说——对传染病病位的探索

对传染病病位的研究，吴有性在《温疫论·杂气论》篇指出："盖当其时，适有某气专入某脏腑经络，专发为某病，故众人之病相同，非关脏腑经络或为之证也。"认为杂气致病有偏中性，一种杂气只侵袭某相应的脏腑经络，故临床见证相同。但"某气"与"某脏腑经络"同"某病"的具体情况，限于历史条件，吴有性不可能为我们一一揭示清楚，不过根据其多年的临床经验，吴有性对各种传染性疾病早期病位共性特征提出了邪伏募原说。

吴有性在《温疫论·原病》中指出："邪自口鼻而入，则其所客，内不在脏腑，外不在经络，舍于伏膂之内，去表不远，附近于胃，乃表里之分界，是为半表半里，即《针经》所谓'横连募原'是也。"吴有性认为疫邪侵袭人体后，潜伏在半表半里、经胃交关的募原部位。并且在《温疫论·行邪伏邪之别》中说："温疫之邪，伏于募原，如鸟栖巢，如兽藏穴，营卫所不关，药石所不及。"募原究竟是哪里呢？笔者认为这并不是一个具体的病位，而是对传染病早期病位症状共性的描述。何以言此？从其对募原症状的论述得之。吴有性指出温疫病发病初期既不同于外感的表证，又没有里证的表现，而是出现先憎寒而后发热，其脉不浮不沉但数，似表非表、似里非里的症状。此说旨在强调其病位幽深、潜伏隐匿，并且与营卫不相涉。另外，吴有性强调脉数，以此对传染病温热性质进行概括。吴有性在《温疫论·正名》中曾指出："《伤寒论》曰，发热而渴，不恶寒者为温病。后人省'氵'加'疒'为瘟，即温也。""夫温者，热之始，热者，温之终，温热首尾一体，故又为热病即温病也。又名疫者，以其延门阖户，又如徭役之役，众人均等之谓也。"认为温瘟无别，瘟疫的性质是温热的，也即传染性疾病的早期共性特征是温热性质。

吴有性邪伏募原说为我们揭示了传染性疾病早期病位的共性特征：病位深隐，不关表里营卫，但性质都是温性的。基于这一共性特征认识，使我们对传染病实行早期防治成为可能。这种对共性特征的探讨也是中医的一大特色。

三、一病一药——专药治病观

对温疫的治疗,吴有性在《温疫论》中针对传染病的共性特征总结了九传治法,其透达募原、表里分消、下不厌早、疫后养阴的治疗法则及达原饮、三消饮等方剂一直到今天都在有效指导中医临床对传染性疾病的治疗。对此,蔡氏等进行了详细的阐述。除了针对传染病共性的治疗外,吴有性在书中还创造性地提出了"一药治一病"的专药治疗各种不同传染病的学术设想。

吴有性在《温疫论·论气所伤不同》中指出:"但二五之精,未免生克制化,是以万物各有宜忌,宜者益而忌者损,损者制也,故万物各有所制。"万事万物都有宜忌,便都会有制约之法。"夫物者,气之化也;气者,物之变也。知气可以制物,则知物之可以制气矣。夫物之可以制气者,药物也。"气虽然看不见、摸不着,但也是物质,对于不同杂气也可以用以物制物的方法借助药物来制约。并且"能知以物制气,一病只有一药之到病已,不烦君臣佐使品味加减之劳矣"。这就是说必然有一种专药可以制服一种杂气,而达到治愈疾病的目的。这一见解与今天人们对传染病的研治思路是一致的,只要找到针对某一种传染病的特效药,这种病无疑便被攻克了。

《温疫论》是中国医学发展史上第一部关于温疫也即今之传染病学的专科著作,是书是对吴有性有关传染病学理论研究和临床诊治经验的总结。限于历史条件,吴有性在研究专药治病上不可能取得突破性进展,但这一学术致思方向为我们研治传染病指明了方向,是具有进步意义的。

综上,从吴有性对传染性疾病之病因、病位及治疗的认识可以看出:吴有性既重视对具体的、微观的病因进行探求,也重视对传染性疾病的共性研究,在治疗上既有针对共性特征的九传治法,又提出"以物制气""一药治一病"的针对各种不同传染病的特效药物治疗思路,这种既重视共性特征,又把握个性特质的学术致思方向,对于我们今天来研究中医学,促进中医学向世界化、现代化发展,无疑是深有启示并且具有重要指导意义的。

(《吉林中医药》,2011年第31卷12期)

《温疫论》中的辨证施治模式与研究思路

衡州市人民医院　　钟文炎　张志斌

明末吴又可的《温疫论》是一部具有创新性的伟大著作，其新颖规范的辨证施治模式及独特严密的研究思路，不仅在温病学发展史上具有划时代的意义，对整个中医学的发展也具有深远的影响。现将《温疫论》中的辨证施治模式及研究思路试分析如下。

一、病　因

吴又可对中医病因学发展的贡献是众所周知的。他所提出的"病气"致病已成为中医病因学的重要内容。

1. 外因　吴氏强调指出疫病非六气为病，而是疫邪为病。所谓疫邪，也就是杂气，或称疠气。此气"无论老少强弱，触之者即病"。它有三个特点：其一，多样性，"天地之杂气，种种不一……为病种种，难以枚举"；其二，特适性，"有某气专入某脏腑经络，专发为某病"；其三，偏中性，偏中于动物者，人不病，偏中于人者，禽兽不病。

2. 内因　正气虚弱是致病的内在因素。"本气充满，邪不易入，本气适逢亏欠，呼吸之间，外邪因而乘之。"特点在于"其年气来之厉，不论强弱，正气稍衰者，触之即病"。

3. 诱因　"亦有触因而发者，或饥饱劳碌，或焦思气郁，皆能触动其邪，是使其发也。"

以上三类病因在导致发病的重要性上并非并立，关键在于"疠气"。没有疠气流行，则不会发生疫病，这一点与没有致病菌则不会发生传染病的现代医学观点是一致的。至于后两者，只能在有疠气存在的基础上，促进疫病的发生。

二、感邪与传变途径

吴又可在明末时期能舍弃传统的皮肤经络受邪之说,明确提出"邪自口鼻而入",确是非凡的见解。更为可贵的是,他指出疫病的发生,"邪之所着,有天受,有传染,所感虽殊,其病则一",明确提出疫病的传染性。

吴氏将疫病传变途径分出三个层次,即半表半里—膜原;表—经;里—胃。疫邪在这三个层次之间的传变过程,也就是疫病的发展过程,大致可分为初起、中期、后期三个阶段。特点是疫邪的侵入并非由表入里,而是"时疫感邪在内"。

1. 初起 "邪从口鼻而入,则其所客,内不在脏腑,外不在经络,舍于伏脊之内,去表不远,附近于胃,乃表里之分界,是为半表半里,即《针经》所谓横连膜原是也。"

2. 中期 疫病的发展可呈两种趋势,即表里分传。其一,出表,越于三经,可汗而解。其二,达里,内传于胃,可下而解。

3. 后期 也呈两种趋势,其一,为顺,里邪下而去之,表邪战汗而出,表里气相通,则病愈。其二,为逆,邪盛正衰,阴虚则谵语,阳虚则虚烦似狂,气血俱虚则不语,诸症所现,均为病情危重,有离决之虞。

三、辨证施治

吴又可试图将疠气当作一个实质性的致病源,并且认为其有特适性,即侵入人体有特定的部位可停聚,因此,从人体中去除病邪也必须借下、汗、斑三者有形可见的途径。吴氏的这一观点,形成其并不复杂的温疫治法,为避免冗繁,证候群略。

1. 初起 邪在膜原,治以疏利膜原,达原饮主之。以槟榔、厚朴、草果"三药协力,直达其巢穴,使邪气溃败,速离膜原"。吴氏认为邪不溃则不能传,不传则邪不出,邪不出则疾不瘳。

此期治疗有两点禁忌,其一,邪不在经,禁汗;其二,邪不在胃,禁下。

2. 中期 此期病邪的传变为表里分传,因而辨证也有三种情况。① 经、胃、膜原三部有邪,治宜内外分消,兼清膜原,三消饮主之。方中以达原饮疏利膜原,以葛根、羌活、柴胡发散在经之邪,以大黄攻在胃之邪。② 邪偏于经,热邪散漫,治宜解表清热,白虎汤主之。③ 邪偏于里,胃热充斥,治宜泻热攻下,轻者以达原饮加大黄,重者急投大承气汤。此外,吴氏还提出内壅不汗、蓄血、下格、脉厥、体厥等六种里证变证,病机皆为邪气里结为主,因而治疗也以攻下为主,采用各种加味承气汤分别治之。

事实上此期是治疗的关键,吴氏提出"表里分传"是其独特的理论,导致治疗上有两大特点:其一,"注意逐邪,勿拘结粪",其二,"下不以数计"。因为疫邪同时表里分传,邪一入里即可攻下逐邪,而且一攻得通不能尽去其邪,膜原余邪及外传经表之邪可能复聚于胃,而致病情反复,故必须再下。

3. 后期 顺、逆两种情况的治法不同。① 顺证:里邪溃,里结开,表里相通,经气轻泄,正气驱余邪外出。吴氏治法的特点是发散之法用在疫病的后期。而其所谓发散者,一曰白虎汤辛寒解散,一曰柴胡汤辛凉和散。邪去之路也有两条,一则从汗解,一则从斑化。② 逆证:应下失下,或缓羁迟,火毒壅盛,里邪壅闭,伤阴耗气。如正虚邪实,当攻补兼施,大黄仍为祛邪之必用之品。如邪去正衰,则根据阴阳气血之偏,选用各种加减养荣汤。如斑毒内陷,宜托里举斑汤加人参以治之。

4. 善后治疗 吴氏认为"时疫愈后,调理之剂投之不当,莫如静养节饮食为第一"。若邪去正虚,诸症不除,不得已乃药之。表虚自汗,宜黄芪汤;表里无阳,宜人参养荣汤倍黄芪;数下亡阴,宜清燥养荣汤;下后反痞,宜参附养荣汤;下后反呕,宜半夏藿香汤;阴亏便秘,轻则蜜煎导,重则六成汤;命门阳虚,宜七成汤。

5. 治禁 除了以上各期治法的特点外,吴氏非常强调温疫治疗中的三大禁忌,这一点与传统的热性病中医疗法有较大的区别,尤其是寒凉之禁。① 不可妄投破气。因为"疫毒之气,传于胸胃,以致升降之气不利,因而胀满,实为客邪累及本气"。破气之品能破本气而不能祛邪气,故纯以破气,耗津固热,而疫毒无路泄,滞气无门出,反使难治。② 不可妄投补剂。因为"有邪不除,淹缠日久,必致尫羸"。若"邪气去,正气得通,何患乎虚之不复也? 今投补剂,邪气益固,正气日郁,转郁转热,转热转瘦",必致不治,吴氏之攻补兼施之法也只是在"邪热一毫未除,元神将脱""补泻不及,两无生理"的情况下,不得方用之。③ 不可妄投寒凉。因为"热不能自成其热,皆由邪在胃家,阻碍正气,郁而不通,火亦留止,积火成热",若不思攻邪,纯以清热,邪毒无以泄,病根无以拔,反致"抑遏胃气,气益不伸,火更屈曲",或使益清益热,终不得治。

四、关于吴氏研究思路的讨论

吴又可温疫辨证施治的模式体现了其指导思想的唯物观点,从病因、病理、流行、传变及治疗各个环节,他均试图从本质上去认识、去研究,他的这一思路及方法是领先于时代的。

首先,他敢于突破传统的时气致病说,努力去寻找实质性的致病物质。限于时代的限制,只能称之为"疠气"。虽然他也无奈于疠气"无形可求,无象无见,况无声复无臭……其来无时,其着无方",但是他却明确"夫物者,气之化也,气者物之变也,气即是物,物即是气",相信"疠气"肯定是物质性的。病因学上这一突破导致了其在流行病学认识上的飞跃。关于温疫的发病,由于实质性的疠气经口鼻侵入人体而致,因而可因"疫气盛行",与"疫气衰少"而成流行性或散发性。流行期间,温疫具有传染性。《辨明伤寒时疫》篇中提出12个鉴别要点,非常关键性的一点便是"伤寒不传染于人,时疫能传染于人"。在病理上,他认为各种不同的疠气对人体脏腑的侵害有不同的选择性。因此,他力图寻找一种有效的特殊治疗。他设想"能知以物制气,一病只有一药之到病已"。遗憾的是当时的吴氏不可能进行病原检测,也不可能进行病理检验。他只能设想以物质性的邪为本,将攻下、发散、化斑三者有形可见的治法作为祛邪治本之法。至于一切症状,以及病理产物,如发热、结粪、黄疸等,都认为是标,而清热、利尿、退黄等也只是权宜治标的辅助方法而已。从以上不难发现,吴氏的研究思路与现代实验医学有着惊人的相似之处。

诚然,吴氏当年百思不解的疑难在现代医学高度发展的今天大多已有了明确的答案,应当说难能可贵的是吴又可不满足于当时既成的传统理论,力图突破旧说,寻找新路子的革新思想。这一点显然突出于与他同时代的其他医家,而且正是任何事物得以发展的精髓所在。

(《浙江中医学院学报》,1993 年第 17 卷第 6 期)

医学思想研究

试论吴有性《温疫论》的
病机治法理论特色

中国中医科学院　　　张志斌

在《温疫论》这样一部反映了原创性思维的著作中，吴有性使用了许多此前其他医学著作中也常可见到的名词术语，但是赋予了全新的意义。这种新的意义，就是吴有性讨论病机治法理论的特色。

一、此气非彼气，故此伏邪非彼伏邪

吴氏创新性地提出"戾气"病因说，他将戾气视为一个实质性的致病源，并且认为其对人体的损伤有特异性定位，即不同种类的戾气侵入人体停聚在不同的部位。最好的办法是以特效药物直达病所而直接对敏感戾气起作用。在没有找到此类特效药物之前，那么必须在其传变过程中，借助汗、下、斑三者有形可见的途径将病邪从人体内驱除出去。因此，这一提出不仅仅是创新了一个名词而已，更重要的是针对这个名词有一系列相对完善的思维过程。虽说"戾气"也是一种气，六淫之寒热暑湿燥火也各为一气，但此气非彼气，两者是不同的。吴氏强调戾气是一种物质性的"有形之邪"，只是因其小而不得睹而已，它与六气过极之无形有根本的区别。因此，六淫之气可以化解，而戾气之邪，必须要有去路——或汗，或斑，或下，必有形可见。所以，吴氏创立的治疗原则及各种治法，时时处处围绕着一个中心，那就是"驱邪外出"。

吴又可在《温疫论》中也经常谈到"伏邪"，但正因为戾气非四时不正之气，此伏邪也完全不是传统意义上之"冬伤于寒，伏而未发，至春发为温病，至夏发为暑病"之"伏邪"，而是指温疫初期，"温疫之邪，伏于膜原，如鸟栖巢，如兽藏穴"，此处"内不在脏腑，外不在经络""营卫所不关，药石所不及"。此时，症状既不明显，仅可能出现发热、口渴、脉数等一般症状，而驱邪也没有去路，汗、斑、下之逐邪三法均无法使用，"此邪不在经，汗之徒伤表气，热亦不减。又不可下，此邪不在里，下之徒伤胃气，其渴愈甚"。

吴有性对付"伏邪"的办法是"溃邪",他用于温疫的第一个方子是"众人相同,宜达原饮疏之"。使用达原饮的目的并非要逐邪外出,而是"但可疏利,使伏邪易出",即要打破伏于膜原的温疫之邪,必使"邪毒既离募原,乃观其变,或出表,或入里,然后可导邪而去,邪尽方愈"。吴有性自己解释这个方子:"槟榔能消能磨,除伏邪,为疏利之药,又除岭南瘴气;厚朴破戾气所结;草果辛烈气雄,除伏邪盘踞。三味协力,直达其巢穴,使邪气溃败,速离膜原,是以为达原也。"

可以看出,虽然吴氏把"膜原"称为"半表半里",但此半表半里与以往《伤寒论》中的病在半表半里概念不同。《伤寒论》之半表半里,采用"和"法不同,彼"和"的是气机;《温疫论》之半表半里,用的"溃",此"溃"的是病邪。

吴有性指出,在温疫病程中,伏于膜原的疫邪有时不能一溃而出,存在"所发未尽,膜原尚有隐伏之邪"的可能,这就会在传变过程中出现"表而再表""里而再里""表里分传而再分传",以及"先表后里"与"先里后表"的情况。其实,这是概括了温疫病程中可能出现的反复情况,强调只要见证的确,就应该按常规治疗。

正因为吴有性强调戾气是有形之邪,而不是无形之气。所以,他还提出了与传统中医外感热病治法有较大不同的三大治禁:① 不可妄投破气药。戾气本非无形之气,故疫气胀满"实为客邪累及本气",而若纯用破气之品只能破本气,不能祛邪气。非但胀满不能消,且"津液愈耗,热结愈固"。② 不可妄投补剂。因为"有邪不除,淹缠日久,必至尪羸",而若"邪去而正气得通,何患乎虚之不复也"?相反,如若妄"投补剂,邪气益固,正气日郁,转郁转热,转热转瘦,转瘦转补,转补转郁,循环不已,乃至骨立而毙……不知杀人无算"。因此,吴氏在温疫治疗,补法用得十分谨慎。③ 不可妄投寒凉。吴氏认为"热不能自成其热,皆由邪在胃家,阻碍正气,郁而不通,火亦留止,积火成热",尤其是在温疫初起,"邪结膜原,气并为热,胃本无病,误用寒凉,妄伐生气"。故在治疗中,初起以溃邪为主,邪毒入里则以逐邪外出为第一要义,不能纯以清热。事实上,吴氏在三条治禁中强调的是治本的重要性。但如果认为芩、连、栀、柏不能清邪热,这就恐怕难免有些片面,会使得一些有效的治疗方药难以用于温疫的治疗。

医学思想研究

127

二、此表非彼表,故此汗非彼汗

中医的表里概念与阴阳概念一样,是相对的,而不是固定不变的。在吴有性所创建的表里九传辨证论治体系中,他十分强调"表"与"里"。但是,吴氏所言之表,却与传统学概念中"有一分恶寒,便有一分表证"之"表"完全不同。此表非彼表;此表为"凡邪在经为表",彼则为"皮毛肌腠之表";此以通体发热而无胸腹闷满之症即为在表,彼则以恶寒发热、头身强痛为在表。在《伤寒论》中,由于强调邪从皮毛而入,故其所言之"表"与"里"的相对是指体表与体内的相对,只要不在体表均属"里"。伤寒学之"里"包含两个概念:"在经"与"在胃"。而《温疫论》中,则强调邪从口鼻而入伏于膜原,没有邪在皮毛肌腠的阶段,故其所言之"表"与"里"的相对是指"在经"与"在胃"的相对。

在治疗上,对"表证",吴有性也强调用"汗"法。然而,正因为此表非表,故此汗亦非彼汗。吴有性的汗法与用辛温发散之麻黄汤、桂枝汤发肌肤之汗的传统汗法不同,《温疫论》基本不用现代中药学分类中的解表药,而认为"白虎汤,辛凉发散之剂,清肃肌表气分药也"。吴氏所提到"汗之"处,用的都是白虎汤,正与伤寒学中寒邪化热入里之阳明经证的治法相同。

可以说,吴有性之"汗"法,并不在意其是否真有"发汗"之作用,而只在于"辛凉"二字。那么到了清代,吴鞠通始创辛凉解表之银翘散,正好把"辛凉"与"发汗"结合在一起,不能不说是受到吴有性"辛凉发散"之启发。

三、此里同彼里,此下则非尽同彼下

吴氏关于"里"的概念与伤寒学概念中之"里"大致没有区别,是指"在胃为里",可出现"胸膈痞闷,心下胀满,或腹中痛,或燥结便秘,或热结旁流,或协热下痢,或呕吐,恶心,谵语,舌黄,舌黑,胎刺等症"。当此之时,须用"下"法,这一观点也基本相同,所用方名亦均以大承气汤以下之。

但是,《温疫论》所用之下法与《伤寒论》所用之下法,名同,实却不尽相同。伤寒者,伤于寒邪,为无形之气,邪热入胃,腑气不通,燥屎结于肠中,彼用下法,必热已成实,大便已硬,方可用之。目的在于通达腑气,荡涤燥屎。

故仲景大承气原方,用大黄四两,厚朴半斤,厚朴两倍于大黄。腑气得通,燥屎一下,则止后服。

而温疫之病因为戾气,此乃物质性病因。吴氏认为在温疫病中,"承气本为逐邪而设,非专为结粪而设"。他指出邪、热、结三者关系为"因邪致热,热致燥,燥致结",故"邪为本,热为标,结粪又其标也"。因此只要"能早去其邪,安患燥结耶"? 而如果"必俟其粪结,血液为热所搏,变证迭起,是犹养虎遗患,医之咎也"。本为逐邪,非为结粪是吴有性使用大承气汤的目的,所以,他强调逐邪勿拘结粪,不必以热已结实,大便已硬为使用大承气汤的指标,只要邪热入胃之证,均当用承气汤。而其大承气汤之组成也与张仲景不同,吴氏目的在驱逐有形之邪,不在无形之气,故用大黄五钱,厚朴一钱,大黄五倍于厚朴。

再看其治胃实发黄的思路也与此相同。《温疫论》与《伤寒论》均用茵陈汤:仲景原方,茵陈用六两,大黄用二两,茵陈三倍于大黄;吴氏则用大黄五钱,茵陈一钱,大黄五倍于茵陈。

此外,吴氏提出"表里九传"是其独特的理论,导致了他治疗上"下不以数计"的特点。因为疫邪可同时既向里传又向外传,邪之入里即须攻下逐邪,而且膜原及外传之邪可能复传于里,而致一攻不能尽去其邪,使病情反复,可能需要一下再下。

(《中华医学会医史学分会第 11 届 3 次学术年会论文集》,2007 年)

试用吴又可表里九传论统识寒温界立的毒邪理论问题

江西省鄱阳县人民医院　　章新亮

毒邪理论的建立,以脏腑理论为主宰,以表、里、半表半里为纬,统识伤寒与温病传变的理论界立,建立和发展现代中医毒邪理论体系。拟就吴又可

《温疫论》之表里九传论与寒温界立的传变规律及其病因病机变化作一统识性探析，以作引玉之砖。

吴氏《温疫论》谓疫毒之邪有表里，半表半里九传之变，其曰："夫疫之传有九，然亦不出乎表里之间而已矣。所谓九传者，病人各得其谓病而有九传也。"又曰："有但表不里者，有但里不表者，有表而再表者，有里而再里者，有表里分传者，有表里分传而再分传者，有表胜于里者，有里胜于表者，有先表而后里者，有先里而后表者，凡此九传，其病则一。"伤寒有顺传、越经传、合病、并病、直中等传变规律。如《伤寒论》第 4 条曰："伤寒一日，太阳受之。脉若静者，为不传；颇欲吐，若躁烦，脉数急者，为传也。"又如第 5 条曰"伤寒二三日，阳明、少阳证不见者，为不传也"等。传变是仲景创伤寒辨证的重要组成部分。同样温病学家叶天士谓："大凡看法，卫之后方言气，营之后方言血。""入血就恐耗血动血，直须凉血散血。"亦即论述了先卫再气再营血之顺传规律。又曰："温邪上受，首先犯肺，逆传心包。"此为温热化毒之传变表现，化毒之邪均易逆传。近代名医周仲瑛曾提出"一毒一病"的观点，也说明一毒一物，毒邪是可以随物性特指或病证定性，从证机识毒，从症状的某一群体、阶段，辨识某一特定毒邪，甄别外内毒邪，以此来提高中医整体毒邪辨证水平。因此以脏腑为经，以表、里、半表半里为纬，渗透寒温界立之传变规律，也是认识和建立毒邪理论框架的重要途径。

一、但表不里

吴氏在《温疫论》论述但表不里中说："其证头痛身痛发热，而复凛凛，内无胸满腹胀等证，谷食不绝，不烦不渴，此邪外传，由肌表而出，或自斑消，或从汗解。斑则有斑疹、桃花斑、紫云斑，汗则有自汗、盗汗、狂汗、战汗之异，此病气使然，不必较论，但求得汗得斑为愈。"疫毒犯表以见斑，汗出为主要表现。邪气在表，没有入里，而伤寒、温病均有但表不里的情况。如《伤寒论》之"太阳病，头痛发热，身痛，腰痛，骨节疼痛，恶风，无汗而喘者，麻黄汤主之"，此为寒邪束表的特征。又如《温病条辨》之"太阳风温、温热、温疫、冬温，初起恶风寒者，桂枝汤主之。但热不恶寒而渴者，辛凉平剂银翘散主之"，指出属寒之风温、温疫、冬温均宜桂枝汤祛寒。桂枝汤温阳，调和营卫，阳回气足其邪自祛。若感温则宜银翘散予之。"太阴风温,但咳,身不甚热,微渴者,辛凉轻剂桑菊饮主之。"太阴之表肺经,属温热者,辛凉轻剂予之。比较之下,伤寒、温病均不以汗斑疹为主要表现,温病温邪化毒入血则见斑疹,可见毒邪最易入血,其中分为入卫之血,和入气、营、血之血。此属太阴肺经之卫、血分表现。风、寒、湿、热、温、燥、火之兼毒及杂时毒均易入血,均有血分表现,如红肿、胀、疱疹、痘疹、斑疹、目赤、口舌红赤、糜烂局部出血等,均由邪毒入血所致。如果伴发热,喘咳邪毒郁闭更有上证表现。毒邪不传里是相对的,毒邪长留于卫表,太阳表证上焦肺经,不往中下传(如气营血,阳明,少阳,少阴,厥阴等),说明邪气之轻,或侵袭毒邪之因缓慢,或主要由体内正气充足,邪气微,或毒邪单一。而湿热浊毒之侵则易入里,且易从上、中、下三焦侵袭相关脏腑。不入里并不是指与五脏六腑无关,仍然涉及脏腑辨证问题。当然吴氏所论是指疫毒病之特征,六感之毒或六淫合感时毒,犯表有发热、咳嗽、恶风寒、咽喉干燥或肿痛疱疹、胸板气闭、鼻塞流涕,或兼斑疹、痘疹,按寒温辨证用药,兼以解毒化瘀,对表证确有一定的治疗效果。常用于表证血分,如牡丹皮、赤芍、丹参、川芎、红花、莪术等之类药宜用在外感毒邪病中。

二、但里不表

《温疫论》曰:"若但里不表者,外无头疼身痛,继而亦无三斑四汗,唯胸膈痞闷,欲吐不吐,虽得少吐而不快,此邪传里之上,宜瓜蒂散吐之,邪从其减,邪尽病已。"邪在上拟用吐法,并指出"上、中、下皆病者,不可吐,吐之为逆,但宜承气导之,则在上之邪,顺流而下,呕吐立止,胀满渐除矣。"指出上、中、下合感视病情用下法。

除吴氏所论病证外,但里不表还有几种情况。

(1)邪毒伏于里,当即不病,无外表证反映,过时过季而病,遇时有分传之特点,也有毒邪感延于一身,伏于内,由于正气足,无传变之象。

(2)当即发病出现里证,脏腑出现危重之证,或缓慢之证,或缠绵难解。《温疫论》曰:"间有延挨失治,或治之不得其法,日久不除,精神耗竭,嗣后更医,投药固当……一二日内前证复起,反加循衣摸床,神思昏愦,目中不了了等证,大凶之兆也。"可见毒邪入里重证之多,直中于里更是危证。如《温疫论·虚烦似狂候》曰:"此证里无大热,下证不备者,庶几可生,譬如城郭空虚,虽残冠而能直入,战不可,守不可,其危可知。"即是指直中于里的某种危重症。

(3) 外邪包裹于里,不显表证,里证一除,外证才渐显露,则宜表里双解,或先解表,或先清里,或表里同治。如今之手足口病,先由毒邪直犯表里肺脾,疱疹逆出于口与四肢(末端),若病由四肢再往里传则病之危重;手足口均具疱疹,伴发热,则有此种危险。因脾(胃)主四肢,开窍于口,疱疹出现,原由入侵邪毒化湿,随经逆出口与四肢,逆传再逆传则病危,为手太阴肺、足太阴脾合感,里而再里,分传于表,宜生石膏、黄芩之药清里,荆芥、薄荷、杏仁、菊花、金银花辛凉解表,麻黄辛温宜散透邪,适加红花、土茯苓、薏苡仁祛湿解毒,具有一定疗效。

(4) 入里之毒邪遇时分解,往表传,形成表里之证,或里重于表,或表重于里,此里也包括半表半里,表指手太阴肺,里指手少阴心、厥阴肝、肾等。半表半里指少阳胆(肝),阳明胃,足太阴脾(包括大小肠,膀胱等),因而形成先入里、再出表的传变形式。《温疫论》曰:"若先里而后表者,始则发热,渐加里证,下之里证悉除,二三日内复发热,反加头疼身痛脉浮者,宜白虎汤,若下后热减不甚,三四日后,精神不慧,脉浮者宜白虎汤汗之。"说明了里证的反复。在里毒邪致表卫腠虚,用药治疗里热,里热清后正气充足,抗邪于外,毒邪外出现于表卫;有的属误治或未分阶段治疗,而出现反复的情况。

三、表里分传

太阳肺经感受毒邪之侵袭,毒邪外出一般是一种好的表现。若表邪入里,入阳明、太阴、少阳、厥阴、少阴等经,均有寒温、疫毒之诸邪不同重证反映。再者由于毒邪本身的外出分解,郁遏于募原或某一脏腑之邪,向外熏蒸,破其卫表之气或上焦太阳而出,此时表腠虚,卫之太阳经失和,或为正虚复受外毒邪之侵袭。然也有毒邪郁于肺胃,大、小肠及其他脏腑出现邪毒之分解,先是郁闷闭阻,再分解分传,主张宜发散蕴郁之毒邪。清透并用,下之宜早。

此也属表里分传。表里分传也包括两种情况,先入里,再出表,或先入侵卫表肺经,再入里,形成表里分传。由里往外分传出表,或由表往里分传,表证不罢,形成表里证;或邪侵半表半里,包括少阳、阳明、太阴等经中焦气分。《温疫论》曰:"若表里分传者,始则邪气伏于募原,募原者,即半表半里也,此传法以邪气平分,半入里,则见里证,半出表,则出现表证,此疫病之常事。然表里俱病,内外壅闭,即不得汗,而复不得下。"治"宜承气汤先通其里,里邪先去,邪去里气通,中气方能达表,向者郁于肌肉之邪,乘势尽发于肌表矣"。若出现"或斑或吐,盖随其性而升泄之也"。先侵表再入里,吴氏曰:"若先表而后里者,始则但有表证而无里者证,宜达原饮。有经证者,当用三阳加法。经证不显,但发热者不用加法。继而脉洪大兼数,自汗而渴,邪离募原未能出表耳,宜白虎汤辛凉解散,邪从汗解,脉静身凉而愈。"然从总体分析:其一,由于正气虚,招毒邪外侵入里(包括六淫及其他毒邪相合)。其二,毒邪的传化,由轻转重入里,先传太阳表卫,从上焦入中下焦里之变。其三,若治之不得法,不及时,也可入里,由卫表入里之营血,或上、中、下分传,病之重。表里分传再分传,也是先表后里,或先里后表出现传化证。"若表里分传而再分传者,照前表里俱病,宜三消饮,复下复汗如前而愈,此亦常事。至于三发者,亦希有也。"

按吴氏而论,伏毒之邪缠绵难解,会有几种情况。毒邪解之不尽,余邪残留之气未去,也有反复,伤卫、气、营、血不同层次表现。他如:① 毒邪之气不分解,或解之不尽,再分传是向愈的表现。② 也有再分传是病缠绵渐重之反映,毒邪易侵袭人体上、中、下或多邪合感,蔓延传变。如《温疫论》曰:"有里而再里者,愈后二三日或四五日,依前之证复发,在上者仍吐之,在下者仍下之,再里者乃常事,甚至有三里者,然亦希有也。"表而再表,里而再里,初受之邪轻微,继而复感毒邪,或邪留于表卫,太阳肺经,与体内正气抗争,抵御外邪,正胜邪却,则不入里,若邪胜正微,则有入里的趋势。"间有表而再表者,所发未尽,募原仍有隐伏之邪,或二三日后,四五日后,依前发热,脉洪而数,乃其解也,斑者仍斑,汗者仍汗而愈。"形成发热或再发热,或表湿毒之邪不易散除之证。里而再里,也有类似表现。毒邪入里初之微,后逐渐加重,或与正气相抗争,在里则有加重的趋势,或毒邪之气演化加重于里,或毒邪留恋不出,再招里邪之变等。

四、毒邪逆传

温病学家叶天士提出的温热病"逆传心包"之论，也是对毒邪，包括温疫、寒疫、六淫等时毒的重大贡献。毒邪逆传，同样会引动肝肾及相应的脏腑出现危证，包括脏腑逆传，反侮、反克、反制等及六经逆传，上、下、中逆传，逆传再逆传，均是重证。临证需细辨之。逆传于心，心主血，毒邪之在卫，太阳之表，就有入卫之血表现。而表而再表，里而再里，表里分传再分传等，包括表里九传是疫毒之邪缠绵难解的表现，也是湿热之疫毒邪留恋，反复传变的基础。

《温疫论》的表里九传的重点是自外而内，或自内而外（此内亦即由外邪入内引起）两点。另有自上而下，自下而上，或自中而上、下，均是毒邪传变的形式。建立毒邪理论的表、里、中的纲领，融入八纲，即阴阳、表里、寒热、虚实，加气血，应置入六经，卫、气、营、血、三焦辨证界立。从吴鞠通《温病条辨》之三焦辨证就可以看出其以三焦为主线，纳入六经辨证，创立了温热病辨证的理论；若以六经为用，以脏腑辨证为主宰，以表、里、半表半里三分法为纬，渗入卫、气、营、血、三焦辨证，也是建立毒邪理论体系的基础。

中医学的脏腑理论，就是经络理论，无经络不可能把脏腑辨证系统联系起来，脏腑的所有功能活动，包括气血津液，精、气、神等无不与经络汇联有关。表、里、半表半里三分法通过六经，卫气营血，三焦沟通脏腑辨证，纳入八纲加气血，建立毒邪的理论框架极为重要，其实在《伤寒论》中，论述六经，阐述六经之致病变化规律，也早有卫、气、营、血、表、里加以诠释之先例。

表里，半表半里是三分法的相对概念，如表中之表、里中之里、半表半里之半表半里，半表半里可概为"中"即表、中、里。如六感之毒犯人，初不为觉，疲塌不舒，微感头昏，用板蓝根颗粒及大青叶等其他感冒药，以防传变，服之即效，若入表里，出现鼻涕、鼻塞、咳嗽、发热、恶寒，毒邪从寒热湿浊之化则板蓝根及一般感冒药无济于事，且缠绵难解，即是表中之表入表的表现。

吴有性"主客交"学说及其后世影响

上海中医药大学　　茅　晓

一、学说本义

"主客交"学说的原始文献,见吴氏所著《温疫论》下卷。严格地说,"主客交"有狭义、广义之分。其狭义者,系专指素有宿疾体虚而感疫气为病;而广义者,当指人体气血精津亏虚,邪毒胶结于血脉为病。"主"为正,专指人身气血精津等;"客"为邪,是指疫气等邪毒。因正气久亏不足,又遭疫气等邪毒入侵,邪毒与血脉等人体正气相互抗争胶结而形成顽症痼疾,即为"主客交"。因此吴氏所谓的"主客交"既是病机名称,又可理解为久治难愈的顽症痼疾。正如吴氏所言:"凡人向有他证尪羸,或久疟,或内伤瘀血,或吐血便血咳血,男子遗精白浊、精气枯涸,女人崩漏带下、血枯经闭之类,以致肌肉消烁,邪火独存……此际稍感疫气",而见"谷食暴绝,更加胸膈痞闷、身疼发热,彻夜不寐",若以为原病加重,而"遂投参、术、归、地、茯神、枣仁之类,愈进愈危"。若以治疫法治之,则"发热减,不时得睡,谷食稍进,但数脉不去,肢体时疼,胸胁锥痛",又会引发"过期不愈"的后果。此时若医者仍不识病之癥积所在,妄以杂药频试,则"补之则邪火愈炽,泻之则损脾坏胃,滋之则胶邪愈固,散之则经络益虚,疏之则精气愈耗,守之则日削近死。"吴氏辨治疫症的大量实践和经验,使其深刻地感悟到:疫症"伏邪已溃,表里分传,里证虽除,不知正气衰微,不能脱出,表邪留而不去,因与血脉合而为一,结为痼疾也"。显然,正虚疫邪陷于经脉,继而与营血胶结,以致主客交浑,正虚邪恋终成痼疾。其实,这种发病无论在急性热病或慢性杂病中都比较常见。

在具体的临床表现上,吴氏认为:肢体时常疼痛,是邪气与体内营血正气相结所为;脉数身热不去,因病邪与体内火气郁积所致;胁下刺痛,则因火邪结滞于胸部膈膜之故;其病迁延经久不愈,是因疫症之治超过了最适当的治疗时机(一般为7～21日),此时,"非坏证即痼疾也"。由于"客邪交固于血脉,主客交浑,最难得解,久而愈锢,治法当乘其大肉未消、真元未败,急用三甲散"而治之。吴氏创制的三甲散,以鳖甲、龟甲、穿山甲三甲为君主之药,具有"扶正不恋邪，达邪不伤正"之优点。蝉蜕、僵蚕祛邪息风，牡蛎平肝；当归、白芍和血养血；甘草和中；并加䗪虫以引诸药入血脉，搜剔血中之邪。较之吴氏治疫之专方达原饮和三消饮，此方立意更新颖，用药亦独特，并有广泛的临床适应面。

二、后世影响

"主客交"是中医历代独特学说中的一种，它起源于临床，又服务指导于临床。在吴氏学说中，这一学说主要用于疫症后期的治疗，但根据其理法方药的整体特质，对于多种慢性病或各种正虚邪恋、正邪胶固难解的重症顽症也有其广泛的适应性，对后世临床产生影响和启发。叶天士"三世家传，十七师承"，治病重"存体"而善用甘药，邪实之治亦重正虚，其治络心法认为"凡久恙必入络，络主血，药不宜刚，病属内伤，勿事腻补"，其所创通络法以"缓通"为主，免伤正气。如治某人"疟邪经月不解，邪已入络，络聚血，邪攻则血下"，方用鳖甲煎丸，既有鳖甲、䗪虫的软坚破血攻瘀，又有人参、阿胶补益气血。叶氏此法虽深得仲景、许叔微用虫类药之真谛，也不排除受吴氏学说影响的可能。同为吴县人的清代湿热病大家薛生白，取吴氏"主客交"之意，治"湿热证七八日，口不渴，声不出，与饮食亦不却，默默不语，神识昏迷"之证，辨为"邪入厥阴"，用三甲散治之，以其有开窍醒脑之功。更具代表性的是清代温病大家淮阴吴鞠通，他是历史上善于继承前人学术而有得者，其学术上溯汉唐，远绍《灵》《素》，近承叶桂，他认为吴又可的《温疫论》"议论宏阔，实有发前人所未发"。在临床上，吴鞠通对吴又可攻邪通下、养阴清燥和补泻兼施等法尤多继承。《温病条辨》"上焦篇"收录吴氏瓜蒂散和吴氏用梨汁、藕汁治胃热津伤渴饮的经验而立雪梨浆、五汁饮法；"中焦篇"以吴氏柴胡清燥汤法创制了增液汤；"下焦篇"则在吴氏三甲散之启示下创制温病名方三甲复脉汤。吴鞠通之友汪廷珍称其"秉超悟之哲，嗜学不厌，研理务精……撼生平之心得，穷源竟委"，诚属确言。《温病条辨》"下焦篇十四"云："下焦温病，热深厥深，脉细促，心中憺憺大动，甚则心中痛者，三甲复脉汤主之。"后世临床一般认为，三甲复脉汤主治温病后期，热邪烁伤肝肾之阴，虚风内动，手指蠕动，心中憺憺大动，舌干齿黑唇裂，脉沉细数之症，具有滋阴复脉、潜阳息风功能。再仔细展阅吴氏原著则发现，吴氏之用"三甲"，特别考虑到患者"心中大痛"之症，如其言"前二甲复脉，防痉厥之渐；即痉厥已作，亦可以二甲复脉止厥。兹又加龟板名三甲者，以心中大动，甚者痛而然也……甚者痛者，'阴维为病主心痛'，此证热久伤阴，八脉丽于肝肾，肝肾虚而累及阴维故心痛，非如寒气客于心胸之心痛，可用温通。故以镇肾气、补任脉、通阴维之龟板止心痛，合入肝搜邪之二甲，相济成功也。"此前明代缪希雍《本草经疏》谓："龟鳖二甲，咸至阴之物，鳖甲走肝益肾……龟甲通心入肾。"因此吴鞠通之用三甲，与其说是育阴潜阳，更多或许还着眼于通络止痛。从中医温病学术发展史而言，吴鞠通是从理论和临床实践角度全面传承叶桂温热学说的功臣，诚然也不排斥吴氏对叶天士"通络""奇经"等学验的继承发扬。在吴又可三甲散基础上形成的三甲复脉汤，也因此被后世用于治疗中暑神昏、流行性脑脊髓膜炎、流行性乙型脑炎后遗留神志呆钝、肢体抽搐、低血钙手足搐搦等病症，成为滋补肝肾、平肝通络、散结消癥之名方。

三、现代临床应用探讨

中医古代学说和医家特色经验是依赖于它独特的价值积淀来影响后世医学的。吴又可的"主客交"学说及其相关的一整套理法方药应当以它的系统理念启示和指导当今临床。在医学思路与方法层面，它所要求的绝非是仅仅在温病后期痼疾难解而用三甲散，重要的在于对任何病证，只要辨证属于正虚邪恋之重症顽疾，一般方法用之无效或少效，那么"主客交"的理论逻辑便可援引于具体临床。以个人体验而言，对众多慢性疾患，譬如痹证（类风湿关节炎、痛风、皮肌炎等）、痿证（重症肌无力、多发性神经炎、周期性麻痹等）和肝脾肿大、肝硬化之积聚、鼓胀，甚或各种肿瘤、心脑血管病，只要证型相符，都可借鉴吴氏此说，并化裁运用三甲散等方。吴又可明言："若素有内伤瘀血者，倍䗪虫，如无䗪虫，以干漆炒烟尽为度，研末五分，及桃仁捣烂一钱代之，服后病减半勿服，当尽调理法。"指出病情轻减后的及时停药和以调理等和法善后的治法用药原则。吴又可的这一种治法，被叶天士称为"虫蚁搜剔"，其通络四法之一的辛咸通络，所谓"藉虫蚁血中搜逐，以攻通邪结"，并"每取虫蚁迅速，飞走诸灵。俾飞者升，走者降，血无凝著，气可宣通"，药如蜣螂、蜂房、虻虫、地龙、全蝎、䗪虫、穿山甲、蛴螬、僵蚕、水蛭、蜈蚣等。学术的继承发展是在临床实践中嬗变衍化而前行的。毫无疑问，叶天士对通络学说的整合，也离不开对吴又可"主客交"及三甲散等理论经验的汲取和融合。

作为中医历代医家的一种独特学说，"主客交"一词《中医大辞典》无载，作为一张颇为重要的名方，"三甲散"一方《中医大辞典》同样不见。说明吴又可的这些学验或很少为人知，或很少有人重视其学说在中医学术和临床上的价值和地位。现代临床的进步和发展永远离不开对古代历史的借鉴，基于"主客交"说的理论和实践意义，应当引起学界的关注，更深入地从理论和临床层面作深层探讨和研究。同时，在中医理论和学术走向全面整合的当代，吴氏三甲散应当与扶正通络、活血化瘀、消积破癥等相关治法、方药有更妥当更优化的组合，从而全方位提升中医临床应对顽症痼疾的能力。

（《中华中医药杂志》，2005 年第 20 卷第 8 期）

从《温疫论》看吴又可对邪正理论的应用

北京中医药大学　　韩　暄　党志博
太原市第二人民医院　　赵丽萍

中医学将具有传染性感染性疾病统称温疫，明末医家吴又可所著我国医学史的第一部温疫专著《温疫论》，对于当今治疗温疫的临床思想仍然有很大的指导。吴氏以为温疫病为感天地之疠气而果，邪不去则病不瘳，愈沉愈伏。因此祛邪是治疗温疫的根本大法。但是因为表里先后的传变而其传有九，故此祛邪也必须要做到因变知治。遍观《温疫论》著作，吴氏尤其推崇攻下法。正邪学说是中医的一个重要学说，正邪斗争的结果决定疾病的进退，因此临床上要扶正祛邪，扶助正气，帮助机体祛邪外出，从而达到治愈疾病的目的。正气的概念十分宽广，凡是有利于疾病向愈的，有利于机体的，皆可称之为正气,如人体的阳气、津液、气血、脾胃功能等。临床虽然扶助正气方式不一,但都是紧紧围绕着扶正祛邪理念而设。扶正祛邪,或称攻补兼施,是中医的一个基本治疗原则。在临床治疗过程中,需要着眼于扶正祛邪,使攻邪而不伤正。祛邪可以避免正气损伤而达到扶正目的,扶正有佐助祛邪的作用,可达到邪去正安的目的,因此扶正与祛邪是不可分裂的。吴又可的《温疫论》是首部温病学专著,在该书中,吴氏详细阐述了攻逐邪气治疗理念,如达原饮促邪溃败、大承气汤攻下、逐邪勿拘结粪等。现今,胃肠道的功能在危病预后中的作用也越来越受到了重视,中医上的胃气包括其营养功能、屏障功能,甚至有医家认为胃气是多脏器功能兴衰的启动脏器。《内经》中也早就有"有胃气者生,无胃气者死"的说法。历代医家也对"胃气"有很多的论述。对于吴又可的祛邪理念,历代多有探讨,但吴氏扶正祛邪理念却被人忽视。故本文着重探讨吴氏在扶正方面的治疗理念。

一、《温疫论》的几点解读

1. 正虚是温疫发病的基础 《内经》认为"正气存内,邪不可干",又曰"邪之所凑,其气必虚",即指出了正气虚是邪气所侵的发病基础。吴又可在其序言中曰:"夫温疫之为病,非风、非寒、非暑、非湿,乃天地间别有一种异气所感。"指出温疫病因为外来邪气,故而吴氏在《温疫论·原病》中曰:"本气充满,邪不易入,本气适逢亏欠,呼吸之间,外邪因而乘之。"即明确提出了正虚是发病的基础,这也是吴氏在治疗的同时强调固护正气的理论基础。

2. 应用攻邪法时正气具体表现为胃气 在《温疫论》之中指出了治疗温疫的原则为客邪贵乎早逐,邪不去则病不愈。作者认为攻下可以驱邪以达到开通胃气为目的。应下之证,首先应该依据舌苔的变化,病入胃则舌苔变黄,诸如老黄苔、焦黑苔等体征皆为应下之舌。只要是有邪热则可议下,逐邪宜于早尽。邪在胃阻碍正气流通,治疗法则应当为逐邪。用药则需要善用大黄,作者认为大黄走而不守,故此得大黄促之而下就是开门祛邪法。开通郁结胃气则胃气打开,因此患者能食,极有助于正气的恢复。胃气去浊,则邪热随大便外出。在《温疫论》中,正气突出表现为胃气。邪从外来,即当祛除。《温疫论·标本》曰:"诸窍乃人身之户牖也。邪自窍而入,未有不由窍而出。"

又在《温疫论·疫痢兼证》曰："夫疫者胃家事也，盖疫邪传胃十常八九，既传入胃，必从下解，疫邪不能自出，必藉大肠之气传送而下，而疫方愈。"明确指出邪从后窍而出的攻下逐邪法是治疫的重要方法。这也是吴又可采用攻下逐邪的理论基础，同时也是吴氏攻下逐邪时照顾胃气的理论基石。邪气入里与糟粕结于胃肠，攻逐邪气必依赖于胃气，所以吴氏重视胃气。吴氏在《温疫论》中多次提到胃气的重要性，如"但嫌下早之误，徒伤胃气耳""此邪不在里，下之徒伤胃气""宜生姜以和药性，或加人参以助胃气"。治疫一般多是采用攻下驱邪法，但是攻下方剂中的药品多性苦寒，极易导致苦寒败胃，而胃气的兴盛和衰败对于疫病的转归预后也十分重要。生姜本性温，生用则能够发散而熟用则能够和中益气，因此需要用生姜以兼制寒邪而达顾护胃气之功。同时《温疫论》全书共载 33 首，方中用生姜者 16 首，可见吴又可在温病的治疗过程中十分重视生姜的使用。吴氏之所以重视生姜，即在于生姜能和胃、益胃。

3. 攻邪不伤正　"温病下不厌早"的观点，即吴又可首倡。吴氏强调"大凡客邪贵乎早逐""勿拘于下不厌迟之说"。吴氏强调逐邪的目的即在于逐邪保正，避免邪气在里损伤人体正气。故而曰："乘人气血未乱，肌肉未消，津液未耗，病人不至危殆，投剂不至掣肘，愈后亦易平复。欲为万全之策者，不过知邪之所在，早拔去病根为要耳。"虽曰逐邪，但不能不顾正气之虚实而盲目攻邪。《温疫论·逐邪勿拘结粪》曰："但要谅人之虚实，度邪之轻重，察病之缓急，揣邪气离膜原之多寡，然后药不空投，投药无太过不及之弊。"明确提出要根据正气之虚实、邪气之轻重，合理选择治法，也强调了要在正气尚未虚弱情况下，及早攻邪。这也是所谓"温病下不厌早"之说的缘由，因急下可达到保正存津之目的。吴氏对于邪实而正气不虚的证候，采用大承气汤等攻逐邪气。而对于正气不足之证，则处处强调不可伤正的治疗原则。如《温疫论·邪气复聚》中对于里实证下后尚有余邪者，虽应下之，"但当少与，慎勿过剂，以邪气微也"，即表述了不过度攻邪以免伤正。邪微则微微攻下，邪无而正虚，则扶正而不攻邪，如对于因胃气虚而大便不通之证，强调扶正而达到通便的目的，如《温疫论·病愈结存》曰："须饮食渐进，胃气稍复，津液流通，自能润下也。"

4. 扶正以祛邪　对于扶正及祛邪的关系，古已有云"正盛邪自祛"，充分说明扶正和祛邪相互联系，扶正的目的就是祛邪，通过增强正气的方法以达到驱邪外出的目的，从而身体能够恢复健康。祛邪就是为扶正，消除致病因子对身体的损害以保正气，恢复健康。所以在运用扶正祛邪的治疗准则时，需要分析正邪相对力量的对比，分清本末从而决定扶正和祛邪的先后顺序。一般而言，扶正就是用于虚证；而祛邪则用于实证；若虚实错杂则扶正祛邪并用，可兼顾并且分清虚实的主次。

下法，为攻邪之法，难免损伤正气，若正气充足，可放手一搏，若正气不足，则攻下之法不但不能祛邪，反而损伤正气。即使正气充足之时，攻邪也需要照顾到正气，避免邪去而正衰。在《温疫论》中吴氏虽然指出祛邪为治疗温疫的第一要义，但常依据邪正的虚实而决定攻邪与扶正的关系，如《温疫论·前后虚实》指出："病有先虚后实者，宜先补而后泻，先实后虚者，宜先泻而后补。"所以吴氏不仅重视大黄祛邪之能，而对于正虚邪实之证，则攻补兼施，如采用陶氏黄龙汤法。温疫邪气本质属热邪，热邪伤津耗液。吴氏说"夫疫，乃热病也""阴血每为热搏"而耗损，所以温疫后期多伴有阴液的不足，是"余焰尚在，阴血未复"，对于阴枯血燥者，强调勿犯"虚虚之戒""忌投参术"，创制了清燥养营汤、柴胡养荣汤、人参养营汤等方。对素体气虚者，主张于承气汤中加人参，"承气借人参之力，鼓舞胃气，宿食始动也"。

5. 病后粥饮，静养胃气　临床上长期发热患者，气血阴阳皆可损伤，后期患者消瘦、正气不足，即是邪气伤正的表现，正如古人云"壮火食气"之说。呵护正气，不仅体现在服药治疗要以知为度，同时也体现在饮食禁忌，如《伤寒论》中桂枝汤方后注曰：禁生冷、黏滑、肉面、五辛、酒酪、臭恶等物；十枣汤方后注：得快下利后，糜粥自养；又如乌梅丸方后注曰：禁生冷、滑物、臭食等，都体现了处处以扶正、不伤胃气为主的理念。吴氏在《温疫论·调理法》曰："若久病之后，胃气薄弱，最难调理。"强调了邪气入里伤及胃气，胃气已有损伤，故而在病愈后调理中，吴氏秉承仲景理念，在疫后调理中始终注重调护胃气，可以"先与粥饮，次糊饮，次糜粥，次软饭，尤当循序渐进，毋先其时，毋后其时。当设炉火，昼夜勿令断绝，以备不时之用，思谷即与，稍缓则胃饥如刺，再缓则胃气伤，反不思食矣"。可以看出，吴氏重视胃气的恢复，愈后食物的服食亦有顺序，不可颠倒，而原则即有利于胃气恢复的食物先给，不利于胃气的食物后给或不给，积极促使胃气恢复。同时还提出"大抵时疫愈后，调理之剂，投之不当，莫如静养，节饮食为第一"。静养、节饮食，无不是促胃气恢复的体现。在《温疫论》中作者也将胃部形象地比拟为灶火。凡人体胃气强盛则可饥可饱，即是灶大薪多而火盛，薪多火盛，薪断则余焰犹存。人体的胃气旺盛那么食量就大，气血充盈。胃气衰则食少而气血不足，如果多食则容易造成不通或断进食则气血尽绝。所以胃气的盛衰对于温疫病的预后有十分重要的作用，所以吴氏在疫后的调理之中最重护胃气。他认为如果大病之后，外邪新去，胃口方开，元气大伤，应当接续。调理应该和机体相适应。食而不运化则易导致食复，食入过多的油腻之品，又可导致胃气壅塞。同时还告诫医家在患者的温疫愈后注意用方剂进行调理，比如加人参、黄芪等可能会导致壅郁、造成余邪伏留而后变生异证。故此慎用补气药品。可是也非一律不用，要根据体质状况以及邪气去留情况来判断。可见温疫愈后必需静养，慢慢地调理胃气以康复，万不可急功劲补。

二、小　结

邪正虚实决定了治法中扶正、祛邪的配合比例，或攻或补，或攻补兼施，甚至攻、补各占比例如何，都是临床中需要重视的地方。若虚实不分、攻补不明，怎能奢求疗效。吴氏重视祛邪，强调邪去正安。但在祛邪的时候亦重视正气的虚实。对于正气不虚之人，自然可放手攻逐邪气。但对于正气、胃气虚弱之证，吴氏处处强调胃气之重要性，攻邪而不伤正，或直接加用生姜、人参等扶正祛邪，或减轻攻邪力度。在多次的攻下后，病情就可能会发生某些变化，甚至于因为病情的转变出现变证，可能会伤阴、伤血等，此时则不能只是采用攻下之法，应该间服缓剂以恢复胃气，为下一步的病情治疗创造出有利的条件。如果余邪未清则可以采用柴胡清燥汤来清泄余热而养阴生津。如果出现蓄血留瘀则宜采用犀角地黄汤来达到清热解毒和凉血散瘀之功。承气汤等相类似的方剂，即使剂量很小也可能产生强烈的反应。老年人的营血卫气微弱，很容易耗损，又难以自行复原，却不像年轻患者本身气血充沛，年轻患者即使受病也能够很快地恢复。所以对老年的患者来说必须慎用攻下法，而对年轻的患者则需要谨慎采用补法。对患者需要区别对待，根据患者本身的状况进行具体治法，没必要拘泥。在临床的治疗实践之中，作者对此也深有体会，因为患者往往个体差异较大，随着体质强弱不同，即使于相同发病环境之中的临床表现也不一致，所以治疗的方法也有较大差异。在临床上要我们处方时一定具体问题进行具体分析。对于疾病后期阴津不足的，加用养营汤等扶正祛邪。在邪去而胃气未复的愈后调理，更是不吝笔墨，提出静养、粥饮以促使胃气恢复。

　　总之，吴氏不仅重祛邪，亦重视扶正，对临床治疗有一定的指导意义。《温疫论》是作者长期从事临床医疗实践的总结，其中所呈现的学术思想对后代的中医温病学家有深远的影响，尤其是其中的温疫祛邪扶正之法的应用。对当今中医治疗温疫病的临床治则仍然有极强的临床意义，值得反复研读并借鉴。

（《河南中医》，2014 年第 34 卷 9 期）

论吴又可《温疫论》中的体质学说

广东省江门市人民医院　　鞠少斌
广州市传染病院　　杨克彬

　　体质，指人体正气的盛衰和抗邪能力的强弱，以及常态下人体阴阳、虚实、寒热、燥湿的属性，体质反映了人体的自我调节能力和对外界环境的适应能力。中医学早在《内经》中就论及了有关体质方面的内容。《灵枢·阴阳二十五人》篇运用了阴阳五行学说，结合人体本身的特点及其对自然界变化的适应能力，归纳总结为木、火、土、金、水五种不同的体质类型，并分述了各种类型的人在生理、病理上的特异性。《灵枢·通天》《灵枢·行针》等也从不同角度对人体的体质进行了分析，为中医学"因人制宜"的思想奠定了坚实的基础。

　　明末著名医家吴又可在其所著《温疫论》中，根据温疫病的发病特点、病变实质、传变规律、病变转归等，继承了《内经》的思想，并作了进一步的阐发，指出了体质因素在温疫病的发生、发展及转归中的重要性，既丰富了中医学的内容，对后世温病的辨证论治也有很大影响。现将吴氏《温疫论》中有关体质学说的内容分述如下。

一、体质与发病及传变

吴氏认为，温疫病是由于人体感受自然界"疫疠之气"所引起，温疫病的发生与否，除了与"疠气"之强弱有关外，更重要的是决定于人体正气的盛衰。他指出"邪之所着，有天受，有传染，所感虽殊，其病则一。凡人口鼻之气，通乎天气，本气充满，邪不易入……昔有三人，冒雾早行，空腹者死，饮酒者病，饱食者不病，疫邪所着，又何异耶?"（《温疫论·原病》）

体质的差异，既决定温疫病的发生与否，又与病后是否出现传变以及传变于何脏腑经络密切相关。故吴氏提出了"传导不常，皆因人而传"（《温疫论·传变不常》）的看法，并列举了由于体质的差异而出现不同传变的例子："有局外之变者，男子适逢淫欲，或向来下元空虚，邪热乘虚陷于下焦，气道不施，以致小便闭塞，小腹胀满，每至夜即发热……或素有他病，一隅之亏，邪乘宿者所损而传者，如失血崩带，经水适来适断，心痛疝气，痰火喘急，凡此皆非常变，大抵邪行如水，唯注者受之。"（《温疫论·传变不常》）

二、体质与临床表现

体质的差异，常导致同一疾病出现不同的临床表现，或不同的疾病其有类似的临床特点。这也是中医"同病异治""异病同治"的理论依据所在。由于人体阴阳、寒热、虚实、燥湿属性的不同，在感受温疫病邪既病之后，由于体质不同，其临床表现就具有相对的特异性。吴氏指出："至又杂气为病，一气自成一病，每病又因人而变，统而言之，其变不可胜言，医者能通其变，方为尽善。"（《温疫论·知一》）吴氏除叙述了温疫病常见的临床表现，还指出了病变过程中的种种变证，并以醉酒为例，分析了造成变证的原因是"因其气血虚实之不同，脏腑禀赋之各异，更兼感重感轻之别"（《温疫论·知一》），充分说明了体质因素在温疫病病变过程中的重要性。

吴氏很重视正气在温疫病中的作用,认为正气的盛衰、禀赋的强弱,常影响疾病的变化。指出:"其恶寒或微或甚,因其人之阳气盛衰也。"(《温疫病·原病》)从侧面反映了正气在人体中的重要性。凡正气不足,禀赋较弱,或病后体虚而感受温疫病邪,或患温疫病后,失治误治,耗伤正气,则因不同脏腑经络之虚损而出现不同的临床表现。在《温疫论·下后反痞》篇中,吴氏指出凡素体脾虚,或新产气血两亏,或误下损伤脾胃,均可导致邪气留恋而出现"痞满"之证。在《温疫论·药烦》篇中则指出"中气素亏,不能胜药"者,若误服承气,易致"药烦",出现"额上汗出,发根燥痒,邪火上炎,手足厥冷,甚则振战心烦,坐卧不安,如狂之状"的临床表现;在《温疫论·虚烦似狂》篇中,告诫人们,若元气大虚而感受外邪,"因不胜其邪,元气不能主持",易出现"虚烦似狂"的危证,临床尤应注意。

此外,由于年龄、性别的不同,也表现出各自不同的体质生理特点。这些特点不仅反映了不同性别、年龄的人在生理上的差异,还决定了他们在染病后病理变化上不尽相同。性别方面,由于妇女"有余于气,不足于血"(《灵枢·五音五味》),且具有经、带、胎、产等独特的生理特点,因此,在这些特殊时期感染了温疫病邪后,其临床表现也有与众不同之处。吴氏指出"妇人伤寒时疫,与男子稍有不同……经水适断适来,疫邪不入于胃,乘势入于血室,故夜发热谵语……"(《温疫论·妇人时疫》)年龄方面,小儿具有"肉脆血少气弱"(《灵枢·逆顺肥瘦》)的生理特点,其脏腑娇嫩,形气未充,肌肤柔嫩,神气怯弱,筋骨未坚,一旦感受温疫病邪,极易生变。吴氏曰:"小儿赋质娇怯,筋骨柔脆,一染时疫,延挨失治,即便二目上吊,不时抽搐,肢体发痉,十指钩曲,甚则角弓反张……"(《温疫论·小儿时疫》)

三、体质与治疗

理法方药是中医辨证施治的四个基本环节。体质既然影响了疾病的发生发展、病理变化及临床表现,那么体质也必然体现于治疗法则与方药。吴又可非常强调按体质论治的重要性,其处方用药,处处体现按体质论治的精神,指出临证"但要谅人之虚实,度邪之轻重,察病之缓急,揣邪离膜原之多寡，然后药不空投，投药无太过不及之弊"（《温疫论·注意逐邪勿拘结粪》），把"谅人虚实"视为首要。

对于温疫初起，认为此时邪气虽盛，正气未衰，故应祛邪为主。指出"大凡客邪，贵乎早逐，乘人气血未乱，肌肉未消，津液未耗，病人不至危殆，投剂不至掣肘，愈后亦易平复"（《温疫论·注意逐邪勿拘结粪》）。

然而，吴氏虽然指出祛邪为治疗温热病的第一要义，但常依体质的强弱、邪正之消长而决定先攻后补、先补后攻或攻补兼施。指出"病有先虚后实者，宜先补而后泻，先实后虚者，宜先泻而后补"（《温疫论·前后虚实》）。若邪气极盛而正气已虚，宜攻补兼施。"及言其变，又有应补者，或日久失下，形神几脱，或久病先亏，或先受大劳，或老人枯竭，皆当攻补兼施。"（《温疫论·应补诸证》）但若正气虚甚，复感温疫病邪，则须以扶正为主，待正气恢复后，再行攻邪，"假令先虚后实者，或因他病先亏，或因年高血弱，或因内伤劳倦，或因新产下血过多，或旧有吐血及崩漏之证，时疫将发，即触动旧疾，或吐血，或崩漏，以致亡血过多，然后疫气渐渐加重，以上宜先补而后泻"（《温疫论·前后虚实》）。

在具体处方用药时，吴氏指出应根据不同的体质进行适当的加减，对三甲散的运用就是一个很好的例子。三甲散为吴又可所创，用治正虚疫邪陷于经脉，与营血相结，主客交浑的"主客交"，而于运用时，则强调"随平素而调之"。指出："若素有老疟或痎疟者，加牛膝一钱，何首乌一钱，胃弱欲作泻者，宜九蒸九晒。若素有郁痰者，加贝母一钱；有老痰者，加瓜蒌霜五分，善呕者勿用；若咽干作痒者，加花粉、知母各五分；若素燥咳者，加杏仁捣烂一钱五分；若素有内伤瘀血者，倍䗪虫，如无䗪虫，以干漆炒烟尽为度，研末五分，及桃仁捣烂一钱代之，服后病减半勿服，当尽调理法。"（《温疫论·主客交》）

前面提到，不同的年龄具有不同的体质生理特点，这种差异不仅影响了疾病的发生、发展和变化，同时，其对药物的耐受性和敏感性也不尽相同，故吴氏指出治疗时应根据不同的年龄进行不同的加减。他说："三春旱草，得雨滋荣；残腊枯枝，虽灌弗泽。凡年高之人最忌剥削，设投承气，以一当十；设用参术，十不抵一，盖老年荣卫枯涩，几微之元气易耗而难复也，不比少年气血生机甚捷，其势勃然，但得邪气一除，正气随复。所以老年慎泻，少年慎补。"

（《温疫论·老少异治论》）当然，这仅是就一般情况而论，吴氏还意识到"亦有年高禀厚，年少赋薄者，又当从权，勿以常论"（《温疫论·老少异治论》）。既言常，又言变，不拘执一端。

四、体质与转归

体质从某个角度上反映了人体正气的盛衰和抗邪能力的强弱，因此，体质的盛衰对于疾病的转归，有着很大的影响。吴氏很重视体质因素在疾病过程中的主导作用，提出了"素亏者易损，素实者易复"（《温疫论·损复》）和"元气胜病为易治，病胜元气为难治"（《温疫论·妄投寒凉药论》）的观点。在《温疫论·温疫初起》篇中，更作了进一步的论述，指出："凡元气胜者毒易传化，元气薄者邪不易化，即不易传。设遇他病先亏，适又染疫能感不能化，安望其传？不传则邪不去，不去则病不瘳……"由此可见，体质的强弱、正气的盛衰与疾病的转归是密切相关的。

凡若正气盛者，病易康复，"虽误治，未必皆死。"（《温疫论·妄投寒凉药论》）但若正气亏虚，不能胜邪，则病多危重，"凡人大劳、大欲，及大病、久病后，气血两虚，阴阳并竭，名为四损。当此之际，忽又加疫，邪气虽轻，并为难治，以正气先亏，邪气自陷……"（《温疫论·四损不可正治》）"若夫久病枯削，酒色耗竭，耄耋风烛者，此等已是天真几绝，更加温疫，自是难支，又不可同日而语矣。"（《温疫论·行邪伏邪之别》）

综上所述，吴又可在《温疫论》中有关体质学说的论述，虽未能形成独立、完整的理论体系，也没有明确提出体质学说的概念，但其有关体质学说的思想，贯穿于《温疫论》的始终。体质的强弱盛衰，体质的不同属性，不仅影响了疾病的发生、发展和病理变化，而且与疾病的治疗息息相关。体质受禀于先天，培育于后天，在疾病的发展过程中，随正邪的消长而不断变化，反之，体质也在不断地影响着疾病的发展变化。吴氏这些理论，对后世温病学家的思想及温病学理论的形成有很大的影响，至今对温病学的研究和临床应用仍有很大的指导意义。

《温疫论》顾护胃气思想初探

暨南大学生物医药研究开发基地　　廖红娟　王一飞

《温疫论》在论疫中强调顾护胃气的思想尤为值得借鉴学习，现从以下四个方面进行探讨。

一、攻下驱邪以通胃气

吴又可在《温疫论》中指出治疗温疫的原则："客邪贵乎早逐。""邪不去则病不愈。"认为攻下可以驱邪开通胃气。应下之证，首在依据舌苔变化，凡病邪入胃，舌苔必黄，老黄苔、焦黑苔、舌生芒刺等皆为应下之舌。只要里有邪热，便可议下，逐邪宜早务尽，勿拘结粪。"邪在胃家，阻碍其正气，郁而不通"，治疗当"逐去其邪，气行火泄，而热自已"。用药善用大黄，认为"大黄走而不守""得大黄促之而下，实为开门祛贼之法"，开通郁结之胃气，胃气开，则能食，有助于正气恢复，胃气降浊，促邪下行，使邪热有随大便外出之机。

二、不可妄投寒凉之品以免损伤胃气

吴氏重视下法，但不妄用寒凉攻下之品，强调使用下法"要谅人之虚实，度邪之轻重，察病之缓急，揣邪气离膜原之多寡，然后药不空投，投药无太过不及之弊""设独行而增虚证者，宜急峻补"，明确指出"邪未入胃者不可下""阴虚甚者不可下"等禁下之证，创立了承气养荣汤、柴胡清燥汤等攻补兼施之方。同时认为"误用寒凉，妄成生气"，对疫病发热投以苦寒之品只能治标，不能驱邪，而且还可能会导致胃气大伤，元气受损，正如《温疫论》所指"邪在胃家"必投承气，"若用黄连苦寒，反招闭寒之苦"。

三、善用温药以调胃气

生姜辛温，本为温病及热盛之证所忌用，而《温疫论》全书共载 33 首方中用生姜者16首(15首用姜煎煮药物,1首为方中用姜),用姜之方占全书方剂近半,可见吴又可在温病的治疗过程中十分重视生姜的使用。吴氏治疫多用攻下驱邪之法,但攻下之剂多为苦寒之品,容易导致苦寒败胃,而胃气之盛衰对疫病转归预后极为重要。生姜性温,生用发散,熟用和中,所以须用生姜以"监制寒邪,顾护胃气",反佐寒药,振奋中阳,开畅气机。中阳振复可以促进胃中药物的消化吸收,正如《温疫论》提到"中气素亏,不能胜药"的"药烦"证,"急投姜汤即已,药中多加生姜煎服,则无此状"。又如"中气大亏,不能运药……天元几绝,大凶之兆"之"停药"证,"宜生姜以和药性"。说明合理使用生姜不仅可以振奋中阳,促进药物消化吸收,还可以使上述症状消失或减轻,甚至可以避免其发生。气机开畅,舒展阳气,抗邪之时可透邪外达,如《温疫论》"凡疫邪留于气分,解以战汗;留于血分,解以发斑",治疗上用白虎汤和承气汤时均加生姜以期"里气一通,不待发散,多有自能汗解",起到畅达气机,透邪外达的功效。生姜走而不守,一般不会出现耗散阴津的副作用,这对后世温病治疗用药有一定的启发作用。

吴氏治疫非妄攻不补,对"日久失下,形神几脱,或久病先亏,或先受大劳,或年老枯竭,皆当补泻兼施"。补剂中吴氏首推人参,认为"人参为益元之极品,开胃气之神丹"。人参补脾生津,以开胃气。当然,人参的使用有一定的适应证,不可妄投,恣意投之,或不效或生变证。"若用参之后,元气不回,胃气不转者,勿谓人参之功不捷,盖因投之不当耳。"可见用人参开胃补气也要把握证机,方能起到满意疗效。

四、疫后需静养重胃气

吴氏在《温疫论》中指出"盖胃体如灶,胃气如火,谷食如薪,合水谷之精微,升散为血脉者如焰,其糟粕下转为粪者如烬",将胃形象地比作灶。"凡人胃气强盛,可饥可饱",正如"是以灶大则薪多火盛,薪断而余焰犹存。若些小铛釜,只宜薪数茎,稍多则塞灭,稍断则火绝矣"。胃气旺盛则食量大,气血充足;胃气衰弱则食少,气血不足。若多食易造成痞塞不通,或稍断进食则气血尽绝。可见胃气的盛衰对温疫疾病预后具有十分重要的作用,因此,吴氏在疫后调理中始终注重调护胃气。他认为"若夫大病之后,客邪新去,胃口方开，几微元气，所当接续"，主张调理应与机体相宜"多与、早与、迟与皆神所宜"。可以"先与粥饮，次糊饮，次糜粥，循序渐进，先后勿失其时"，强调给予易消化的食物，食而不化易导致食复，食太多油腻黏硬之品，又可致"胃气壅塞，必胀满难支"。他还告诫医家"温疫愈后，调理方剂投之不当"，如投人参、黄芪、白术等，可致壅郁、余邪伏留，造成日后变生异证，故要慎用补气之品。但也并非一律不用，以体质状况及邪气留恋情况来判断。"大抵时疫愈合，调理之剂，投之不当，莫如静养，节饮食为第一。"可见温疫愈后需静养，慢慢调理胃气以求康复，不可急功劲补。

五、结　语

"疫者感天地之疠也……邪自口鼻而入。"鼻气通于肺，口气通于胃，胃气的强弱与否与人体是否感受"戾气"十分相关。《温疫论》在论治温疫过程遵循《内经》"胃气者，本气也""有胃气则生，无胃气则死"，强调顾护胃气的重要性。胃气的强弱关系到感邪后能否很好地抗邪、尽快痊愈以及痊愈后是否复发等疾病的全过程。《温疫论》中顾护胃气的思想对目前防治某些传染性疾病具有很大的实际意义，值得我们认真学习和继承。

《温疫论》"截断扭转"学术思想探析

福建中医学院　　林慧光
中国中医药出版社　　芮立新

《温疫论》系统地论述了温疫的病因、传变规律、治法方药等，其中包含客邪早逐、先证用药等原则。笔者认为，《温疫论》对温疫病各个阶段的辨证治疗，处处体现截断扭转学术思想，对"截断扭转"治则的形成颇有启迪作用。

"截断"是指采取果断措施和特殊功效的方药,直捣病巢,迅速祛除病原,控制疾病的自然发展趋势。"扭转"是指扭转病势,使之向好的方向发展。"截断扭转"的核心是"先证而治",对一些危重病症有着明显的疗效。

一、疏利膜原,扭转病位

　　对于温疫侵入人体的部位,《温疫论·原病》篇说:"邪自口鼻而入,则其所客,内不在脏腑,外不在经络,舍于伏膂之内,去表不远,附近于胃,乃表里之分界,是为半表半里。即《针经》所谓横连膜原是也。"这是吴氏对温疫发病部位的一种假设。一般而言,邪气在经则为表,邪气入胃即是在里。今邪在膜原,正当经胃交关之所,故为半表半里。因邪不在经,汗之徒伤卫气,邪不在腑,下之徒伤胃气。吴氏进一步论述道:"温疫之邪,伏于膜原,如鸟栖巢,如兽藏穴,营卫所不关,药石所不及。至其发也,邪毒渐张,内侵于腑,外淫于经,营卫受伤,诸证渐显,然后可得而治之。方其浸淫之际,邪毒尚在膜原,此时但可疏利,使伏邪易出。邪毒既离膜原,乃观其变,或出表,或入里,然后可导邪而去,邪尽方愈。"(《温疫论·行邪伏邪之别》)邪在膜原,可谓汗之不得,下之不可。只有使邪气尽快离开膜原,或出表,或入里,才能因势利导,用汗法或下法逐邪于外。基于这一指导思想,吴氏创立了"达原饮",以期达到使邪气尽快从膜原溃散,以利于表里分消的目的。由于温疫之邪伏于膜原后,既可出表,又可入里,常见表里之症状,故吴氏又创立了"三消饮",此方既可透达膜原,又外散表邪,还可泻在里之热,所谓消内消外消不内外也。达原饮、三消饮疏利膜原,有效地控制了病邪鸱张,促使疫邪溃败,或从外解,或从里下。因此,疏利膜原,扭转病位,是吴氏针对疫邪在膜原,先证而治的基本思路。

二、早逐客邪,截断病因

　　《温疫论》一书,对疫病的治疗强调了"逐邪"这一基本原则,诸如"客邪贵乎早逐""欲为万全之策者,不过知邪之所在,早拔去病根为要耳"(《温疫论·注意逐邪勿拘结粪》)。这种早逐客邪的学术观点,是吴又可截断扭转思想的集中反映。

《温疫论》逐邪的手段,最突出的要数下法。关于下法的目的,吴氏还有进一步的解释。一般下法限于结粪,但吴氏认为不必拘于结粪,为此,《温疫论》专列"注意逐邪勿拘结粪"篇说:"温疫可下者约三十余证,不必悉具,但见舌黄、心腹痞满,便与达原饮加大黄下之,设邪在膜原者,已有行动之机,欲离未离之际,得大黄促之而下,实为开门祛贼之法,即使未愈,邪亦不能久羁。"此观点颇似刘河间、张子和"客邪贵乎早治""早拔去病根"先证而治的思想。而且在患病初起阶段,正气尚盛,应用下法不至于引起不良反应,愈后亦容易恢复。在使用承气汤时,吴氏强调"勿拘于下不厌迟之说"。他认为"承气本为逐邪而设,非专为结粪而设也。必俟其粪结,血液为热所搏,变证迭起,是犹养虎遗患,医之咎也"。吴氏应用攻下法,通大便是一种手段,而逐邪才是目的。

苦寒攻下在于迅速排泄邪热温毒,有效地截断、驱除温邪。根据现代实验,大黄对甲乙型链球菌、肺炎球菌、金黄色葡萄球菌、伤寒、痢疾、白喉、炭疽杆菌等都有较好的抑菌作用,对病毒也有抑制功效,对多种温病有截断作用,证明了吴又可"三承气功效俱在大黄,余皆治标之品也"(《温疫论·注意逐邪勿拘结粪》)确为经验之谈,为温疫传变截断法——早用苦寒攻下奠定了理论基础。

三、先证用药,急证急攻

《温疫论》最早阐明了先证用药原则。吴氏首先提出"数日之法,一日行之,因其毒甚,传变亦速,用药不得不紧"。由于温疫来势凶猛,逆变也速,这就不能仅仅见证施治,"尾随敌后",而必须迎头痛击,加强对病原的截断。如果能从温疫病因的特异性出发,从根本上掌握各种重症温病的病理实质和发展规律,预见性地先发制证,先证而治,那么就能主动控制证的发展,阻断疾病深入,早期恢复。

《温疫论·急证急攻》记载了一个生动的病案:"温疫发热一二日,舌上白苔如积粉。早服达原饮一剂,午前舌变黄色,随现胸膈满痛,大渴烦躁,此伏邪即溃,邪毒传胃也。前方加大黄下之,烦渴少减,热去六七。午后复加烦躁发热,通舌变黑生刺,鼻如烟煤。此邪毒最重,复瘀到胃,急投大承气汤。傍晚大下,至夜半热退,次早鼻黑苔刺如失。"此案辨证要点在于舌象与症状,初起为邪在膜原的典型表现,故投以达原饮疏利膜原,扭转病位;午前舌变黄色,说明伏邪已溃,邪传入里,故达原饮加大黄下之,寓有三消饮之意;由于疫毒深重,午后病势继续入里,症状加重,吴氏果断投以大承气汤早逐病邪,截断病因,终使疾病告愈。为此,吴氏深有感触地说:"此一日之间而有三变,数日之法,一日行之。因其毒甚,传变亦速,用药不得不紧。"先证用药,急证急攻的原则打破了中医一日一法、一日一剂的传统思维,才得以截断来势凶猛,变化殊多的急证、重证,后世医家在医疗实践中不断充实和发展了这一原则。

四、九传治法,里通表和

吴氏认为温疫的传变,多从半表半里的膜原开始,但由于感邪有轻重,伏匿有浅深,体质有强弱,以致传变方式很复杂,根据其"九传"规律,吴氏制定了"九传治法",实施传变截断法。

吴氏进一步论述:"夫疫之传有九,然亦不出乎表里之间而已矣。"疫邪向表传变为顺证,此时邪可从外解或发汗、发斑,促使邪有出路,可用达原饮、白虎汤、举斑汤之类托邪外出。向里传变可用承气汤急下以阻断病势进一步发展。

吴氏总结道:"疫邪每有表里分传者,因有一半向外传,则邪留于肌肉,一半向内传,则邪留于胃腑。邪留于胃,故里气结滞,里气结,表气因而不通,于是肌肉之邪不能即达于肌表,下后里气一通,表气亦顺,向者郁于肌肉之邪,方能尽发于肌表,或斑或汗,然后脱然而愈。"(《温疫论·伤寒时疫》)这就是《温疫论》颇有特色的"里通表和"治则。疫邪表里分传,即同时见有表证与里证,邪气半入于里,半出于表,故表里俱病。由于是内外壅闭,不可以用汗法强求发汗,宜用承气汤之类先通其里,里气一通,气机顺畅,不等发散,多自能外解,或斑或汗,诸症悉去。清代杨栗山在《伤寒瘟疫条辨》中进一步发挥了这一观点,他说:"凡见表证,皆里证郁结,浮越于外也,虽有表证,实无表邪,断无再发汗之理。"故应及早使用大剂量急下,不急下无以疏通气机,不急下邪难获出路。"里通表和"的思路能有效地阻断病情恶化传变,缩短疗程。

五、疫后养阴,预防复发

吴氏对疫后调理亦很重视,大抵原则宜养阴清余邪,不宜温补,这种提法如未雨绸缪之举,是控制温病复发的有效措施。分析温病的传变,温为阳邪,劫阴伤液正是传变的基础,阴虚体质更易传变,若液充正复,则无传变之基础。他说:"夫疫乃热病也,邪气内郁,阳气不能宣布,积阳为火,阴血每为热搏,暴解之后,余焰尚在,阴血未复,大忌参、芪、白术,得之反助其壅郁,余邪留伏,不唯目下淹缠,日后必变生异证。"(《温疫论·解后宜养阴忌投参芪》)吴氏的疫后养阴原则,亦从临床实际出发,有防变之识,才有先安之举。

吴氏还指出在疫病传变过程中,有的患者素体羸弱,伏邪已溃,表里分传,里证虽除,正气亦衰,不能托邪出表,留而不去,因而与血脉合而为一,结为痼疾,名曰"主客交"。由于"客邪胶固于血脉,主客交浑,最难得解"(《温疫论·主客交》),故而制三甲散治之。吴氏的养阴法为后世温病学家所效仿,从而进一步丰富和发展了保津养阴治则,提高了中医药治疗急性热病的疗效。

综上所述,《温疫论》丰富和发展了中医学截断扭转的治疗思想。温疫初起,疏利膜原,治病于始萌;并强调了客邪贵乎早逐,提出先证用药,数日之法一日行之的原则;以及里通表和,瘥后防复,养阴清余邪等。吴有性这些经验确有先证而治、直达病所、快速控制传变发展之势、缩短病程的作用,对今日临证仍有指导和启发意义,值得进一步研究。

(《中国医药学报》,2003 年第 18 卷第 3 期)

浅论《温疫论》中宣通气机思想

天津中医药大学第一附属医院　　　王　谦　张理云

笔者在研读《温疫论》时发现吴氏重视宣通气机的观念贯穿于全书,在阐述温疫的病因病机、治则治法、相应方药及书中所列病案中均体现了这个观念。现就此观点进行浅显的阐述。

一、疫病致病机制为气机郁滞，气郁而诸症尽显

（1）"时疫初起，邪气盘踞于中，表里阻隔，里气滞而为闷，表气滞而为头身疼痛。"吴氏认为疫病发病机制为疫邪结滞气机，气机失于流通而表里诸症尽显。"其感之深者……或遇饥饱劳碌，忧思气怒，正气被伤，邪气始得张溢，营卫运行之机，乃为之阻，吾身之阳气，因而屈曲，故为病热……阳气渐积，郁极而通，则厥回而中外皆热。"阐述了疫病发病有自身正气之不足的原因，但其病机之关键为气机郁滞不通，发热之机源丁气机之"屈曲"。"阳气通行，温养百骸。阳气壅闭，郁而为热。且夫人身之火，无处不有，无时不在，但喜通达耳。不论脏腑经络，表里上下，血分气分，一有所阻，即便发热，是知百病发热，皆由于壅郁。然火郁又根于气，气常灵而火不灵，火不能自运，赖气为之运。所以气升火亦升，气降火亦降，气行火亦行。气若阻滞，而火屈曲，唯是屈曲，热斯发矣。是气为火之舟楫矣。"这段原文进一步较为系统地论述了发热缘于"壅郁"之机制及气火之间关系，是宣通气机治疗发热的理论基础。

（2）气机郁滞不通亦可导致脉厥、体厥、四逆等证。"温疫得里证……查其人不应有此脉，今有此脉者，皆缘应下失下，内结壅闭，营气逆于内，不能达于四末，此脉厥也。亦有多用黄连、石膏诸寒之剂，强遏其热，致邪愈结，脉愈不行。""盖因内热之极，气道壅闭，乃至脉微欲绝，此脉厥也。阳郁则四肢厥逆，若素禀肥盛，尤易壅闭，今亢阳已极，以致通身冰冷，此体厥也。""四逆、脉厥、体厥并属气闭，阳气郁内，不能四布于外，胃家实也，宜下之。"

（3）气机郁滞不通而致"善太息""心下满，心下高起如块状；心下痛，腹胀满、腹痛，按之愈痛，心下胀痛""小便闭"。

二、疫病治疗以宣通气机祛邪为治疗原则

"邪自窍而入，未有不由窍而出……麻征君复增汗、吐、下三法，总是导引其邪，打从门户而出，可为治法之大纲，舍此皆治标云尔。"吴氏认为治本之法

为"导引其邪从门户而出"，故在治疗中重视祛邪。而唯有气机通畅，全身气机流通，邪气方可外达。"所谓温疫之邪，伏于膜原，如鸟栖巢，如兽藏穴，营卫所不关，药石所不及。至其发也，邪毒渐张，内侵于腑，外淫于经。营卫受伤，诸证渐显，然后可得而治之。方其浸淫之际，邪毒尚在募原，此时但可疏利，使伏邪易出。""伤寒初起，已发表为先；时疫初起，以疏利为主。"伤寒太阳病寒邪在表，故汗出表解而愈；疫邪邪结于中（膜原），唯有"俟其内溃"或疏利之，使之溃散，或出表或入里，方可随症而治。

三、临床应用以下法为多

（1）书中吴氏多用下法，且后世医家亦多论及吴氏喜用下法，但吴氏应用下法均是以祛邪和宣通气机为目的，与其病机论述是相一致的。"邪留血分，里气壅闭，则伏邪不得外透而为斑。若下之，内壅一通，则卫气亦从而疏畅，或出表为斑，则毒邪亦从外解矣。""既而肠胃燥结，下既不通，中气郁滞，上焦之气不能下降，因而充积，即膜原或有未尽之邪，亦无前进之路……得大承气一行，所谓一窍通，诸窍皆通，大关通而百关尽通也。向所郁于肠胃之邪，由此而下，肠胃既舒，在膜原设有所传不尽之余邪，方能到胃，乘势而下也。"疫邪经口鼻而入，邪气结滞于里，膜原之邪无路可出，需气机流通，邪方可乘势而出，故用下法使内壅得解，气机得通，则疫邪或从表或从里而解。"更有邪气传里，表气不能通于内，必壅于外，每至午后潮热，热甚则头胀痛，热退即已，此岂表实者耶？以上似表，误为表证，妄投升散之剂，经气愈实，火气上升，头疼转甚。须下之，里气一通，经气降而头疼立止。"疫邪致病，表里气机失于流通而现类似表证之症状，但实为气机壅阻，若辨证出现误差而误用升散之剂，则会"头疼转甚"，需用下法使气机通畅，气机流通则诸症缓解。

（2）"大便闭结者，疫邪传里，内热壅郁，宿粪不行，蒸而为结，渐至更硬，下之。结粪一行，瘀热自除，诸症悉去。""大肠胶闭者，其人平素大便不实，设遇疫邪传里，但蒸作极臭，然如黏胶，至死不结，但愈蒸愈闭，以致胃气不能下行，疫毒无路而出，不下即死，但得黏胶一去，下证自除，霍然而愈。""既传入胃，必从下解。疫邪不能自出，必藉大肠之气传送而下，而疫方愈。"疫邪传里，不论有无结粪，在里之气机均结滞不通，故下法的目的是宣通气机，使疫邪去而病愈,而非单纯下结粪。故吴氏认为"承气非专为结粪而设"。

四、喜用疏利之药

(1)"夫疫乃热病也,邪气内郁……得之反助其壅郁,余邪留伏,不唯目下淹缠,日后必变生异证。""今投补剂,邪气亦固,正气日郁,转郁转热,转热转瘦,转瘦转补,转补转郁,循环不已,乃至骨立而毙。""今不用白术者,疫邪传胃而渴,白术性壅,恐以实填实也。""设邪未去,恣意投参,病乃益固,日久不除,医见形体渐瘦,便指为怯证,愈补愈危,死者多矣。""今感疫气者,乃天地之毒气,补之则壅裹其毒,邪火愈炽,是以误补之为害。"疫邪致病机制为邪气内郁而不通,故喜流通而恶壅涩,得参、芪、术等补气之品,则气机壅滞更甚。吴氏也并非完全不用补剂,只是辨证而为,在"四损不可正治中"作了相关论述。

(2)"若用大剂芩、连、栀、柏,专务清热,竟不知热不能自成其热,皆由邪在胃家,阻碍正气,郁而不通,火亦留止,积火成热。""且疫邪首尾以通行为治,若用黄连,反招闭塞之害,邪毒何由以泻? 病原何由以拔,焉能以愈疾焉?""今时疫首尾一于为热,独不言清热者,是知因邪而发热,但能治其邪,不治其热而热自已。"吴氏认为"疫邪"致"气郁","气郁"致"发热",唯有气机流通,邪方可去,且吴氏认为"大黄走而不守""黄连守而不走"。故在治疗疫病发热时,更着重于祛邪和宣通气机,而非徒以清热,且喜用大黄而恶用黄连。对于此观点,已故中医名家姜春华曾评价以现代医学的角度来看有所偏颇。笔者认为这个观点是吴氏整个理法方药体系中关于药物认识的部分,是契合于吴氏的病因病机及治疗思想的。当今看待此观点,可能确如姜春华所说,了解此观点对于理解吴氏的整体理论体系有所帮助。

五、验案分析

吴氏书中共有十二则病例,其中详论病机者八则,八则中论述到气机郁滞者四例。现举其中一则。"吴江沈青来正,少寡……今因疫而发,血脱为虚,邪在为实,是虚中有实,若投补剂,始则以实填虚,沾其补益,既而以实补实,灾害立至。于是暂用人参二钱,以芪、苓、归、芍佐之,两剂后,虚证咸退,热减六七,医者病者皆谓用参得效,均欲速进,余禁之不止,乃恣意续进,便觉心胸烦闷,腹中不和,若有积气,求哕不得,此气不时上升,便欲作呕,心下难过,遍体不舒,终夜不寐,喜按摩捶击,此皆外加有余之变证。所以然者,止有三分之疫,只应三分之热,适有七分之虚,经络枯涩,阳气内陷,故有十分之热。分而言之,其间是三分实热,七分虚热也。向则本气空虚,不与邪搏,故无有余之证。但虚不任邪,唯懊憹、郁冒、眩晕而已,今投补剂,是以虚证咸去,热减六七,所余三分之热者,实热也,乃是病邪所致,断非人参可除者,今再服之,反助疫邪,邪正相搏,故加有余之变证,因少予承气微利而愈。"本案"虚中有实"之证,故初投补剂"虚证咸去而热减六七",医者病者忽视疫邪(实邪,结滞气机为患),见补剂有效而"恣意续进",以实填实致气机不畅,而"有余之变证"现,终以"少予承气微利而愈"。吴氏在治疗时明辨病机,时时不忘宣通气机,终使病痊。

六、结　语

吴氏重视宣通气机的观念贯穿于《温疫论》全书,在阐述温疫的病因病机、治则治法、相应方药及书中所列病案中均体现了这个观念。认为疫病以气机结滞为病机,以祛邪及宣通气机为治则。治法中以下法为主,用药喜疏利而恶壅补,均为宣统气机思想的具体运用。吴氏在《温疫论》中对宣通气机的理论基础及具体应用作了较为系统、详细的论述,为进一步理解和应用该方法有着一定的帮助。

(《山西中医》,2019 年 7 月第 35 卷第 7 期)

谈《温疫论》中治疗学的指导思想——"通"

成都中医药大学　　张国强

《温疫论》中虽汗、吐、下诸法俱备,但均以"通"为本,通正气,逐邪气成为整部书的核心内容,强调正邪对比,逐邪为本。发热的原因在于阳气之郁、胃家内结。吴氏言"夫疫者胃家实也,盖疫邪传胃十常八九,既传入胃,必从下解",故而治疗重点在胃,治法重在通下,用药善倚大黄。

一、通营卫气机以解阳气之郁

《温疫论·原病》:"若其年气来之厉,不论强弱……正气被伤,邪气始得张溢,营卫运行之机,乃为之阻,吾身之阳气,因而屈曲,故为热。"又曰:"阳气渐积,郁极而通,则厥回而中外皆热,至是但热而不恶寒者,因阳气之通也。"可见,吴氏将疫病发热的机制总结为阳郁,并认为气"通"则热可解。如《温疫论·服寒剂反热》:"阳气壅闭,郁而为热,且大人身之火,无处不有,无时不在,但喜通达耳……是知百病发热,皆由于壅郁。而火郁又根于气,气常灵而火不灵,火不能自运,赖气为之运。所以气升火亦升,气降火亦降,气行火亦行。气若阻滞,而火屈曲,热斯发矣。是气为火之舟楫。"气有余便是火,阳气壅郁,不能通达,气机不通,郁而为热。人身气血贵在流通,不论脏腑经络,表里上下,一有所阻,便见发热。故而吴氏得出"百病发热,皆由于壅郁"的学术观点,在治疗上首次提出"疫邪首尾以通行为治"的观点。《素问·热论》中早就提出:"营卫不行,五脏不通,则死矣。"对于论治之法,提出"治之各通其脏脉",《素问·至真要大论》亦提出:"必先五脏,疏其血气,令其调达,以致和平。"张仲景在《金匮要略》中亦提出:"若五脏元真通畅,人即安和。"同时,不难看出,吴氏对于张从正"邪去正自安"及"主攻论"亦有相当的继承。

二、通"胃家"气机以散中结

《温疫论·热邪散漫》:"盖毒邪已溃,中结渐开,邪气分离膜原,尚未出表,然内外之气已通,故多汗脉长而数。"《温疫论·邪气复聚》:"应下之证,下后当脉静身凉,今反发热者,此内结开,正气通,郁阳暴伸也。"《温疫论·下格》:"盖下既不通,必返于上……所谓欲求南风,须开北牖是也。"又曰:"按二者大便俱闭,脉静身凉,一安一危者,在乎气通气塞之间已矣。"《温疫

医学思想研究

| 159

论·注意逐邪勿拘结粪》："但有病久失下，燥结为之壅闭，瘀邪郁热，益难得泄，结粪一通，气通而邪热乃泄，此又前后之不同。总之邪为本，热为标，结粪又其标也。能早去其邪，安患燥结也。"吴氏攻下所用多为仲景三承气汤，但指出结粪只是一种表象，邪热才是根本。故而有"因邪热而致燥结，非燥结而致邪热"之论，在此基础上提出"不知承气本为逐邪而设，非专为结粪而设也"的观点。这种认识大大突破了《伤寒论》中下法之治专在阳明"胃家实"的特点，使下法内涵扩大化。《温疫论·妊娠时疫》："妊妇结粪瘀热，肠胃间事也。"治疗以"兴利除害"为法，正合《内经》"有故无殒，亦无殒也"之《经》旨。

三、通"胃家"气机以疏卫气

《温疫论·辨明伤寒时疫》："邪留于胃，故里气结滞，里气结，表气因而不通，于是肌肉之邪，不能即达于肌表，下后里气一通，表气亦顺，郁于肌肉之邪，方能达发于肌表……"《温疫论·发斑》："若下之，内壅一通，则卫气亦从而疏畅，或出表为斑，则毒邪亦从而外解矣。"《温疫论·统论疫有九传治法》："然表里俱病，内外壅闭……宜承气汤先通其里，里邪先去，邪去则里气通，中气方能达表，向者郁于肌肉之邪，乘势尽发于肌表矣……"脾为营之源，胃为卫之本，中气的强弱通利会影响到卫气的布散疏泄。胃家内结，气机不通，升降失常，中气为之闭阻。治病必求于本，邪去正自安，故而里气一通，气机升降恢复正常，中气健则表气顺。

四、通"胃家"气机以调表里三焦之气

《温疫论·妄投破气药论》："既而肠胃燥结，下既不通，中气郁滞，上焦之气不能下降，因而充积，即膜原或有未尽之邪，亦无前进之路，于是表里上中下三焦皆阻，故为痞满燥实之证。得大承气一行，所谓一窍通，诸窍皆通，大关通而百关尽通也。"胃家内结，气机升降受阻，或见"下即不通，必反于上，蛔因呕出"；或见胃气上逆而见呃逆；或见"表里阻隔，里气滞而为闷，表气滞而为头疼身痛"；或见"表气不能通于内，必壅于外，每至午后潮热，

热甚则头胀痛……须下之，里气一通，经气降而头痛立止。"《温疫论·内壅不汗》："凡见表里分传之证，务宜承气先通其里，里气一通，不待发散，多有自能汗解。"

五、通"胃家"气机以散热

《温疫论·妄投寒凉药论》："……竟不知热不能自成其热，皆由邪在胃家，阻碍正气，郁而不通，火亦留止，积火成热，但知火与热，不知因邪而为火热，智者必投承气，逐去其邪，气行火泄，而热自已。"《温疫论·大便》："热结旁流，协热下利，大便闭结，大肠绞闭，总之邪在里，其证不同者，在乎通塞之间耳。"吴氏整部书中强调发热的原因在于"郁"，"郁"者不通之谓也。通则热有出路，邪气有外出之机，热便随之而减。

六、强调津液流通以润下

《温疫论·夺液无汗》："盖缘下利日久，表里枯燥之极，饮食半月，津液渐回，方可得汗，所谓积流而渠自通也。"又曰："昔人以夺血无汗，今以夺液无汗，血液虽殊，枯燥则一也。"《温疫论·病愈结存》："攻之徒伤元气，气虚益不能传送，终无补于治结，须饮食渐进，胃气稍复，津液流通，自能润下也。"《温疫论·大便》："愈后大便数日不行，别无他证，此足三阴不足，以致大肠虚燥，此不可攻，饮食渐加，津液流通，自能润下也。"值得我们注意的是，吴氏反对在疫病中骤用补法，对于津液已伤的病患强调饮食的调理。

总之，吴氏对于瘟疫的治法，一贯强调以"通"为主，主旨主要是给邪气以出路，正如其所言："邪去则正气得通。"主要运用汗、吐、下三法，因势利导。以逐邪外出为治疗大法，认为疫邪传里，多归六腑。治疗上不仅继承仲景"急下存阴"的学术特点，而且扩大了"承气类"方剂的使用范围，堪称仲景之功臣，对后世温病学的发展亦给予很大启发。

（《光明中医》，2011 年第 26 卷第 2 期）

医学思想研究

吴又可攻下逐邪学术思想探讨

四川省大竹县中医院　　杨世权

一、客邪贵乎早逐，治疫力主攻下

吴氏认为，有邪必除，"邪不去则病不愈"，强调治疫以祛邪为第一要义。吴氏祛邪，善开门予邪以出路，因"邪自窍而入，未有不由窍而出。"故善治疫者，"总是导引其邪从门户而出，可为治之大纲"。祛邪法中，吴氏首重攻下，认为疫邪虽初以膜原为巢，但传胃乃为必然。既传入胃，则应攻下，若仅用清解是为徒劳。盖扬汤止沸不如釜底抽薪，且通窍以排毒是逐邪捷径。他说道："夫疫者胃家是也，盖疫邪传胃十常八九，既传入胃，必从下解，疫邪不能自出，必借大肠之气传送而下，而疫方愈。""若邪已入胃，非承气不愈。误用白虎，既克逐邪之能，徒以刚悍而伐胃气，反抑邪毒……"又云："纯乎寒凉，专务清热，既无汗、吐、下之能，焉能使邪从窍而出？"吴氏的这些见解，得到后世广泛赞同。

吴氏认识到：疫毒"羁留在胃，败坏真气，在胃一日，有一日之害，一时有一时之害"，故应及早攻下。他提出："邪之所在，早拔去病根为要耳。""勿拘于下不厌迟之说。""大凡客邪贵乎早逐，乘人气血未乱，肌肉未消，津液未耗，病人不至危殆，投剂不至掣肘，愈后亦易平复。"若因循迟疑，必"耗气搏血，神脱气尽而死"，这就是被后世称为"温病下不厌早"的治则。

二、结粪本不可拘，便溏亦有可下

张仲景在《伤寒论》中强调必待粪燥，乃可攻之，后世不少医家泥于此说，不论伤寒、温疫，均主张粪燥方能议下。吴氏指出：温疫与伤寒不同，理应急下早下。若"俟其粪结，血液为热所搏，变证迭起，是犹养虎遗患"，提出了"承气本为逐邪而设，非专为结粪而设"，"逐邪勿拘结粪"的著名论断，堪称疫病攻下学说之精蕴。吴氏认为，温疫以"邪为本，热为标，结粪又其标也""燥结不致损人，邪毒之为殒命"。故疫病攻下，重邪不拘粪，通大便仅是手段，排泻疫毒才是目的,若能早去其邪,又安患燥结乎? 吴氏倡不拘结粪的又一原因在于,他发现疫病邪踞胃肠,并不一定均见大便燥结,有的反见溏泻或下利。故他主张不分闭结、下利,只要有可下之证,均下之勿辞。"但得秽恶一去,邪毒从此而消。"他说道:"大肠胶闭者,其人平素大便不实,设遇疫邪传里,但蒸作极臭之物,然如黏胶,至死不结,愈蒸愈闭,以致胃气不能下行,疫无路而出,不下即死,但得黏胶一去,下证自除,霍然而愈。"

三、勿拘先表后里,凡下不以数计

吴氏认为,治疫不但应"有邪必逐",还需"除寇务尽"。因疫毒炽盛,邪气留连胃肠,多非一下而告功,尚需"因证数攻",主张"凡下不以数计"。如下后二三日,脉复沉者,宜更下之;下后余邪复聚,宜再下之即愈;下后舌上复生苔刺,仍需下;再下后热渴不除者,更宜下之。切忌中道生疑,留邪生变。为了祛邪有力,他倡重用大黄,所列二案,一案每剂重用至一两五,其服十二两,一案共服二十两。对温疫表里分传之证,吴氏不拘先表后里之常法,反对先行发汗,认为"强发其汗,必不得汗"。"盖发汗之理,自内以达表,今里气结滞,阳气不能敷布于外……又安能气液蒸蒸以达表。"主张用承气汤"先通其里,里邪先去,邪去则里气通""不待发散,多有自能汗解"。

四、重舌象合参四诊,辨下证审因求本

仲景辨下证重脉略舌,吴氏主张四诊合参而尤重舌诊。他指出:"舌白苔渐变黄苔"即可下,不必等待舌全黄。这是吴氏早攻思想在辨舌上的体现,颇得后世赞同。如《温证指归》说:"若泥伤寒之说,必俟邪入腑,舌苔转黄者方可下之,恐病温者,肠胃腐烂,早赴九泉矣。"舌黑苔为"邪毒在胃,熏腾于上",下之黑苔去;舌见芒刺,为"热伤津液,此疫毒之最重者,急当下"。舌面裂开,多为邪火毒炽,血液枯极,应急下之,下后裂自满;舌短、舌硬、舌卷之象,"皆邪气胜,真气亏,急下之,邪毒去,真气回,舌自舒"。吴氏还认识到,疫毒亢阳不制,每多火极似水、阳证似阴,出现"手足皆冷,或冷过肘膝,甚至手足指甲皆青黑,剧则遍身冰冷如石、血凝青紫成片,或六脉无力,或脉微欲绝",此乃

热深厥深、阳气内郁，阻遏不布所致。应审其内证，必见"气喷如火，龈烂口臭，烦渴谵语，口燥舌干，舌苔黄黑或生芒刺……"尤应抢时攻下，夺邪存正。

吴氏认为，温疫贵在早治。若同一人疫、病（杂病）两患，应根据先急后缓的原则，抢先攻下治疫，常收到疫去病亦去的效果。如他说："时疫潮热而渴，舌黄身痛……外有通身及面目浮肿，喘急不已，小便不利，此疫兼水肿……但治其疫，水肿自已，宜小承气汤。"对妊娠时疫，吴氏宗《内经》"有故无殒"之论，认为除害即是安胎，仍不废攻下。指出："唯用承气，逐去其邪，火毒消散，炎熇顿为清凉，气回而胎自固。用当其证，反见大黄为安胎圣药……"对应下失下之证，只要下证尚存，吴氏主张抢攻，不可因失下而废下。如温疫初起，尚无胃邪，用承气过早，更加发热，吴氏强调不应过分苛责是承气之误，日后疫毒传胃，仍应下之，不可因有下早之误而禁下。这些观点，无不体现着吴氏时时不忘逐邪外出的学术思想。

五、攻而勿伤，量情施用

吴氏强调攻下，但并不提倡盲目地猛攻、蛮攻，而主张根据邪正消长的不同情况，量情施用，所谓因人、因证而异是也。他指出，凡下必"谅人之虚实，度邪之轻重，察病之缓急，揣邪气离膜原之多寡，然后药不空投，投药无太过不及之弊。"他既主张"除寇务尽"，又考虑到胃气和阴液，对需数下的病证，提出"隔期攻下，间服缓剂"之法。即在数下之间宽缓两日，停服下药，另予和解余邪，兼以扶正之缓剂，为再下创造条件。所用代表方如柴胡清燥汤等。他还指出："下证以邪未尽，不得已而数下之。"若出现"两目加涩，舌反枯干、津不到咽，唇口燥裂"者，为数下亡阴，应急停攻下，用清燥养营汤大剂养阴生津；若阴伤下证尚存，不可再用纯攻，宜承气养营汤滋水攻下；对证本应下而耽误失治，元神将脱而下证尚存者，倡用黄龙汤攻补兼施。吴氏强调：病重则药重，邪微则下轻，有是证而用是药。如对邪气复聚者提出："但当少与，慎勿过剂，以邪气微也。"对老年人他又主张慎攻，"设投承气，以一当十"。对孕妇患疫，他虽不废攻下，但主张中病即止，勿使过之。由此可见，吴氏的医疗作风是胆大心细。

六、结　语

吴氏提倡早攻,主张用通下的方法将疫毒、邪热直接从肠道排出体外,从而使由疫毒引起或加重的病理变化迅速得以改善,其见解独特,措施得力,值得后世效法。近世的一些研究证明,对温热病早用攻下排毒,确可收到退热迅速,症状改善快,缩短病程,预防伤阴的效果,具有一定的扭转病势、截断病变发展的意义。这就证明了吴氏的"不拘结粪""下不厌早""勿拘先表后里"等学术思想对临床有着实际的指导意义。

(《四川中医》,1984 年第 2 期)

 # 《温疫论》"客邪贵乎早逐"探由

天津中医药大学　　张　玥

明末名医吴有性,一生亲历多次温疫流行,他深入疫区为患者诊疗,并"静心穷理",集"平日所用历验方法"著成《温疫论》。通观《温疫论》,不难看出,吴氏治疫擅用下法,将逐邪列为第一要义,认为"邪贵乎早逐""邪不去则病不愈",有邪必逐,首创"逐邪勿拘结粪"之说。这一治疗观点是否与仲景《伤寒论》"下不厌迟"说相悖呢? 其真正意义何在? 试从以下两个方面论述。

一、与仲景治伤寒"下不厌迟"说标异而本同

首先,因其感邪及传变规律等不同,而对攻下时机的选择有所不同。吴氏所治温疫与仲景所治伤寒是性质完全不同的两种疾病:在病因及邪侵途径方面,伤寒为外感风寒之邪,邪自毫窍而入;温疫为感受天行疫疬之气,邪自口鼻而入。在传变方面,伤寒之为病,多见邪气首犯太阳,以经传经;温疫

之为病，邪气多伏于膜原半表半里，舍于伏脊之内，内溢于经，经不自传。故而在治法上，仲景推崇"下不厌迟"，而吴氏则谨遵"客邪贵乎早逐"。仲景对下法的使用十分谨慎，必待"胃中有燥屎"方可攻下，尚可见用调胃承气汤、小承气汤先行试探燥屎是否已成，若已成，再用大承气汤攻下，即所谓"下不厌迟"；而吴氏则认为"客邪贵乎早逐""能早去其邪，安患燥结也"。强调一旦疫邪传入胃，应尽早使用承气辈攻下，将疫邪尽早逐出体外，"下后里气通，表气亦顺"，使邪去而正安。

表面上看，"下不厌迟"与"客邪贵乎早逐"两种治法似乎背道而驰，其实本质是相同的，即二病均可传胃，并在治疗上均使用下法，只是对攻下时机的选择有所不同。正如吴氏在《温疫论·辨明伤寒时疫》中指出的："其所同者，伤寒时疫皆能传胃，至是同归于一，故用承气汤辈，导邪而出。"即所谓"本同"。

吴氏还在《温疫论·辨明伤寒时疫》中为我们详细辨析了伤寒与疫邪致病的异同。他指出："要知伤寒时疫，始异而终同也。"在传变方面，吴氏认为"夫伤寒之邪，自肌表一径传里，如浮云之过太虚，原无根蒂，唯其传法，始终有进而无退。"我们可以理解为，仲景所治伤寒之病，多见风寒之邪首犯太阳，循经而传，"传至胃家"，邪由寒转热，发为阳明腑实证，选药大黄，方以承气辈攻下燥屎。而吴氏所治温疫乃为疫邪致病，"疫邪每有表里分传者，因有一半向外传，则邪留于肌肉，一半向内传，则邪留于胃家"。邪渐入胃，其性质或为热，或为湿热，故粪有结与不结两种类型：热邪侵入人体，煎熬肠中津液，导致大便干结而成结粪；湿热之邪因其性黏腻，侵入人体后多导致黏胶产生。无论哪种情况，均可阻塞气机，而且正值邪盛正未虚时，此时"智者必投承气"，使热结得下而愈。

从吴氏的论述中得知，他在下法的运用上之所以与仲景不同，是由于疾病不同，下法应用的时间不同，"治法无异也"，即所谓标异而本同，"始异而终同"。

后世戴天章深受吴氏启发，并在所著的《广温疫论·下法》中提出："时疫下法，与伤寒不同。伤寒下不厌迟，时疫下不厌早。"

其次，二人治疗思路相同，意在阻断疾病发展趋势，以防传变。吴氏在《温疫论·注意逐邪勿拘结粪》中提到："温疫可下者，约三十余证，不必悉具，但见舌黄、心腹痞满，便于达原饮加大黄下之……大凡客邪贵乎早逐，乘人气未乱,肌肉未消,津液未耗,病人不至危殆,投剂不至掣肘,愈后亦易平复……总之,邪为本,热为标,结粪又其标也。能早去其邪,安患燥结也。"认为"承气本为逐邪而设,非专为结粪而设也",强调"客邪贵乎早逐",意在抓住邪尚在膜原之契机,当机立断,尽早逐下,以防病情发展恶化,实为"开门祛贼"之法。《伤寒论》在下法的应用上之所以限于是否有结粪,是因为仲景以六经辨证为主,认为风寒之邪侵袭人体,多首犯太阳,以经传经,故在治疗上采用分经论治的方法,以祛邪防变。未见结粪说明邪尚在表,故不适于早下。

二、虽尊崇"客邪贵乎早逐",但并不盲目攻下

其一,强调辨证施治,见"邪已入胃"方使用下法。他在治疗"脉不浮不沉而数",邪不在经亦不在里的温疫初起之证时,独创达原饮,"使邪气溃败,速离膜原";在治疗温疫"邪渐入胃"并见三阳证者,使用达原饮三阳加法,若并见里证者则改用三消饮;对"温疫脉长洪而数,大渴复大汗,通身发热"者,选用白虎汤,取其辛凉发散之性,使邪从表而解。吴氏在使用下法时,虽不拘结粪,但仍限于"邪气入胃"的情况,即"若邪已入胃,非承气不愈"。此观点颇似刘河间、张子和"客邪贵乎早治""早拔去病根"先证而治的思想。戴天章在所著《广温疫论·下法》中也提出:"伤寒上焦有邪不可下,必待结在中下二焦方可下;时疫上焦有邪亦可下,若必待结至中下二焦始下,则有下之不通而死者。"

其二,使用下法,以脉为据。吴氏治疗温疫敢于大胆使用下法,源于他对疾病病因、病机及其传变规律的准确把握,虽不拘于结粪,但多以"脉沉"为应下标志。吴氏经验,患者脉沉,表明邪毒已入胃,此时应用下法,可达攻邪防变之效。

后世吴鞠通深受其影响,《温病条辨》中焦阳明温病也以辨脉作为使用下法治疗的主要依据:"面目俱赤,语声重浊,呼吸俱粗,大便闭……阳明温病也。脉浮洪躁甚者,白虎汤主之。脉沉数有力,甚则脉体反小而实者,大承气汤主之。""阳明温病,诸证悉有而微,脉不浮者,小承气汤微和之。""阳明温病……不大便七八日以外,小便赤,脉沉伏……大承气汤主之。"等等。

其三,见脉证不应者应整体分析。吴氏在《温疫论·脉证不应》中写道:"表证脉不浮者,可汗而解,以邪气微,不能牵引正气,故脉不应。里证脉不沉

者,可下而解,以邪微不能抑郁正气,故脉不应。"并列举了一个精彩的病例:"张昆源之室,年六旬,得滞下。后重窘急,日三四十度,脉常歇止,诸医以为雀啄脉,心死之候,咸不用药。延余诊视,其脉参伍不调,或二动一止,或三动一止,而复来,此涩结脉也。年高血弱,下利脓血,六脉短涩,固非所能任。询其饮食不减,形色不变,声音烈烈,言语如常,非危证也。遂用芍药汤加大黄三钱,大下纯脓成块者两碗许,自觉舒快,脉气渐续,而利亦止。"并总结出"凡病善作此脉,大抵治病,务决形色脉证参考,庶不失其大体,方可定其吉凶也",即脉证相参,注重整体分析的辨证施治之法,切忌以偏概全,以致枉杀人命。

其四,逐邪不忘扶正。吴氏在使用下法时,不单只看邪之轻重,同时也注意照顾到患者的体质、病情的轻重缓急等,谨记"要谅人之虚实,度邪之轻重,察病之缓急,揣邪气离膜原之多寡,然后药不空投,投药无太过不及之弊"。可见,对下法的应用也是相当周全的。

温疫为热性病,发病过程中易损伤人体阴液,而攻下逐邪也易损伤阴液,故应在积极祛邪的同时,不忘固护胃气,以保护胃气免受克伐。吴氏在《温疫论》中突出了固护阴液、保存胃气的下后善后之法:常用生姜煎服,取生姜辛温之性反佐承气汤辈之苦寒,以调理胃气;对停药者,方中加入生姜或人参,取其温补之性以助胃气。下后服糜粥以自养,使胃气渐复,邪去而正自安。更见以静养节饮食候阴液自复等各种情况。此外,吴氏创诸养荣汤,适用于数下后伤阴及气阴两伤者,进一步丰富和发展了保津养阴治则,提高了中医治疗急性热病的疗效。

（《山东中医药大学学报》,2007 年第 31 卷第 6 期）

 # 《温疫论》"二五之精"析疑

河南中医学院　　杜力军

吴又可在《温疫论·论气所伤不同》中提到"二五之精"。《温病学》五版教材注释中认为此语"义不详"。《温疫论评注》(二版)也仅对此加以简注。为了更好地领会本篇的思想内容,现就个人所识对此加以浅析,供同道参考。

"二五之精"首见于宋代周敦颐的《太极图说》:"无极之真,二五之精,妙合而凝,乾道成男,坤道成女,二气交感,化生万物,万物生生,而变化无穷焉。"

周氏在研习《周易》的基础上,对太极图加以解说。他认为,先于世界而存在的精神实体——"理"是永恒的,世界万物由此而派生。所谓"理者,形而上之道也,生物之本也"。由"理"所在的无极(太极),化生阴阳,阴阳又可化生五行,阴阳五行之精气运化而变生万物。如书中"集说"注曰:"太极只是一个理,迤逦分做两个气,里面动地是阳,静地是阴,又分做五行,又散为万物。"再如黄榦注曰:"有太极而阴阳分,有阴阳而五行具。太极二五妙合而人物生,赋于人者秀而灵,精气凝而为形。"可见"二五之精"中的"二"即指阴阳,"五"即指五行,"精"指精气,精华。万事万物的生成乃禀赋于太极中的阴阳五行之精气的凝合。这是一种客观唯心主义的思想,也是一种以阴阳五行为本体的宇宙论。

通过以上论述,有助于我们理解《温疫论》"二五之精"的含义。我们将吴又可原文加以补充,就是:"盖先有是气,然后有是物。推而广之,有无限之气,因有无限之物也。但二五之精(妙合而凝,化生万物),(然)未免生克制化。是以万物各有宜忌,宜者益而忌者损,损者制也。"可见吴又可在此借用"二五之精",是想说明自然界万事万物的多样复杂性。万物虽繁,但它们之间存在着生克制化的关系,所谓"宜忌"即是。正是这种生克制化关系的存在,才使杂气伤人和其他动物,从而致病成为可能;也正是这种关系的存在,才使得以药物治杂气成为可能。这也是本篇的中心思想所在。另外,与此密切相关的是文中多处受了"理(太极)——气(阴阳五行之气)——形(万事万物)"思想的影响。如"先有是气,然后有是物""夫物者气之化也,气者物之变也"等即是。只不过这儿的"气"更强调其客观物质性罢了。

吴又可借助古代哲学思想来阐述温疫病中的某些现象,并由"二五之精",生克制化的理论进而大胆提出:"一病只有一药之到病已,不烦君、臣、佐、使品味加减之劳"的治疗用药思想,这在当时历史条件下,是很可贵的。

临床证治探讨

任何疾病的治疗，都必须根据邪正斗争情况的病机表现作全面分析来决定，疫病的治疗也不例外。然疫病具有其特殊性，吴氏对疫病的治疗思想，在继承前人经验的基础上，尤有独创发挥，给后世以很大启发。

吴氏认为病须治本，不必治标，其"本"实际是指病原及病理转化产生症状的因果关系，"本"即是因。《注意逐邪勿拘急粪论》所言："要知因邪热致燥结，非燥结而致邪热也。但有病久失下，燥结为之壅闭，瘀邪郁热，益难得泄，结粪一行，气通而邪热乃泄，此又前后之不同。总之邪为本，热为标，结粪又其标也。"追本穷源，层层推究，排除标证，找出病本，从本治疗，识见高超。

对于疫病的具体证治，吴氏强调祛邪，以疏利透达、宣通导引、逐邪外出为主，此乃为治温疫大纲。吴氏言："汗、吐、下三法，总是导引其邪从门户而出，可为治之大纲。"且"大凡客邪，贵乎早逐"。意思是汗、吐、下法是给邪一条出路，引邪外出，观点有似于刘河间、张子和。这种因势利导，给邪出路的治疗大法，确具临床指导意义。本章节辑录的现代学者对吴有性疫病证治原则的探讨文献，从各个侧重点阐述了吴氏治疫的方法，细细深究，自有收获。"又可之说，贯穿古今，融以心得，真可谓独辟鸿蒙，揭明于中天矣！"此为戴北山对吴氏证治疫病的评价，可谓真知灼见。

浅谈《温疫论》治疫诊治特色

安徽中医药大学　　张智慧　冯　烨

疫病是指具有传染性、流行性的疾病,具有发病病情严重、病死率高的特点,《素问·六元正纪大论》云:"温疠大行,远近咸若。""疠大至,民善暴死。"中医学的发展史就是一部与疫病的斗争史,中医治疫的理论和经验不仅能用于古代疫病的防治,也同样适用于现代传染病的防治。在没有现代医学诊疗技术的环境下,中国古代医家沿用望、闻、问、切的朴素诊病方法以获取疾病资料,从整体观角度认识疫病,确立治则治法,借助中药针灸,在临床中取得良好效果。其中,由明代医家吴有性(字又可)所著的《温疫论》一书作为我国首部疫病学专著,在温病学的形成及传染病学的发展中做出了重要贡献。作者吴氏在长期的临床观察中,通过四诊收集大量临证资料,总结疫病临证特色,如疫病初起"先寒后热""积粉苔""一日三传"等,从而在疫病的病因、病机、传变及治疗方面提出不同于前人的新观点。本文试从中医诊法角度,讨论《温疫论》的辨治特色,以飨同好。

一、详问诊,辨明伤寒时疫为首要

《温疫论》治疫,首重辨明疫病与伤寒。作者吴氏在序言中曾指出同时代医生治疗疫病存在"守古法不合今病,以今病简古书,原无明论,是以投剂不效"的弊端,误认疫病为伤寒,从而误治造成严重的后果。因此,吴氏十分重视对伤寒时疫的辨别,在临床中常通过详细问诊,了解患者的自觉症状和既往病史,有助于在因、机、证、治等方面对疫病与非疫病做出正确诊断。

1. 问病史,辨明病因为"异气"　如何辨明伤寒时疫? 吴氏特立《温疫论·辨明伤寒时疫》专篇,《温疫论·辨明伤寒时疫》曰:"夫伤寒必有感冒之因,或单衣风露,或强力入水,或临风脱衣,或当檐出浴,当觉肌肉粟起,既而四肢拘急,恶风恶寒,然后头疼身痛,发热恶寒,脉浮而数,脉紧无汗为伤寒,脉缓有汗为伤风。时疫初起,原无感冒之因,忽觉凛凛,以后但热而不恶寒,然亦有所触因而发者,或饥饱劳碌,或焦思气郁,皆能触动其邪,是促其发也。

不因所触无故自发者居多,促而发者,十中之一二耳。且伤寒投剂,一汗而解,时疫发散,虽汗不解。伤寒不传染于人,时疫能传染于人。伤寒之邪,自毫窍而入;时疫之邪,自口鼻入。伤寒感而即发,时疫感久而后发。伤寒汗解在前,时疫汗解在后。伤寒投剂可使立汗;时疫汗解,俟其内溃,汗出自然,不可以期。伤寒解以发汗,时疫解以战汗。伤寒发斑则病笃,时疫发斑则病衰。"本段从发病初起、感邪途径、传染性、传变、治法等方面细列出疫病与伤寒的诸多不同之处,并比较其相同之处,得出"始异而终同也"和"终又有不同者矣"的结论。其中,临床通过关于"有无感冒之因"的病史询问,了解伤寒起病于感冒,而疫病起病多为非感冒引起的无故自发。《温疫论》对于疫病病因的探讨,在序篇开头就提道:"夫温疫之为病,非风、非寒、非暑、非湿,乃天地间别有一种异气所感。"并在《温疫论·论气所伤不同》中言:"夫物者,气之化也;气者,物之变也。"指出疫病的病原应是一种微观细小的具体物质,疫病病原物质性的观点与现代微生物学中的病原体概念相似。吴氏首创"异气致病论",从根本上将伤寒时疫区分开来,疫病在病因上与传统伤寒六气说彻底划清界限,具有跨时代的意义,在世界传染病史上亦居于领先地位。

2. 问寒热,辨治病位在"膜原" "疫"在古籍中可称为"疠",是急性传染病的统称,疫病病性有寒热之分,以温热性质的最多,发热症状显著。通过了解患者寒热变化,有助于判断病位深浅,正确诊治。《温疫论·温疫初起》:"温疫初起,先憎寒而后发热,日后但热而无憎寒也。"提示疫病初起时既无伤寒表证,也无里证症状,而是"先寒后热",得病二三日后,发热症状日渐明显,直至"但热不憎寒"。通过问寒热,得到疫病发热的特殊表现,提示疫病病位潜伏隐匿,不同于伤寒在营卫。对于疫病病位的探讨,吴氏在《温疫论·原病》中指出:"邪自口鼻而入,则其所客,内不在脏腑,外不在经络,舍于伏脊之内,去表不远,附近于胃,乃表里之分界,是为半表半里,即《针经》所谓横连膜原是也。"提出疫病的病位在"膜原"间,即为半表半里的位置。因此,根据"邪伏膜原"的观点,疫病初得几日,邪气正位于伏脊之前,肠胃之后,邪热浮越于阳明经,似阳明经发热症状;又因邪气盘踞于中,表里阻隔,气滞为头疼身痛,故似伤寒表证。"膜原"学说的提出从病位上区分伤寒时疫之不同,并指导疫病进一步的辨治。

二、切脉象,辨明传变而知治

《温疫论·原病》云:"有先表而后里者,有先里而后表者,有但表而不里者,有但里而不表者,有表里偏胜者,有表里分传者,有表而再表者,有里而再里者,有表里分传而又分传者。"吴氏根据感疫轻重,个体的差异,总结性提出"病有九传"。又因疫邪自口鼻入,邪伏膜原,表里分传,病情复杂易变,提示疫病诊治需依据"因证而知变,因变而知治"的原则。基于疫病病机复杂、起病急、传变快的特点,吴氏在文中多处强调临证脉诊的重要性。脉象的浮沉细数是判断疾病的转归、预后的重要依据,并在病程中指导疫病的治疗。

温疫初起,其脉不浮不沉而数,"不浮不沉"与"先憎寒后发热"一致,提示此时邪气盘踞于膜原;"脉数"强调疾病的温热性质。这些提示疫病初起与伤寒不同,不可妄用麻黄、桂枝等解表之品,强发汗而造成津液大伤,病情加重,遂创立"达原饮",即使用槟榔、厚朴、草果等药,意在使药力直达膜原,从而驱邪外出。邪热加重,但热不寒,脉象变化为"长洪而数,大渴复大汗,通身发热",提示毒邪已溃,邪气正分离膜原,内外之气已通,但尚未出表,宜白虎汤辛凉解散。根据脉象的变化,治疗随之不同,不可不辨脉而乱投药。疫疠邪毒病重难攻,《温疫论·因证数攻》强调:"温疫下后二三日……邪未尽也,再下之……更下之……所以凡下不以数计,有是证则投是药。"疫病里证下法后,脉象分别表现为"脉浮"和"脉复沉"。如《温疫论·下后脉复沉》中:"里证脉沉而数,下后脉浮者,当得汗解。今不得汗,后二三日,脉复沉者,膜原余邪复瘀到胃也,宜更下之。更下后,脉再浮者,仍当汗解,宜白虎汤。"对于疫病的治疗,吴氏以逐邪为第一要义,主张除邪务尽,根据临证脉象的变化,了解疾病的发展,把握病邪的盛衰,做到有邪必逐。此外,"夫脉不可一途而取,须以神气形色病证相参,以决安危为善",提示脉诊在疫病的病证变化发展中虽然提供了重要参考,但不是疾病诊断的唯一手段,仍需四诊合参。

三、望舌苔,辨明疫病缓急是关键

中医学在传染性疾病的诊断过程中,特别注重辨舌,甚有"杂病重脉,温病重舌"一说。《温疫论》中多处提到舌诊在疫病诊治过程中的重要价值,具体体现在:《温疫论·温疫初起》"舌上苔如积粉,满布无隙",提示积粉苔为疫病的典型舌象,也是达原饮应用舌象特征;利用舌苔的变化来判定病邪的位置,如"温疫舌上白苔者,邪在膜原也。舌根渐黄至中央,乃邪渐入胃"。观察舌苔,辨明疾病缓急,推断病程阶段,对于疫病急证变化的诊断具有重要的参考价值,关乎患者的死生。

《温疫论·急证急攻》云:"温疫发热一二日,舌上白苔如积粉,早服达原饮一剂,午前舌变黄色,随现胸膈满痛,大渴烦躁,此伏邪即溃,邪毒传胃也。前方加大黄下之,烦渴少减,热去六七,午后复加烦躁发热,通舌变黑生刺,鼻如烟煤,此邪毒最重,复瘀到胃,急投大承气汤。傍晚大下,至夜半热退,次早鼻黑苔刺如失。此一日之间,而有三变,数日之法,一日行之。"本段记载疫病急证表现于舌苔,一日之间有三变,即从舌上白苔如积粉,变为黄色,再变为舌全黑生刺,提示邪毒来势凶猛且传变极快。对此,急证当急攻之,根据舌象变化,从达原饮"透邪外达"到大承气汤"攻下邪毒",体现了苔色的变化在疫病传变过程中对指导辨证用药的重要意义。"急证急攻"的临床运用符合疫病起病急、传变快、病情重的特点,也体现出"数日之法,一日行之"的治疫特色,并不拘泥于"一日一剂"。

四、结　语

诚然,《温疫论》关于疫病诊治内容不只局限于上述内容,如《温疫论·小便》篇中问小便颜色、质地、频数,以辨病位在膀胱或在胃,辨病程在气分或血分等诊法内容。但疫病的诊治仍以询问病史、观察舌苔脉象作为重要的诊断依据,用来指导临床辨治。作者吴有性擅用四诊,勤于辨证,著书立说,《温疫论》的问世使温热病从旧的伤寒体系中彻底脱离出来,在病因病机、治则治法上提出的新观点和新论述,为温病学体系的建立奠定了基础,后世医家在疫病研究中多以《温疫论》为经典,继承发扬其中的治疫思想,疫病学相关专著也继此不断涌现,如余师愚《疫疹一得》、杨栗山《伤寒瘟疫条辨》、戴天章《广瘟疫论》、刘奎《松峰说疫》等,这些极大地丰富了中医治疫的诊治内容。

吴有性治疗瘟疫特色

天津中医药大学　　臧文静

天津中医药大学第一附属医院　　朱　颖

吴有性认为瘟疫的病因乃是天地间别有一种异气所感,并非风、寒、暑、湿所为,且"此气一来,无论老少强弱,触之者即病"。对于其传变途径、侵犯部位,吴有性认为"邪从口鼻而入,则其所客,内不在脏腑,外不在经络,舍于夹脊之内,去表不远,附近于胃,乃表里之分界,是为半表半里,即《针经》所谓横连膜原是也"。因疫邪伏于膜原,居于半表半里,外可出表,内可入里,所以其传变不过表里两途。但由于感邪有轻重,伏匿有深浅,体质有强弱,吴有性又将传变方式分为九种,称为"九传"。治疗时虽不离汗与吐下两途,但其作用是为了使膜原之邪分消而解。

一、疏利透达

疏利透达是治疗瘟疫初起,邪在膜原的方法。瘟疫初起,主要症状是先憎寒而后发热,日后但热而无憎寒。初得之二三日,其脉不浮不沉而数,昼夜发热,日晡夜甚,头痛身痛。吴有性认为这时虽有头痛身痛,乃是邪热浮越于经,而非伤寒表证,不可用桂枝、麻黄之类强发汗。因邪不在表,故发汗会伤表且热不减;邪亦不在里,也不可用下法,伤胃气而使口渴加重。此时需用疏利透达之法方能使邪热内溃,表气通顺,故吴有性创达原饮为其治。达原饮:槟榔二钱,厚朴一钱,草果仁五分,知母一钱,芍药一钱,黄芩一钱和甘草五分。槟榔能消能磨,除伏邪,为疏利之药;厚朴破戾气所结;草果辛烈气雄,除伏邪盘踞;三味协力,直达其巢穴,使邪气溃败,速离膜原,是以为达原也。热伤津液,加知母以滋阴;热伤营血,加芍药以和血;黄芩清燥热;甘草和中;后四味不过调和之剂。此七味药共奏疏利透达之效,将疫邪驱离膜原,是为治疗瘟疫的第一步。应注意达原饮适用于苔白、热不甚、无数脉的轻缓之证,服药一二剂后往往战汗而解。如用于舌上苔如积粉、满布无隙的重证患者,服药后不从汗解,而从内陷者为多,患者表现苔自舌根先黄,渐至中央,此为邪渐入胃的征象,则需用三消饮治疗。

二、表里分消

若膜原伏邪既溢于三阳经而出现三阳经证,又入里而见里证,此为表里分传而致,需表里分消,应用三消饮。此方为达原饮原方基础上演变而成,如见胁痛、耳聋、寒热、呕而口苦,此邪热溢于少阳经,则加柴胡一钱;如腰背项痛,此邪热溢于太阳经也,则加羌活一钱;如目痛、眉棱骨痛、眼眶痛、鼻干不眠,此邪热溢于阳明经,则加葛根一钱;舌根渐黄至中央,有里证,则加大黄,上四味药与达原饮共用姜枣煎服,即为三消饮。即本方不仅能消除浮越在三阳经的表证,又能清除入胃的里热,而且更能疏解膜原的伏邪,是治疗瘟疫比较全面的方剂,故吴有性称之为"治疫之全剂"。特别是对邪毒既向表里分传且膜原尚有余邪者尤为适宜。

三、汗　法

汗法是用于疫邪溃出膜原,向表传变的治疗方法。不过吴有性所称汗解,并非指用麻桂等辛温发汗,其主要特点是,不强求发汗,而是注重疏通气道,为邪从外解创造有利条件。具体邪解方式有战汗、自汗、盗汗、狂汗等,其中以战汗为要。若见脉长而洪数,大渴复大汗,通身发热,是邪离膜原,中结渐开,证属里热散漫,故用白虎汤辛凉发散。白虎汤由石膏一两、知母五钱、甘草五钱、炒粳米一撮组成,为清肃肌表气分药也,服之或战汗,或自汗而解。若里证下后脉浮而微数,身微热,此邪热浮于肌表,里无壅滞也,虽无汗,宜白虎汤,邪从汗解。但若瘟疫初起,脉虽数未至洪大,其时邪气盘踞于膜原,如误用白虎汤,不能破结,但求清热,则犹如扬汤止沸也;若邪已入胃,则非承气不愈,若误用白虎汤,不能逐邪,只是以刚悍而伐胃气,反抑邪毒,致脉不行,此当急投承气缓缓下之,六脉自复。

四、吐下法

吐下法是用于疫邪溃出膜原,内传入胃的治疗方法。吴有性认为疫邪入里,可郁于胸膈,或留于胃腑。瘟疫邪留胸膈者,可见胸膈满闷,心烦喜呕,欲吐不吐,虽吐而不得大吐,腹不满,欲饮不能饮,欲食不能食,当以瓜蒂散吐之。组成:甜瓜蒂一钱,赤小豆二钱(研碎),生山栀仁二钱。上用水两盅,煎一盅,后入赤豆,煎至八分,先服四分,一时后不吐,再服尽。吐之未尽,烦满尚存者,再煎服,可使内陷之邪因吐得以排出。若疫邪内陷胃腑,舌上纯黄色,兼见里证,则用承气辈大剂下之,导邪外出。承气辈主要有大、小承气汤及调胃承气汤。热邪传里,但上焦痞满者,宜小承气汤;中有坚结者,加芒硝软坚而润燥,病久失下,虽无结粪,然多黏腻极臭恶物,得芒硝则大黄有荡涤之能;无痞满,唯存宿结,而有瘀热者,调胃承气宜之。吴有性还强调逐邪勿拘结粪,"瘟疫可下者,约三十余证,不必悉具""承气本为逐邪而设,非专为结粪而设"。在瘟疫病的发展过程中,燥粪只是一个症状,可能出现,也可能不出现,但这并不意味着里无邪热,所以不必拘于有无结粪。

五、扶正养阴,善后调理

吴有性认为疫病乃热病也,邪气内郁,阳气不得宣布,积阳为火,煎熬阴血,暴解之后,余焰尚在,阴血未复,故应扶正养阴,可予诸养荣汤,而应忌参、芪、术。诸养荣汤有以养阴为主的清燥养荣汤、柴胡养荣汤、承气养荣汤、蒌贝养荣汤,也有以养气阴为主的人参养荣汤及参附养荣汤。若投参术反助其壅塞,余邪留伏,不唯目下淹缠,日后必变生异证;若素多痰及少年素体肥盛者,投之恐有腻膈之弊。调理之剂,投之不当,则不如静养节饮食。

总之,吴又可所著《瘟疫论》充实了中医学对温热病的认识。他对瘟疫的病因病机、辨证施治、类证鉴别及调护等各个方面的系统阐述,不仅继承了明以前医家防治温热病的重要成果,而且创造性地提出了不少新见解和新思路,给后世温病学家以很大启示,也为整个温病体系的建立奠定了坚实的基础。

临床证治探讨

吴又可诊治温疫辨病特色探微

浙江省中医药研究院　　胡　森

温习明代医学大家吴有性（字又可）所著的《温疫论》，发现其诊治温疫辨病特色鲜明，这是其学术思想的重要方面。现将吴又可临证诊治温疫的辨病特色简述如下。

一、首辨病类，辨明伤寒时疫

吴又可治疫，首重辨明疾病类别，重视疾病类别之间的鉴别诊断，这是正确诊断，避免误治的条件和基础。因为吴氏治疗的是疫病，疫病自有疫病的特殊病因、病机，所以疫病与非疫病的鉴别就很重要，这对于当代中医治疗疫病（大体相当于传染病）同样有指导意义，有借鉴作用。

在《温疫论·序》中记述了当时医家不辨伤寒与温疫，时医误认温疫为伤寒，用伤寒法治之导致了严重后果，推测了其形成的历史原因和背景，抒发了自己对此事的感慨悲愤。吴又可曰："崇祯辛巳，疫气流行，山东、浙省、南北两直，感者尤多，至五六月益甚，或至阖门传染。始发之际，时师误以伤寒法治之，未尝见其不殆也。或病家误听七日当自愈，不尔，十四日必瘳，因而失治，有不及期而死者；或有妄用峻剂，攻补失序而死者；或遇医家见解不到，心疑胆怯，以急病用缓药，虽不即受其害，然迁延而致死，比比皆是。所感之轻者，尚获侥幸，感之重者，更加失治，枉死不可胜计。嗟乎！守古法不合今病，以今病简古书，原无明论，是以投剂不效，医者彷徨无措，病者日近危笃，病愈急，投药愈乱，不死于病，乃死于医，不死于医，乃死于圣经之遗亡也。吁！千载以来，何生民不幸如此。"反之，《温疫论·序》中记述了辨明伤寒时疫，治疗当时疫病取得很好疗效的事实，并用全书论述。曰："夫温疫之为病，非风、非寒、非暑、非湿，乃天地间别有一种异气所感。其传有九，此治疫紧要关节。余虽固陋，静心穷理……平日所用历验方法，详述于左，以俟高明者正之。"因此，可以认为又可是在首辨病类，辨明伤寒时疫基础上论述其温疫学说。

从上述文字记述中可以发现辨明伤寒时疫的重要性，那么如何辨明伤寒时疫？

吴又可特立《温疫论·辨明伤寒时疫》专篇,分别从发病初起、传染性、感邪途径、治法等十几个方面,详细列出种种不同,并比较其相同之处,得出"要知伤寒时疫,始异而终同也……虽曰终同,及细较之,而终又有不同者矣"的结论。

在"论轻疫误治每成痼疾""似表非表似里非里"等篇中又分别记述了时师误诊温疫病为伤寒而错误用药及其后果。吴又可首创"微疫"说,在《温疫论·论气盛衰》篇中,明确辨别易与非疫病混淆的微疫。曰:"至于微疫,似觉无有,盖毒气所钟有厚薄也。其年疫气衰少,里闬所患者不过几人,且不能传染,时师皆以伤寒为名,不知者固不言疫,知者亦不便言疫。然则何以知其为疫？盖脉证与盛行之年所患之证,纤悉相同,至于用药取效,毫无差别。疫气不行之年,微疫亦有,众人皆以感冒为名,实不知其为疫也。设用发散之剂,虽不合病,然亦无大害。疫自愈,实非药也。即不药,亦自愈。至有稍重者,误投发散,其害尚浅,若误用补剂及寒凉,反成痼疾,不可不辨。"在《温疫论·杂气论》中论曰:"至于发颐、咽痛、目赤、斑疹之类,其时村落中偶有一二人所患者,虽不与众人等,然考其证,甚合某年某处众人所患之病,纤悉相同,治法无异。此即当年之杂气,但目今所钟不厚,所患者稀少耳。此又不可以众人无有,断为非杂气也。"诚然,吴又可的"微疫"说并没有过时,对于今天的临床医生在诊疗活动中仍然需要注意,否则误诊误治在所难免,对于中医疫病、温病学教材的编撰,是具有实际意义的,也点明了实际疫病临床诊断治疗中的复杂性和疑难点。此等细微之处,只有临床大家才可以洞明,对于后人是具有启发意义的。

二、辨具体中医疫病,明疫病中医特征

在辨明疫病类别之后,应进一步辨析而确定具体的中医疫病,明确该种疫病有何中医疫病特征,比如其所感之气,所入之门,所受之处,传变之体等等,十分重要。这是取得疗效的关键之一。具体而言,吴又可主要从辨病原(病由)、辨表里、辨传变、辨标本、辨缓急等方面研究具体疫病,为正确的论治打下坚实的基础,具有典范意义和现实指导作用。

1. 辨病原 《温疫论·原病》篇中记述了吴又可所治疫病的病原。吴又

临床证治探讨

可曰："伤寒与中暑，感天地之常气，疫者感天地之疠气；在岁运有多寡，在方隅有厚薄，在四时有盛衰。此气之来，无论老少强弱，触之者即病。邪从口鼻而入，则其所客，内不在脏腑，外不在经络，舍于夹脊之内，去表不远，附近于胃，乃表里之分界，是为半表半里，即《针经》所谓横连膜原是也。"《温疫论·杂气论》中言："疫气者，亦杂气中之一，但有甚于他气，故为病颇重，因名之疠气。"这些与《温疫论·序》中描述的"崇祯辛巳，疫气流行，山东、浙省、南北两直，感者尤多，至五六月益甚，或至阖门传染"相一致。在《温疫论·杂气论》中进一步描述了杂气的特征："此气无形可求，无象可见，况无声复无臭，何能得睹得闻？人恶得而知？是气也，其来无时，其着无方，众人有触之者，各随其气而为诸病焉。"《温疫论·论气所伤不同》中言："夫物者，气之化也；气者，物之变也。气即是物，物即是气。"可见该疫病的病原是看不见、摸不着的微小物质，没有该病原的客观存在就不会有该疫病的发病、流传。正是《温疫论·论气所伤不同》中所谓："有是气则有是病。"所谓病原是也。吴氏新创的病原说首次从根本上把疫病与非疫病区别开来，温疫病因与统治中医数千年的伤寒六气（六淫）说划清了界限，无疑具有划时代的意义，在世界传染病学史上也属于领先地位。《温疫论·行邪伏邪之别》中言："初发之时，毒势渐张，莫之能御。其时不唯不能即瘳，而病证日唯加重，病家见证日增，即欲更医，医家不解，亦自惊疑。竟不知先自感受邪甚则病甚，邪微则病微。病之轻重，非关于医，人之生死，全赖于药。"《温疫论·统论疫有九传治法》中言："凡疫邪再表再里，或再表里分传者，医家不解，反责病家不善调理，以致反复，病家不解，每咎医家用药有误，致病复起，彼此归咎，皆失之矣。"可见吴氏当年遇到的这种外邪从口鼻而入，伏于膜原，是伏邪。此邪气较甚，且容易反复发作，较难治疗，容易误诊误治。吴氏注意辨别邪气的轻重、伏邪与行邪、是否反复发作等在今天的疫病诊疗中仍值得借鉴。

　　吴又可的疫病病因学说十分强调疫病的特殊的、可直接导致疾病发生的病原（物质性致病外邪——今人所谓的外因，即吴又可别于"常气"的"异气""疠气""戾气""疫气""杂气"），十分可贵的是吴氏还强调了正气盛衰（"本气充满""本气亏欠"——今人所谓的内因），此外还提到了"触因"（"饥饱劳碌""焦思气郁"等今人所谓的诱因）。由此可以发现其病因学说是比较全面的、超前的，现在依然具有现实意义。

2. 辨表里　辨表里主要是根据病邪侵犯人体之后邪气所在的病位、临床特征、病机特点等分为半表半里证、表证、里证等多个方面，区别于伤寒辨六经的一种新的辨病体系，主要适用于温疫病。吴氏采用辨表里的方法辨别温疫病是半表半里证、表证、里证，从而明确温疫病是表病、里病还是半表半里病，采用相对具体的方药治疗，无疑这是吴氏温疫学说的核心内容之一。针对所遇到的那种温疫病，又将其分为邪发膜原的半表半里、传变的九传之变等许多种具体病证。

吴又可认为，凡邪在经为表，在胃为里，今邪在膜原者，正当经胃交关之所，故为半表半里。邪发于半表半里，一定之法也。至于传变，或出表，或入里，或表里分传，医见有表复有里，乃引经论，先解其表，乃攻其里，此大谬也……凡见表里分传之证，务宜承气先通其里，里气一通，不待发散，多有自能汗解。

疫病初期发于半表半里。疫病中期疫邪每有表里分传。夫疫之传有九，然亦不出乎表里之间而已矣。这些理论是临床辨别表里的经验总结，是特色鲜明的独创性理论。

吴又可曰："向则不应下而反下之，今则应下而反失下，盖因表里不明，用药前后失序之误。"

疫病辨表里的理论，不可轻易否定，这一思路值得借鉴。戴天章、杨栗山等温疫病学医家都继承和发扬了这一学说。今天在辨别治疗温疫病时仍然需要注意借鉴，尤其对于新发的疫病。

3. 辨传变　吴又可曰："时疫之邪，始则匿于膜原，根深蒂固，发时与营卫交并，客邪经由之处，营卫未有不被其所伤者，因其伤，故名曰溃，然不溃则不能传，不传邪不得出，邪不出则疾不瘳。然时疫下后多有未能顿解者何耶？盖疫邪每有表里分传者，因有一半向外传，则邪留于肌肉，一半向内传，则邪留于胃家。"

吴又可曰："夫疫之传有九，然亦不出乎表里之间而已矣。所谓九传者，病人各得其一，非谓一病而有九传也。盖温疫之来，邪自口鼻而感，入于膜原，伏而未发，不知不觉。已发之后，渐加发热，脉洪而数，此众所同，宜达原饮疏之。继而邪气一离膜原，察其传变，众人多有不同者，以其表里各异耳。有但表而不里者，有但里而不表者，有表而再表者，有里而再里者，有表里分传者，有表里分传而再分传者，有表胜于里者，有里胜于表者，有先表而后里者，有先里而后表者，凡此九传，其病不一。医者不知九传之法，不知邪之所在，如盲者之不任杖，聋者之听宫商，无音可求，无路可适。未免当汗不汗，当下不下，或颠倒误用，或寻枝摘叶，但治其证，不治其邪，同归于误一也。"

吴又可的疫病传变理论对观察具体疫病的发病、发展变化，研究其如何传变，根据其传变的规律，按照中医理论分析制定相应的治疗方法和中药处方，具有现实意义。

4. 辨标本　吴又可立《温疫论·标本》专篇，精彩纷呈。又可曰："诸窍，乃人身之户牖也。邪自窍而入，未有不由窍而出。《经》曰：未入于腑者，可汗而已，已入于腑者，可下而已。麻征君复增汗、吐、下三法，总是导引其邪从门户而出，可为治之大纲，舍此皆治标云尔。今时疫首尾一于为热，独不言清热者，是知因邪而发热，但能治其邪，不治其热，而热自已。夫邪之与热，犹形影相依，形亡而影未有独存者。若以黄连解毒汤、黄连泻心汤，纯乎寒凉，专务清热，既无汗、吐、下之能，焉能使邪从窍而出，是忘其本徒治其标，何异于小儿捕影？"吴又可揭示原理，传授大法，举例比喻，妙语连珠。

《温疫论·注意逐邪勿拘结粪》中吴氏言道："总之邪为本，热为标，结粪又其标也。能早去其邪，安患爆结也？"又可再三示范，《温疫论·呃逆》篇中曰："要之，但治本证，其呃自止。其他可以类推矣。"

发热，只用清热药，头痛，只用止痛药，诸如此类治标而不治本，这是现在和未来不少普通中医很容易犯的技术性毛病，也是中医疗效不显的重要原因之一。在疫病治疗中，重视逐邪治本是吴又可学术思想的核心内容之一，是其学术精华之精华，必须掌握、运用这一理论，提高中医药治疗疫病临床疗效，是中医特色的鲜明体现，对于我们治疗杂病也颇具指导意义。

5. 辨缓急　吴又可立《温疫论·急证急攻》专篇，堪称辨缓急典范，值得医家玩味。曰："温疫发热一二日，舌上白苔如积粉，早服达原饮一剂，午前舌变黄色，随现胸膈满痛，大渴烦躁，此伏邪即溃，邪毒传胃也，前方加大黄下之，烦渴少减，热去六七，午后复加烦躁发热，通舌变黑生刺，鼻如煤烟，此邪毒最重，复瘀到胃，急投大承气汤。傍晚大下，至半夜热退，次早鼻黑苔刺如失。此一日之间而有三变，数日之法，一日行之，因其毒甚，传变亦速，用药不得不紧。设此证不服药或投缓剂，羁迟二三日必死。设不死，服药亦无及矣。

尝见温疫二三日即毙者,乃其类也。"

在《温疫论·注意逐邪勿拘结粪》中吴又可曰:"欲为万全之策者,不过知邪之所在,早拔去病根为要耳。但要谅人之虚实,度邪之轻重,察病之缓急,揣邪气离膜原之多寡,然后药不空投,投药无太过不及之弊。"

在《温疫论·行邪伏邪之别》中吴又可曰:"疫邪方张之际,势不可遏,但使邪毒速离膜原便是,治法全在后段工夫,识得表里虚实,更详轻重缓急,投剂不至差谬,如是可以万举万全,即使感受之最重者,按法治之,必无殒命之理。""察病之缓急""更详轻重缓急",这些是吴氏的告诫和明示。

辨别疫病的缓急在疫病治疗上十分重要,直接关系到患者的生死。在疫病治疗史上,又可采取"数日之法,一日行之",可谓特色鲜明,抢救疫病危急重症时必须参考,注意病情的急剧变化,采用适当的治法,而决不能墨守成规"一日一剂"。治杂病亦可参考。

三、辨四损、辨兼病、辨主客交

吴又可提出了"四损不可正治",讨论了"宿病淹缠适逢微疫"(《温疫论·论轻疫误治每成痼疾》)、"感冒兼疫""疟疾兼疫",研究了"主客交"等疫病治疗中碰到的实际问题。吴氏在《温疫论·主客交》篇中介绍了时师因"主客交"而误诊误治和自己辨识之后的不同处方用药。事实上患者原有疾病又患疫病与单纯患有疫病的诊断治疗有所不同,甚至大相径庭,这是吴又可十分重要的学术思想,也是中医诊疗特色的充分体现。这些对于提高中医临床诊断的准确性和临床疗效具有重要的现实指导意义,即在临床诊疗疫病时必须注意到患者其他疾病的客观存在及对疫病中医诊断和治疗的实际影响,也有利于专家编写的教材、制定的标准、技术方案、诊疗规范的进一步完善和发展。当"辨证论治"疗效不甚明显时,我们可以更多地借鉴吴又可的思想。

总之,吴又可在辨别是不是疫病,具体是哪一种疫病,有何中医特征、规律,是否存在四损、疫病兼病、主客交等三大方面都具有自己的辨病特色,并且这些学术观点和研究思路都是具有临床指导意义的。

(《中医杂志》,2009年第50卷第4期)

临床证治探讨

思考吴又可的温疫证治

上海中医药大学　　张再良

　　吴又可个性鲜明，《温疫论》不同凡响。讲到中医外感热病治疗的历史，特别是温疫、温病的证治，吴又可其人其书不可能不提。吴又可的《温疫论》有论也有治，一般我们对论的关注和肯定较多，本文主要着眼于书中叙述的临床证治。

　　《温疫论》成书于 1642 年秋（根据吴又可的自序），当时正值华北地区鼠疫流行，也许尚未达到高峰，但书的序文中提到 1641 年已有温疫流行："崇祯辛巳，疫气流行，山东、浙省、南北两直感者尤多，至五六月益甚，或至阖门而传。"可见这场温疫波及的范围不小。其惨烈之状，"顷刻死亡，疫之最重者，百年罕有，不可以常疫并论"，似乎非烈性传染病莫属。

　　从临床疾病的角度看，如果《伤寒论》的伤寒大致可以对应于某具体疾病的话，那么《温疫论》的温疫在临床上是否有具体的指向呢？吴又可的年代离我们相对要近，《温疫论》和《伤寒论》的流传情况也完全不同，照理应该容易辨识或推断吧。如果我们满足于一般既定的认识，就不可能再深究吴又可所说的温疫究竟是什么了。甚至会不假思索，既然当时流行的是鼠疫，那么所谓温疫当然就是鼠疫了。今天重新阅读《温疫论》的时候会产生种种疑问，会出现一些过去不曾有过的想法，如果温疫是鼠疫，那么临床证治与达原饮能够对应起来吗？吴又可尽管对病因有超前的天才意识，但作为临床实践在很大程度上会受到实际的限制，这在治法方药上必然表露出来。以下对此展开议论。

一、汗解温疫

　　温疫，即传染病，在现实中都是具体的。如果从疾病的角度考虑吴又可的《温疫论》，或者反过来从《温疫论》的叙述来推断到底是什么传染病的问题，将有助于我们对问题的进一步认识。毫无疑问，吴又可的《温疫论》以明末清初的温疫大流行为背景。那么，如果是鼠疫的话，发病就有十分鲜明的临床特征。占鼠疫大部分的是腺鼠疫,临床表现为淋巴结肿大,回流受阻则局部肿大,所以有大头瘟、疙瘩瘟、虾蟆瘟、探头瘟等称呼,来势凶猛、直接传播、死亡率高的肺鼠疫则称为瓜瓤瘟。这样的一些称呼,在《温疫论》"杂气"的章节中出现过,但是在其他各处出现并不多,好像这不是《温疫论》叙述的主题。

吴又可在《温疫论》开首的章节"原病"中,指出了邪伏膜原,提供的处方是达原饮,针对的主要症状是憎寒、发热、头痛等。吴又可把温疫的病情进展主要归纳为"九传",主要是在表里之间移动,相对简单。表为太阳,里为阳明。疫邪或外解于太阳,或内陷入阳明。在太阳有头项痛、腰痛如折;在阳明有目痛、眉棱骨痛、鼻干;在少阳有胁痛、耳聋、寒热、呕而口苦。症状的轻重缓急,病情的表里先后,种种不一。跟在达原饮之后的其他的治法是汗、吐、下,分别用白虎、瓜蒂、承气,这些似乎也不是鼠疫针对性很强的治疗。

吴又可认为,疠气无关老少强弱,从口鼻入,舍于膜原,在半表半里,从汗解者多。《温疫论》这一点给人的印象尤为深刻,书中反复提到的汗解,不妨摘引如下:"战汗,大汗淋漓,衣被湿透,然后脉静身凉,神清气爽,划然而愈。""战汗可使顿解。""忽得战汗,脉静身凉,烦渴顿除。""脱然而愈。""狂汗者……坐卧不安,且狂且躁,少顷大汗淋漓,狂躁顿止,脉静身凉,霍然而愈。""俄而大汗如雨,衣被湿透,脱然而愈。"诸如此类的描述,使人马上联想到的是疟疾,临床得汗而解者属疟病者多。书中提出也有自汗不药而愈者,有热暂减逾时复热者,如"疫乃热病……暴解之后,余焰尚在""时疫愈后,脉静身凉"等。汗后病愈或者症状缓解,此为邪随汗出。

临床上每有疾病相互间的混杂,有时并不容易鉴别。吴又可提出:"疫邪与疟仿佛。"然后又有疟不传胃,疫乃传胃之说。吴又可指出:"始则皆凛凛恶寒,既而发热,邪从外汗解者顺(邪自汗自斑而出),内陷者逆(出现消化道症状等)。"吴又可认为:"温疫初起,先憎寒后发热,后但热无憎寒。""时疫时气者,因其感时行疠气所发也,因其恶厉,又谓之疫疠,终有得汗而解,故燕冀名为汗病。"汗病,显然从临床角度考虑也是疟疾的可能性大。仔细推敲书中的重要章节"辨明伤寒时疫",列举了温疫与伤寒的种种不同之处,其中也很难看出时疫与鼠疫有什么相近之处,在某种程度上倒是能体现出古人对疾病的鉴别诊断。

现在清楚，如果是疟疾，作为临床治疗，需要寻找特效的药物。如果没有，就只能退而求其次，或辨证论治或对症处理，一般只能跟着患者的状态走，或寒或热，或虚或实。所以疟病有温疟、瘅疟、寒疟等不同的分类称呼以及一般的应对处理，当然这样的做法临证也不能说完全无效。根据吴又可一病必有一气的推断，真的能够找到制约疫气的药物，问题就相对简单了。古人在这方面的努力有使用常山、草果截疟，或用西方传教士带来的金鸡纳。吴又可感叹，正因为找不到合适的针对性的药物，所以只能勉强凑合使用汗、吐、下三法，只能君臣佐使品味加减，勉为其难了。

二、疏利达原

达原饮是出自《温疫论》的名方。达原饮提示的治法是温燥药的辛升和寒凉药的苦降合用，这可以看作少阳和解小柴胡汤的变通，方中舍弃了人参、大枣的甘补，而加强了升降的力度。达原饮能够疏利气机，使疫邪从膜原出表或达里，然后再用汗下之法驱之外出，汗下以后症情多缓解。邪在少阳，寒热往来，少阳治法扶正达邪，这在理论上与疟病的证治吻合，但是小柴胡汤并非疟病的专方。达原饮作为一种基本治法，临床价值永恒，它前承小柴胡汤，后启宣透膜原的治法，成为温病临床治疗的主要方法之一，所用的药物其实还是在温燥和苦寒之间移动，如重用温燥轻用苦寒的雷氏宣透膜原法，达原饮去芍药加枳壳、桔梗、六一散等形成的新定达原饮，注重于行气通利药物运用的刘松峰膜原分治法、俞氏柴胡达原饮、薛氏仿吴氏达原饮法等。后来的杨氏升降散、叶氏分消走泄法、《温病条辨》的厚朴草果汤等，也都可以看作是这一方法的具体应用和变通。

《温疫论》中提到疟疫与温疫，两者并立，似乎有鉴别的意思。金元医家用来对付鼠疫的应该是普济消毒饮、双解散等，很明显都以清热解毒药物为主，这是阳明的治法。至于李东垣的补中益气汤、当归补血汤等反其道而行之，则应归属太阴。也许鼠疫凶险，病死率高，当时用药物治疗效果如何不得而知。从吴又可强调的"九传"为"治疫紧要关节"来看，靠近疟疾的可能性大，之所以临证看不到像伤寒六经传变的明显规律，其实是因为背后存在的具体疾病使然。《温疫论》中针对温疫的治法方药，大体可以作出如下归纳。

第一步是疏利,代表方为达原饮和三消饮。达原饮直达膜原,溃败邪气,见舌黄、痞满者加大黄;三消饮即达原饮加羌活、柴胡、葛根、大黄,所谓消内消外消不内外。另外有柴胡清燥汤、槟芍顺气汤、芍药汤、柴胡汤等,基本上立足于辛开苦降,用药或偏重于寒泻,或偏重于温燥,总的不外寒温并用,疏利气机。

第二步用汗吐下,代表方是白虎汤、瓜蒂散和承气汤。白虎汤辛凉发散,清肃肌表,但无破结之能,另外有托里举斑汤等。攻下用三承气汤,吴又可提出三承气功效俱在大黄,温疫可下之证有三十多种,但不必悉具。另外有桃仁承气汤、犀角地黄汤、抵当汤、茵陈汤、瓜蒂散、三甲散等。

第三步要调养正气,清肃余邪,基本方药是养荣汤系列,如清燥养荣汤、柴胡养荣汤、承气养荣汤、蒌贝养荣汤、参附养荣汤、人参养荣汤、安神养血汤、黄芪汤、黄龙汤、六成汤、七成汤、猪苓汤、桃仁汤等。

可以看出在整个温疫的治疗过程中,吴又可关注的是气机的疏利和通达,汗下应顺势而为,但务必保持胃肠道的通畅,这是临证用药的经验之谈。吴又可喜大黄通利,而嫌黄连闭塞,认为只用无汗吐下作用的苦寒药,怎么能够驱邪外出呢?认为这样的做法是忘其本而徒治其标。汗下以后,症状缓解,患者轻快,此即邪去正安。升降气机的疏利之法是达邪于表里,汗、吐、下的通利紧跟其后以驱邪外出。其实从温疫的角度思考,如果是鼠疫,苦寒清热的药物倒应该始终受到重视。

三、杨栗山对温疫证治的补充

《温疫论》成书后至民国年间,据说印行的版本达 84 种之多。为了适应临床的实用,在这个过程中不断有后人的增补,如 1832 年的《重订医门普度温疫论》,分别加入了疫病篇、林起龙论疫,特别是刘宏璧集补瘟方,针对瓜瓤瘟、大头瘟等列出具体方药,于今看来无疑都是鼠疫的应对。

这里就杨栗山的《伤寒温疫条辨》(1784)与《温疫论》作一比较,看看临床证治的变化。杨栗山步吴又可后尘,对温疫证治作进一步扩展,在治法上别出心裁,制订了升降散及其相关的系列方。升降散的命名直截了当,所用药物与达原饮完全不同,在治疗上另有发挥,独辟蹊径。杨栗山提出了以升降散（双解散即升降散之别名）为代表的 15 首治疗温病的方剂,基本治法有二：一个是用清法,所谓"轻则清之",有神解散、清化汤、芳香饮、大小复苏饮、大小清凉散、增损三黄石膏汤等；另一个是用泻法,所谓"重则泻之",有加味六一顺气汤、增损大柴胡汤、增损普济消毒饮、加味凉膈散、解毒承气汤、增损双解散、增损三黄汤等。升降散作为基本方,不管病情轻重皆可酌用,随机应变,不必执方。在 1755 年至 1758 年的数年间,杨栗山的家乡发生温病流行,其在刘河间双解散、三黄散的基础上加减变化,随手辄应,全活甚众。那么为什么杨栗山舍近求远,不直接用吴又可的达原饮加减来取效呢？是否可以这样理解,即杨栗山遇到的临床疾患与刘河间曾经面对过的疾病相近,而刘河间当时遇到的大头伤寒,属于鼠疫的可能性大。

杨栗山的临床遭遇与吴又可不同,在书中将温疫移到了温病,但其中的"温病大头六证辨",讲的是鼠疫,此"六证"乃温病中之最重且凶者,因为仲景的《伤寒论》中无此证治,所以提出伤寒方不可以治温病。也许在这方面,专病专方较辨证论治疗效更加独到。杨栗山治疗用升降散加减,比普济消毒饮更有效果,同时认为："唯刘河间《直格》、王安道《溯洄》,以温病与伤寒为时不一,温清不同治,方差强人意。"温疫与温病相似处多,但和伤寒比较,则有明显不同。

四、吴鞠通对温疫治疗的探讨

《温病条辨》成书于 1798 年。吴鞠通讲温病,范围比温疫要大得多,所以对达原饮会有批评。当上焦篇论述辛凉平剂银翘散时,吴鞠通说："至若吴又可开首立一达原饮,其意以为直透膜原,使邪速溃,其方施与藜藿壮实人之温病,容有愈者,芳香避秽之功也；若施与膏粱纨绔及不壮实人,未有不败者。盖其方中首用槟榔、草果、厚朴为君……岂有上焦温病,首用中下焦苦温雄烈劫夺之品,先劫少阴津液之理！知母、黄芩亦皆中焦苦燥里药,岂可用乎?"这一段议论文字较长,吴鞠通认为三阳经加用羌活、葛根、柴胡,是杂以伤寒之法,完全不懂温病的治法。三消饮加大黄、芒硝,体壮实者也许得汗下而解,然往往成弱证,虚甚则死。指出妄用下法,其害不可胜言。最后论断："究其始意,原以矫世医以伤寒法治病温之弊,颇能正陶氏之失,奈学未精纯,未足为法。"吴鞠通不能明白最初达原饮所针对的是什么情况,而从整个温病来看,当然可以挑剔出来的问题不少。

关于黄连和大黄的用法,《温病条辨》中有"吴又可温病禁黄连论",吴鞠通指出:"唐宋以来治温热病者,初用辛温发表,见病不为药衰,则恣用苦寒,大队芩连知柏,愈服愈燥,河间且犯此弊。盖苦先入心,其化以燥,燥气化火,反见齿板黑,舌短黑,唇裂黑之象,火极而似水也。吴又可非之诚是,但又不识苦寒化燥之理,以为黄连守而不走,大黄走而不守。"吴鞠通甚至进一步发问,黄连不可轻用,那么大黄的迅利百倍于黄连,反而可以轻用吗?同时提供自己的经验,认为温病初起用普济消毒饮,"必去芩连,畏其入里而犯中下焦也。于应用芩连方内,必大队甘寒以监之,但令清热化阴,不令化燥……湿温门则不唯不忌芩连,仍重赖之。"可见药物的具体运用,必有一定的前提,应仔细分析,不能一概而论。

吴鞠通批评刘河间过用苦寒而化燥。其实化燥未必就是苦寒之过,更可能是疾病使然,即面对烈性传染病,再用苦寒也抑制不住病势,燥热持续不减,容易误解为苦寒之过。某些传染病尽管没有特效药,但保持消化道的通畅仍然不失为临床应对的方法之一。吴鞠通如果从整个温病的范围考虑,当然要提醒慎用攻下。吴鞠通指出:"吴又可纯恃承气以为攻病之具,用之得当则效,用之不当,其弊有三。"强调下法不可滥施。同时又说:"又可当日,温疫盛行之际,非寻常温病可比。又初创温病治法,自有矫枉过正,不暇详审之处。"似乎也注意到了吴又可所遇到的特殊情况。

五、《温疫论》被扩充重订为《广温热论》

从吴又可的《温疫论》,到 1675 年戴天章的《广温疫论》,再到 1911 年何廉臣的《重订广温热论》,走到最后瘟疫变成了更加宽泛且实用的温热证治。书名的温疫改成了温热,书中要点条理清晰,议论明快集中,理法方药的归纳更加规范,利于临证参考。很明显,吴又可的出发点不错,要把伤寒和温疫区别清楚,立论强调杂气与六气的不同。但是临床的证治则相对凌乱,还不切于实用。后人意识到了这个问题,《广温疫论》可以看作是个过渡,立足于临床的实际,首先强调辨证的总纲,叙述辨气、辨色、辨舌、辨传经等,接着分述

临床证治探讨

表证 31 症、里证 40 症，最后还提出了辨四损、四不足、三复、辨似、遗症等问题。另外将治疗归纳为汗、下、清、和、补五法，罗列出常用方剂 84 首，相对吴又可的《瘟疫论》更加趋向于临床实用。

陆九芝曾经对《广瘟疫论》进行了删订，并把它改称为《广温热论》。他强调伤寒之治，不能混于温热；温热之治，不能混于伤寒，这和吴又可一致。但认为戴天章虽能够明辨寒温，却把温热混同于温疫，所以陆九芝将疫疠、时行全都改为温热，温热相对宽泛。何廉臣的《重订广温热论》分为二卷，强调所论的温热主要指伏邪，而不是新感。卷一为温热总论，论述辨证方法，分别有温热的本症、兼症、挟症、复症、遗症的治法等。经何廉臣之手新增加的内容不少，如四时温热、伏气与新感不同、温热即是伏火、温热本症疗法、小儿温热等。卷二归纳罗列方药和治法，计有 320 首方，治法方药的归纳全面系统，有解表、攻里、和解、开透、清凉、温燥、消化、补益等八法，方药的内容占据了书本的一半，无论作为学习或临证翻检都非常方便。这样一来我们可以看到，原本五万多字的《温疫论》，增广重订以后达到了 16 万字左右，可以说吴又可原来的温疫论治，完全被更加实用的温热证治所替代了。从温疫走向温热，是个由窄到宽的过程，如果说吴又可的《温疫论》还是处在实践中的摸索阶段，那么到了何廉臣的《重订广温热论》，提供出来的就是相对成熟的结果了。

最后我们不妨把眼光再移到伤寒，看看吴又可和吴鞠通对《伤寒论》是如何认识的，也许有助于对问题的进一步思考。吴又可从临床证治的鉴别出发，对比温疫和伤寒的不同。吴鞠通从整个温病证治出发，提出《伤寒论》的方药有所局限，不应"尊信仲景太过"，指出"仲景当日著书，原为伤寒而设，并未遍著外感"。可见古代尽管还不具备十分清晰的疾病鉴别能力，但临床意识已经有了。按照这样的观点，即便《伤寒论》的具体证治也会有所局限，更不用说吴又可的温疫证治了。这完全是由医家医著的时代背景和个人经验所决定的，大到《伤寒论》，小到《温疫论》，皆可作如是观。从临床具体疾病来思考吴又可的温疫证治，其意义正在于此。

吴又可《温疫论》治法探析

上海中医药大学附属龙华医院　　　李广浩　陈昕琳　诸　宁

一、概括温疫的治则治法

吴氏言"诸窍乃人身之户牖也。邪自窍而入,未有不由窍而出……汗、吐、下三法,总是导引其邪从门户而出,可谓治之大纲",这种以通行为治、汗吐下引邪外出的思想,确实具有临床指导意义。

1. 首尾以通行为治　中医学认为,人之脏腑经络、阴阳气血以通为本。如《金匮要略》云:"若五脏元真通畅,人即安和。"《素问·热论》曰:"五脏不通则死矣。"吴氏根据《经》旨,结合自己的实践经验认为,温疫的病机要点是:邪气内郁,滞而不通。故治疗上强调"疫邪首尾以通行为治"的思想,即以疏利透达,宣通导引,逐邪外出为治疗大法。他说:"一窍通,诸窍皆通,大关通,百关皆通。"可见,"通"是治疫的根本,只有因势利导,破其郁滞,才能使气机通畅,邪有出路。故吴氏在治疫过程中,强调以"通行"作为治疗原则,切不可妄投寒腻补,以防闭塞之害。

2. 汗吐下引邪外出　吴氏治疫以"通"为治,但同时又强调,应以逐邪为第一要义。他说"无邪不病,邪去而正气得通",具体应用以汗、吐、下三法为首选,结合他法。如温疫初起,邪在膜原,则用疏利透达之法,方选达原饮,以直达膜原、捣庚气之巢穴,使其邪热内溃,汗出自然而解;如疫邪传经出表,则治以汗解、斑解;如疫邪内陷胸膈,则用瓜蒂散催吐,使内陷之邪因吐得以排出;如疫邪内陷胃腑,则用承气类攻下逐邪。需要强调的是,在诸多祛邪方法中,吴氏独重下法,认为疫邪传里,多归六腑,下法乃为破滞决壅,逐邪拔根的治本之法。

3. 法不尽善,设想专病专药　吴氏应用汗、吐、下三法的目的,是驱除体内疫邪,这与"以物制气"的精神是一致的,客观上也起到了改善温疫患者病情的作用。但由于温疫发病急骤、证候凶险、变证百出,故吴氏常感慨三法不能尽善。为此,在广泛应用汗、吐、下三法的同时,根据自然界生克制化的规律,辨证地提出了"一病一药"的设想,并为之探讨追求。他说:"至于受无形杂气为病，莫知何物能治矣。唯其不知何物之能治，故勉用汗、吐、下三法以决之……能知以物制气，一病只有一药之到病已，不烦君臣佐使品味加减之劳矣。"当然，吴氏这些主张，由于历史所限，在当时不可能付诸实施，但创新的精神，科学的预测和论断，对后世乃至现代不无启迪。

二、扩大下法的治疗范围

温疫既然是由杂气所致，其治疗理应逐邪除因，早拔病根。至于驱邪之要，吴氏则以宣通为本，以下为治，认为只有破其郁滞，决其壅闭，使其气机通畅，才能导邪外出。故在诸多祛邪治法中，尤推崇下法，认为下法乃逐邪拔根治本之法。他不仅继承了仲景"急下存阴"的学术观点，而且还拓展了下法的应用范围，给后世以很大启发。

1. 客邪早逐，急证急攻　吴氏认为温疫发生的根源是杂气，杂气致病具有"因其毒甚，传变易速"的特点，不仅起病急骤、变化迅速，而且证候凶险，即所谓"一日之间，而有三变"，因此治疗用药宜紧宜早，主张"数日之法，一日行之"的急证急攻措施，他说"邪不去则病不愈""凡客邪贵乎早逐，乘人气血未乱，肌肉未消，津液未耗……早拔病根为要"，这是贯穿《温疫论》全书的基本观点。

祛邪愈早对病情愈有利，治疗要趁疫邪立足未稳，正气尚强之时，速战速决，切勿拘于"下不厌迟"之说而贻误时机。如膜原伏邪若有行动之机，"但见舌黄、心腹痞满，便于达原饮加大黄下之"；若邪已陷胃，则主张用承气类大剂攻下，导邪外出；若表里分传，内壅不汗，必用承气先通其里，不待发散；若热陷下焦，小便闭塞，"以导赤、五苓、五皮之类分毫不效，得大承气一服，小便如注"，是谓"一窍通诸窍皆通，大关通而百关尽通之理"。由此可见，早拔病根，急证急攻，下之得当，常能收到事半功倍之效果。故吴氏特别强调当下之证，应速下之，切勿"中道生疑"，而"反致耽搁"；若当下不下，迟疑不决，往往坐失良机，贻误病情，留邪生变。可见，吴氏这种客邪贵乎早逐，根据证情及时攻下，强调以通为本、以下为治的思想，对急性传染病、急性感染性疾病的治疗具有十分重要的指导意义。

2. 攻下逐邪，勿拘结粪　吴氏以前，医家多受《伤寒论》之影响，认为承气汤的适应证须有大便秘结不通或通而不爽的腑实见证,而对阳明无形热盛无便秘者不敢早投早用。吴氏对此有不同看法,他总结前人经验,结合自己的临床体会后认为:"承气汤本为逐邪而设,非专为结粪而设。"温疫病是"邪为本,热为标,结粪又其标也",而治病必求于本,故通利大便仅是手段,逐邪泄热才是真正目的。并强调是"因邪热而致燥结,非燥结而致邪热""燥结不致损人,邪毒之为殒命也",正确地认识到邪热与燥结的因果利害关系,准确地把握住"必伏其所主,而先其所因"的治本原则。

由此可见,攻下法不一定专门针对阳明腑实证,邪居他处,里热证见,亦可用此法,他说"温疫可下者,约三十余证,不必悉具",只要"有是证,则投是药",不必拘泥于结粪的多少与有无。吴氏认为应下之证,首在舌苔变化,凡病邪入胃,舌苔必黄,老黄苔、焦黑苔、舌生芒刺等,皆是应之之舌。其次大便秘结是肠腑郁热的重要标志,属下证。尤其重要的是,吴氏还把邪热结滞所致的"溏垢""胶闭""滞下"亦列为当下之证,认为只要里有邪热,便可以下,只有逐邪祛积,才是治其根本。可见吴氏把以往医家主要用于攻下腑实的经验,引申为一条重要的方法和途径,使下法概念的外延扩大、内涵充实。在临床实践中我们也注意到,里有邪热不一定都有结粪,而结粪也未必都是由邪热引起。

3. 逐邪务尽,下不忘正　吴氏应用下法,主张"凡下不以数计",必要时应根据证情采用"再下""更下之"等因证数攻之法,突破了以往"一日一剂"的陈规,体现了吴氏有邪必除,逐邪务尽的治疗思想。另一方面,吴氏虽然重视下法,但也不妄用下法,他说"要谅人之虚实,度邪之轻重,察病之缓急,揣邪气离膜原之多寡,然后药不空投,投药无太过不及之弊""设独行而增虚证者,宜急峻补",并明确指出"邪未入胃不可下""阴虚甚者不可下"等禁下之证,还创立了承气养荣汤、柴胡清燥汤等攻补兼施的方剂。由此可见,吴氏这种因人制宜、下不忘正、注重虚实标本、分清缓急先后的论治原则,值得我们借鉴。

4. 祛邪清热,首推大黄　吴氏推崇下法,善用大黄,他说"三承气功效俱在大黄,余皆治标之品",并明确指出"得大黄促之而下,实为开门祛贼之法"。吴氏认为"大黄走而不守",功专在通下,使邪热有随大便外出之机,而黄连"守而不走",若用之,则"反招闭塞之害"。故用大黄为主药,逐邪攻下,荡涤肠胃,使邪从表里而出,这体现了吴氏早拔病根、邪贵早逐的思想。从现代医学观点来看,大黄能增强肠蠕动、促使内毒素的排泄,并有较强的抑菌作用。

综上所述,吴氏的治疗思想对温病学说的贡献是巨大的,但也有一些偏见及局限。如:治疗独重大黄攻导逐邪,而忽视芩、连、柏、栀的苦寒清热,说黄连不能清客热有片面性,强调下法有矫枉过正处。正如吴鞠通所言"初创温病治法,自有矫枉过正不暇详审之处,断不可概施于今日也",邹滋九亦说"若宗吴氏,又恐邪去正伤"。但瑕不掩瑜,吴氏能在当时盛行伤寒法治温病的时代,提出自己独特的治疗思想,实在难能可贵。他不仅从理论上阐明了温疫的治则治法,并对下法的运用范围,进行了大胆创新,补充和发挥了前人之说,丰富了中医学治疗外感热病的内容,为温病学说的发展做出了贡献。

(《浙江中医学院学报》,2005 年第 29 卷第 4 期)

论吴又可逐邪三说的意义

江西省中医院　　刘英锋　傅志红

虚者补之,实者攻之,是中医治病的一般原则。但明代温病大家吴又可的《温疫论》则提出了逐邪为扶正之本,逐邪以导出为贵,逐邪不妨矫枉过正的治疫三说,这对外感病的辨证论治具有特殊的指导意义。

一、治疫以逐邪为本,扶正为标

《内经》虽曰:"邪之所凑,其气必虚。"但从疫病横行肆虐,"延门阖户,又如徭役之役,众人均等"的发病特点,可见它不同于时气致病,仅以一时寒热偏胜,乘虚客扰机体而已,而是"天地间别有一种异气",能以超常的致病力,使老少青壮而强弱无异地皆相染易。所以疫病之发生实以邪毒客气为压倒一切的主导方面,病中所现虚象,亦多属邪实所伤,仍是因病致虚,虚随实走,故实为虚因,邪退则正易自复。因此,治疗应当见病溯源,从因治本,攻邪才为正治,补剂不宜滥投。即便伴见虚象,治疗亦当从托邪立法,或"先泻而后补",或最多补泻兼施,一旦"虚回五六,慎勿再补,多服则前邪复起"。若有虚不受攻者,或"先虚后实者,宜先补而后泻",且在"此万不得已而投补剂一二贴后,虚证少退,便宜治疫",否则"补剂连进,必助疫邪"。总之,邪为致虚之本,则攻邪不可稍迟,补虚不可早投,若非留人治病,固脱救逆,虽须扶正,用药亦须力免呆滞,适可即止,不然难免碍邪留寇,遗患无穷。

二、逐邪以导出为本,清热为标

《内经》虽云:"寒者热之,热者寒之。"但"邪所以为病,在于其能入,邪所以能祛,尤当令其出",而"异气"为病,更以出入为本,寒热为标。因此,攻邪尤以开门驱贼为首务,温清之剂乃治标之法。如:温疫"邪之与热,犹形影相依,形亡而影未有独存者。若(见热)以黄连解毒汤、黄连泻心汤,纯乎寒凉,专务清热……焉能使邪从窍而出,是忘其本,徒治其标,何异小儿捕影?"只有立足于导邪外出,才"是知因邪而发热,但治其邪,不治其热,而热自已"。至于导邪之出路,则应懂得"诸窍乃人身之户牖也,邪自窍而入,未有不由窍而出"者,故八法之中,以"汗、吐、下三法,总是导引其从门户而出,可为治(疫)之大纲,舍此皆治标云尔"。即使邪未近表又未入里而伏于膜原时,汗、吐、下三法尚未可及者,可先以达原饮疏利少阳,"直达其巢穴,使邪气溃败,速离膜原",再伺其表里分传之机,终以汗下解之。可见吴又可创达原饮之溃邪名方,亦为达邪外透而设。因此,治疫首先应注意审邪之所在,以便选择汗、吐、下法,因势利导,务必使邪就近而出。张从正擅长汗、吐、下法而突出攻邪理论,正是对逐邪贵在出路有深刻认识和切身体会的结果。

三、逐邪务尽,矫枉不妨过正

《内经》虽有毒药攻病,十去其七而止之训,但疫邪为病,既异于人身本气自病,也不同于异常时气外加,其不仅为"天地间别有一种异气所感",而且"始则匿于膜原,根深蒂固,非一汗一下可尽",作为致病之源,致虚之本,只要"邪不去则病不愈"。因此,治疗就有"因证数攻"而须反复汗下的要求。如

"温疫下后……舌上复生苔刺，邪未尽也"，即有膜原余邪复传到胃也，宜"更下之……其中有间日一下者，有应连下三四日者，有应连下二日间一日者。"总以邪尽为度，否则，姑息养奸，"有邪不除，淹缠日久，必至尪羸，庸医望之，辄用补剂，殊不知无邪不病，邪气去，正气得通，何患乎虚之不复也"。如若一见虚象就轻投补剂，反致"邪气益固，正气日郁，转郁转热，转热转瘦……循环不已，乃至骨立而毙"。由此反思，治疫不仅逐邪宜早，逐邪宜速，而且逐邪宜尽，甚至矫枉有所过正，斩草才能除根。

综上所述，《温疫论》逐邪三说，初看似与"补虚攻实"的一般治则有所出入，实质上它正将此治则，根据疫病的特殊机制，作了进一步的发展和变通。它提示人们：论攻补，不仅取决于虚实的轻重缓急，而且取决于虚实的因果标本。虚虽宜补，但因邪伤正则当补从于攻；实虽宜攻，但因虚招邪则当攻从于补；因果标本不同则攻补当有侧重，这才真正抓住了中医审症求因，治病求本的灵魂，才能从发病机制的角度和疾病全程的高度把握辨证论治的主动权。从此眼光去认识其他外感与内伤等不同病种的证治立场，就不难领会它们在运用补虚攻实基本法则上的各自特点和具体规律了。

论《温疫论》祛邪大法及其应用原则

广东省博罗县中医医院　　崔爱民

中医学将具有强烈传染性和流行性的感染性疾病统称为"温疫"，明末清初著名医学家吴又可所著的我国医学发展史上的第一部温疫学专著——《温疫论》，对当今治疗温疫仍有很大的指导作用。吴氏认为温疫病"乃天地间另有一种异气所感"或"感天地之疠气"而成，"异气""疠气"，皆为邪气。"邪之所着，有天受，有传染，所感虽殊，其病则一""邪不去则病不瘳，延缠日久，愈沉愈伏"，故祛邪是治疗温疫的根本大法。然"伏邪动作，方有变证，其迹或从外解,或从内陷",更因表里先后传变或不同时传变,而"其传有九",故祛邪也须"因变而知治"。综观《温疫论》,吴氏汗、吐、下三法祛邪皆有应用,尤其推崇攻下法。

一、祛邪大法

在《温疫论》中,根据温疫邪气传变所达的部位不同,祛邪的方法也有不同;正邪相争,随着正气与邪气的强弱不同,在攻与补之间也需权衡利弊而选择。

1. 邪伏膜原,祛邪达原 "温疫初起,先憎寒发热,日后又但热不寒,或昼夜发热,傍晚更甚,头疼身痛,脉不浮不沉而数""苔如积粉",可见其病来势凶险,寒热俱重,且变化多端。"其时邪在夹脊之前,肠胃之后",此邪不在经,不可强发其汗,"汗之徒伤表气,热亦不减";此邪不在里,又不可下,"下之徒伤胃气,其渴愈甚"。吴氏立达原饮开达膜原,以槟榔、厚朴、草果破气除瘴,知母滋阴、白芍和营、黄芩清热、甘草调和,"直达其巢穴,使邪气溃败,速离膜原"。达原饮是祛逐伏邪的基本方,而伏邪在膜原时还可影响到太阳、阳明或少阳诸经,所以还应根据所影响到的经证表现而使用引经药,如影响到少阳经,即加柴胡;影响到太阳经,即加羌活;影响到阳明经,即加葛根。

这里应指出的是,邪伏膜原也有感之轻者,"舌上白苔亦薄,热亦不甚,而无数脉,其不传里者,一二剂自解,稍重者,必从汗解",对温疫之轻症虽不用麻黄汤和桂枝汤强发其汗,但可用达原饮助汗出而解。此外还有不需药物而通过自汗、盗汗、战汗或狂汗而解者,这些都是汗法祛邪的应用。

2. 表里分传,表里双解 如果伏在膜原的病邪,服达原饮后"邪不从汗解,而从内陷者,舌根先黄,渐至中央",出现"毒邪表里分传,膜原尚有余结",即既有三阳经的表证,又有渐化热入胃的里证时,就需服用三消饮,三消就是消内、消外、消不内外,也就是清里、解表和开达膜原"三管齐下"的意思,即以达原饮加三阳引经药疏表,再加大黄而通腑攻里。可见三消饮就是表里双解之剂。

3. 邪毒瘀胃,急证急攻 温疫发热一二日,早服达原饮、午前再服达原饮加大黄后,病情仍急转直下,迅速加剧,"午后复加烦躁发热,通舌变黑生刺,鼻如烟煤""此邪毒最重,复瘀到胃,急投大承气汤",通过急证急攻、连攻的办法彻底清除病邪，切断传变途径，"至半夜热退，次早鼻黑苔刺如失"，病向愈。温疫病往往起病急骤，传变极快，病情凶险，所以吴氏大胆采取"急证急攻""数日之法，一日行之"的紧急措施，打破了"一日一剂"的老规矩。"急证急攻"的思想对临床治疗急性传染病甚至其他急危重病的抢救都是有很大启发意义，临床上经常有些烈性、急性传染病起病仅两三日就陷于不治身亡，这往往是未能把握急证急攻的要领，死守"一日一剂"的教条，或犹豫不决，用下不猛所致。证变化得快，治疗方法也应该紧随病情变化而及时更换，这才真正符合中医"辨证施治"的基本原则。

笔者认为，"急证急攻"的"攻"在《温疫论》中除"攻邪"的广义外，还可理解为"攻下"的意思。邪毒瘀胃，亦即邪毒已入里，正是运用"攻下"大法之时。由于邪毒最重，必须以猛药攻下，方能奏效，所以用"急攻"的办法。一日之内，吴氏先用达原饮，再用达原饮加大黄，最后急投大承气汤，攻下的力度一次比一次强，"大下"之后，"至半夜热退"，疗效显著，病情转危为安。可见下法用得"稳准狠"，往往能救人如神，起死回生。

4. 疫邪未尽，因证数攻　吴氏认为，温疫用下药后二三日或一二日后，"舌上复生苔刺"，是疫邪未尽，需"再下之"；若"热渴仍未除"，则"更下之"；若"日后更复热，又生苔刺"，"更宜下之"，"凡下不以数计，有是证则投是药"，这就是著名的"因证数攻"。因证数攻的意思是，用攻下法治疗时，如果余邪未尽，只要有下法的适应证，就能用攻下法继续逐邪，而且可以反复多次运用，不必担心用过几次，更不能犹豫不决延误病情。吴氏逐邪善用下法，既可以"急证急攻"，也可以"因证数攻"，但并不盲目使用下法。首先他强调要"有是证则投是药"，如果没有相应的用药指征，没有相应的宜"下"之证，则绝不能用攻下之药。第二，用承气汤攻下时，承气汤的剂量也是有所讲究的，并非一成不变的，要根据病情的轻重随时调整承气汤的剂量，或多或少，临证加减。

5. 邪在胸膈，催吐祛邪　除了前述的汗法、下法外，吴氏也用到了催吐法祛邪。《温疫论·邪在胸膈》论道："温疫胸膈满闷，心烦喜呕，欲吐不吐，虽吐而不得大吐，腹不满，欲饮不能饮，欲食不能食，此疫邪留于胸膈，宜瓜蒂散吐之。"温疫病邪停留在胸膈，而出现胸膈满闷、欲吐不能吐、欲食不能食等症状，此时余邪疫毒既不在表也不在胃，更不在半表半里之间，此时可按照"在高者，因而越之"的治疗原则，用催吐的办法使疫邪就近从上随吐而出，这正是一种因势利导的方法,同样可以祛邪外出。

6. 邪实正虚,补泻兼施　温疫若失治、误治或缓治,实邪未除而正气已虚,往往会导致"邪热一毫未除,元神将脱",病情极为凶险。此时"攻不可,补不可",攻邪又担心正气不支,补虚又担心邪气愈壅,针对这种邪实正虚的情形,吴氏则有"黄龙汤"补泻兼施,在攻邪的承气汤中加入人参、地黄和当归等补虚之品,两全之法。若正虚更盛,大实大虚,真正出现了"元神将脱"的危象,则急用人参养荣汤,待"虚候少退、速可摒去"。因人参固然是大补元气的最好药物,但"气有余便是火",有助长邪热之弊,所以只在万不得已的情况下则可以使用,而且必须中病即止。

二、温疫祛邪法的应用原则及注意事项

温疫既是邪气所致,祛邪即是治疗温疫的根本大法。有人统计,在《温疫论》应用的 45 个方剂中有 14 个用了攻下祛邪的大黄。而在祛邪之时,由于感邪轻重不同,病情进展不同,治疗经过不同,以及个体差异等,有很多值得注意的事项,既不可"拘于下不厌迟之说",也不可一味攻邪,不顾其他。

1. 客邪贵乎早逐　温疫病用下法的目的就是逐邪,祛除病原,对于逐邪的时机必须认真把握。吴氏之前,大多数医家受《伤寒论》影响,认为攻下药物峻烈性猛,用得不当,易成"坏证",故有所顾忌,不敢早投多投。而吴氏则主张"大凡客邪贵乎早逐",一旦"知邪之所在",就要当机立断,早拔病根,切不可拘泥于"下不厌迟"之说。强调一旦疫邪传入胃,应尽早使用承气汤类以攻下,将疫邪尽早逐出体外,"下后里气通,表气亦顺",使邪去而正安。其实,在患病初期,正气旺盛,此时更适宜用下法,不良反应发生率更低。如果不趁早攻下逐邪,就好比"养虎遗患",致"变证迭起",更加难治。及早攻下祛邪的思想,对治疗急性烈性传染病是具有很强的指导意义。

2. 逐邪勿拘结粪　历代医家攻下多遵循"下不厌迟"之说,强调要肠中有燥屎结粪才可攻下,吴氏独辟新论,在《温疫论》中,单列"注意逐邪勿拘结粪"篇,对逐邪与结粪的关系有详尽的论述,认为是"因邪热而致燥结,非燥结而致邪热""邪为本,热为标,结粪又为其标也"。客邪才是致病的主要原因,是主要矛盾;结粪只是一种症状表现,是次要矛盾。治疗用药应以解决主要

矛盾为目的,也就是应以逐邪为主,攻下通大便只是逐邪的手段而已,即"承气本为逐邪而设,非专为结粪而设也"。对此,吴氏临证颇多心得,他举出几个例子加以证明"逐邪勿拘结粪"的观点。一方面,邪热故然可致结粪,但并非有邪热就一定有结粪。如不少温疫患者因邪热熏蒸致使大便"极臭如败酱,或如藕泥,临死不结者,但得秽恶一去,邪热从此而消,脉证从此而退"。又如急性中毒性菌痢,常常是下痢赤白而并无结粪,所下都是黏胶臭秽之物,正是邪热结滞为患,用芍药汤加大黄治之,此时大黄攻下就是为逐邪而设的,因为并没有结粪。另一方面,结粪也并非都是因邪热所引起的。如老年人津枯血少,肠道失去濡养,极易产生燥结;或病后血气未复,也多燥结,这类结粪就不是邪热所致,不可妄用下法,而应滋阴养血、润肠通便。

3. 有是证则投是药　吴氏逐邪善用下法,既可"急证急攻",也可"因证数攻",但并不盲目使用下法。首先他强调要"有是证则投是药",如果没有相应的用药指征,没有相应的宜"下"之证,则绝不能用攻下之药。第二,用承气汤攻下时,承气汤的剂量也有所讲究,并非一成不变,要根据病情轻重随时调整承气汤的剂量,或多或少,临证加减。

4. 下后间服缓剂　在多次运用攻下之后,病情肯定会发生变化,甚至由于病情的传变而出现其他变证,或伤阴,或伤血,或伤胃气,此时就不能一味攻下,应该"间服缓剂",和解余邪,恢复胃气,为下一步治疗创造有利条件。若余邪未清、津液已伤,可用柴胡清燥汤以清泄余热,养阴生津;若出现热伤血络,或蓄血留瘀,或热扰心营,则宜用犀角地黄汤清热解毒、凉血散瘀。

5. 下不忘正　攻下之法虽能逐邪,但亦伤人正气。吴氏告诫医者攻下祛邪时,"但要谅人之虚实,度邪之轻重,察病之缓急,揣邪气离膜原之多寡,然后药不空投,投药无太过不及之弊",强调了祛邪必须辨证施治,处方要因人而制,用药要准,既不能太重致攻下太过损伤正气,也不能太轻而起不到疗效导致病情加重。

6. 时时顾护胃气　吴氏认为"人以胃气之本",称胃气为"本气",若"本气充满,邪不易入",温疫传变过程中,只有当本气亏欠之时,疫邪才能乘虚而入,因此,吴氏治疗温疫时时不忘顾护胃气。攻邪之初,善用大黄以开通郁结之胃气,胃气开,则能食,有助于正气恢复,胃气降,则可促邪与大便同出。攻邪过程,告诫不可妄投寒凉药免伤胃气,而且常在承气辈中加用生姜等温胃护胃,以监制承气类攻伐太过损伤胃气。若"中气素亏,不能胜药"出现"药烦",或"中气大亏,不能运药"出现"停药",更用生姜汤或药中加用生姜以调和药性,保护胃气,或加人参以助胃气。邪去病愈仍需静养护胃,"若夫大病之后,客邪新去,胃口方开,几微元气,所当接续",主张饮食调理,可"先与粥饮,次糊饮,次糜粥,循序渐进,先后勿失其时"。可见,吴氏在治疗温疫的每个环节都非常注意保护胃气,"能食者,自然虚回""设不食者,正气愈夺",胃气的强弱,代表了一种抗病能力,在疾病的发生发展进程中有极其重要的作用,影响着预后和转归。

7. 解后宜养阴,忌投参术　温疫病为热性病,热邪暴解之后,余邪尚存,阴血未复,最忌投用人参、黄芪、白术之类温补药,以免闭门留寇。若余热壅塞,余邪潜留,不但现有病证难愈,还将日后变生他证。温热之邪最易伤津劫液,病后多表现为阴虚症状,此时宜用养荣汤辈清除余热,养阴润燥,滋阴养血。除攻下理论外,吴氏治疗温疫注重滋阴的观点对后世影响也很大。不过,笔者认为,对于素体阳虚病后表现为气虚或阳虚者,应按照"有是证则投是药"的治疗原则,酌情投用温补之剂,这才符合"下后间服缓剂"或"攻补兼施"的观点。

8. 祛邪妄投寒凉破气药,邪气未除妄投补剂　邪结膜原或胃家,妄投寒凉药;心下胀满,妄投破气药;邪气未除,妄投补剂。吴氏极力主张"温疫病治疗以泄邪为主"。他认为只要有疫邪存在,祛邪就是第一要务。《温疫论》中有三个突出论点独立成篇:妄投寒凉药论、妄投破气药论、妄投补剂论,均是因其力推攻邪而特设的。

邪结膜原或胃家,妄投寒凉药。当疫邪结于膜原或传里入胃出现热证时,吴氏认为皆是邪气所致,应以含大黄的承气汤泻下祛邪。如果一看到热证就用黄连等寒凉药,而"黄连无泻下作用",将反致"邪闭不泄",病根不能去除。

心下胀满,妄投破气药。当"温疫心下胀满"时,是"疫毒之气,传于胸胃,以致升降之气不利,因而胀满实为客邪累及本气",此时应先除客邪,"客气一除,本气自然升降,胀满立消""治法非用小承气汤勿愈"。若因"肠胃燥结",出现"表里上中下三焦皆阻"的痞满燥实之证,就只能用大承气汤使"邪结并去,胀满顿除"。如果遇到胃脘胀满时,尽用一些青皮、枳壳、槟榔等破气之品,则只会损伤正气,疫邪反而不能外泄,胀满就无法消除,甚至导致"津液愈耗,热结愈固,滞气无门而出,疫毒无路而泄"。

邪气未除,妄投补剂。若"有邪不除,淹缠日久,必至尪羸",此时的病因是邪气久久未除缠绵不愈,而并非纯虚之象,其实仔细辨别,仍有发热、便秘等实热症状,此时仍需"祛邪"为主,使"邪气去",则"正气得通"。如果以为是虚证,妄投补剂,就会导致"邪气益固,正气日郁",郁而化热,越热越瘦,越瘦越补,越补越郁,病情一误再误,日益加重,终至不治。这是一种真实假虚的情形,即所谓"大实有羸状",必须详细辨别,否则实证当虚证治,投以大补,补泻相反,必定会使病情更加严重。这个情形与"邪热一毫未除,元神将脱"是有本质区别的,后者须采用补泻兼施的方法。

9. 老少异治　承气汤类方药,即使剂量很轻,也会产生很强的作用。老年人营卫虚衰,元气微弱,容易耗损却又难以复原,不像少年患者气血充沛,正气旺盛,即使伤正亦很快恢复。因此对老年患者来说,要慎用攻下法、泻下法,而对年少患者则要慎用补法。当然也有"年高禀厚,年少赋薄者",则在治疗上又当具体分析,区别对待,不必拘泥于上述观点。在临床实践中,我们对此亦深有体会,由于个体差异,随着年龄或体质强弱的不同,即使在相同的发病环境中,其临床表现都不甚一致,甚至连寒热性质都会不同,所以治疗方法亦有差异。"老少异治论"提醒我们处方用药一定要具体问题具体分析。

《温疫论》是吴氏长期临床实践的经验总结,其学术思想是对后世温病学家有着深远的影响,特别是温疫祛邪之法的应用原则对当今治疗温疫病仍有很强的临床指导意义,值得我们反复研读和学习借鉴。

(《辽宁中医药大学学报》,2011 年第 13 卷第 6 期)

《温疫论》下法初探

南京中医药大学　　杨　进　孟澍江

明末著名医家吴又可所著《温疫论》是温病学的重要文献。该书不仅在温疫的病因、病机、流行等方面有卓越的见解,而且对温热病的诊断、治疗作出了重要贡献。在所论治法中,下法不但占篇幅最多,而且所论的深、广度也远远超过其他诸法。吴氏在《伤寒论》的基础上对下法的作用机制、应用范围、具体方药运用等作了深入的阐述,并有重大的发展,对后世治疗温热病甚至某些杂病产生了深远的影响。

一、对下法理论的阐发

吴氏敢于突破前人关于下法的某些定论,提出了一些新见解,进一步丰富和发展了下法的理论。

1. 立"勿拘下不厌迟"之说 在《伤寒论》中,虽然提到下法是祛邪的重要手段,但又提出了误用下法有导致结胸、痞证、病邪内陷等弊端。后世有些医家对此产生了一些片面认识,甚至提出"下不厌迟"之说,以致该下失下,贻误病情。吴又可有鉴于此,认为温疫与他病不同:"客邪贵于早逐,乘人气血未乱,肌肉未消,津液未耗,病人不至危殆,投剂不至掣肘,愈后亦易平复。"并明确指出"勿拘于下不厌迟之说。"强调临床上切不可非等到下证悉具时才投下剂,因为此时病邪往往已经结甚,阴液气血大虚,失去了较好的治疗时机。吴氏此说为后世许多医家所接受并加以发展,使下法的适用范围大为扩展。

2. 立"逐邪勿拘结粪"之说 《伤寒论》问世以后,历代医家较强调三承气汤的功用是以攻下肠腑燥屎为主。吴氏则明确提出"逐邪勿拘结粪",认为:"承气本为逐邪而设,非专为结粪而设也。"吴氏特别说明了邪、热、结粪三者间的关系:"邪为本,热为标,结粪又其标也。"是"邪热致燥结,非燥结而致邪热";邪热是病变的本质,而结粪燥屎则只是邪热内结的一个现象。同时也指出,燥结反过来又可助邪热:"燥结为之壅闭,淤邪郁热益难得泄。"后世医家如戴天章认为:"伤寒在下其燥结,时疫在下其郁热。"但实际上,伤寒用攻下法亦可下郁热,时疫用下法亦可下燥结,两者并没有绝对的界限。邪、热、结粪三者虽以邪热为主,但互相可以影响,决不能为等待结粪形成才用下法,以致贻误病情。为了进一步论证坐待结粪形成才用下法之不宜,吴氏又提出有"溏粪失下,但蒸作极臭如败酱,或如藕泥,临死不结者"。"逐邪勿拘结粪"

之说为下法的扩大运用提供了理论依据，为后世对温病的治疗开辟了新的途径。如叶天士提出"湿温病大便溏为邪未尽"，可予轻剂缓下，即为吴氏"逐邪勿拘结粪"之说的发展和具体应用。

3. 立"邪未尽可频下"之说 《伤寒论》中虽有下后余邪复聚而再用下法的论述，但后世多不主张频用攻下，提出"伤寒只可一下，不可再下"。吴氏多次强调，温疫病只要里实未尽就可以反复攻下。如他提出："温疫下后二三日或一二日，舌上复生苔刺，邪未尽也，再下之；苔刺虽未去，已无锋芒而软，然热渴未除，更下之；热渴减，苔刺脱，日后更复热，又生苔刺，更宜下之。"他还提到，有下后病邪"复瘀到胃""膜原尚有余邪隐匿""邪气复聚"等，均可再投下法。吴氏此说对后世的影响也很大。

4. 立"一窍通诸窍皆通"之说 吴氏认为攻下法的重要作用之一，在于疏通表里三焦郁阻之气机。他提出"一窍通诸窍皆通，大关通而百关尽通"之说，并具体指出：里气壅滞而致体表无汗者，可用承气汤先通其里而汗解；里气壅闭而邪不能达表，斑不能透者，予以攻下，内壅一通则卫气疏畅，斑亦得透发；邪热乘虚陷于下焦，气道不施，以致小便闭塞，小腹胀满，每至夜即发热者，予通下可使小便通利；"上中下皆病者，宜承气导之""表里俱病者，宜承气汤先通其里"等。可见吴氏十分重视肠胃中实热壅滞对全身的影响，强调通泄里热的重要性。当然，这不意味着攻下法可以取代其他诸法，而只是当里热壅结成为疾病的病机重点时，才应以攻下为主，必要时尚须结合其他治法。

总之，吴氏对下法理论的阐发，有许多独特的见解，给后人以很大的启示。但也要看到，吴氏所论之下法是针对特定的病种——温疫，特定的病机——里热内结或湿热内结的，其理论对其他温热病的治疗虽有一定的启示，但不可生搬硬套。

二、对攻下方剂的发展

1. 对三承气汤作用的阐述 《温疫论》中攻下方剂多仍循用《伤寒论》中的三承气方。其中，吴氏特别推崇大黄的功效，认为大黄既可攻有形之积又可防热积生成，指出"三承气功效俱在大黄，余皆治标之品"。吴氏又认为："热邪传里，但上焦痞满者，宜小承气汤；中有坚结者，加芒硝软坚而润燥，病久失下,虽有结粪,然多黏腻极臭恶物,得芒硝则大黄有荡涤之能;设无痞满,唯存宿结,而有瘀热者,调胃承气宜之。"指出了三承气汤在临床运用中的区别。

2. 发展了攻补兼施法 对体虚而燥热内结肠道者,《伤寒论》中已提到可用攻补兼施之法。吴氏在此基础上又有进一步的发展。他强调热病最易伤阴,指出:"疫乃热病也,邪气内郁,阳气不得宣布,积阳为火,阴血每为热搏。"因而设养阴攻下法,为素体阴亏或因数下等原因而耗伤阴液,发热、口渴等里证仍在者,制承气养荣汤。方中以小承气汤攻在里之实热,知母、当归、芍药、生地滋阴养血以补阴液之亏损。吴氏所立养阴攻下法为后世治疗温病提供了一个重要的治法。此外,吴氏在《伤寒六书》的基础上立黄龙汤方,亦属攻补兼施之法。方中以大承气汤攻下邪毒,人参、生地、当归补气血,治疗火邪壅闭而气血大虚之证。吴氏还提出:"病有先虚后实者,宜先补而后泻;先实而后虚者,宜先泻而后补。"吴氏此说虽不无道理,但临床运用时亦不必拘泥于"先""后",多可补泻兼施。

三、下法的临床运用

1. 适用下法的主证 《温疫论》中列举的可下之证达三十余种,但其最重要的见证是"舌黄、心腹痞满"。吴氏在论述应下之证时,反复强调辨舌苔的重要性。如提到"白苔转为黄苔""舌上干燥作硬黑苔者""舌芒刺",以及津液消亡而出现的"舌裂""舌短,舌硬,舌卷""白砂舌"(水晶苔)等,均是可下证在舌苔上的表现。

2. 下法的应用范围 吴氏论述了温疫病中下法可应用于各种病证。

(1)邪渐入胃证:即温疫初起邪在膜原而渐入胃者,症见舌根渐黄至中央,并有心腹痞满等里证,可用达原饮加大黄。此时邪欲从膜原外传,加用大黄,吴氏称之为"开门祛贼之法"。

(2)实热结于肠腑证:吴氏指出,实热结于肠腑者,因大便表现不同,而分通、塞两类。表现为通者,有的为热结旁流,即大便先闭,续得下利纯臭水,全然无粪,日三四度或十数度;有的为协热下利,即见潮热、烦渴而大便泄泻,色焦黄而热臭,系平素大便不实,患温疫后,邪热入于阳明,大肠热盛所致,可予小承气汤撤其阳明邪热而利自止。表现为闭者，有的为大便闭结，即腹满而痛，大便不通，系宿粪与邪热互壅而成燥屎结于肠中；有的为大便胶闭（即大便呈黏胶状、极臭），系平素大便不实，患温疫后，邪热入于阳明，致大便愈蒸愈闭，须攻下其胶结才可泄其邪热。

（3）热结下焦、小便闭塞证：吴氏指出"邪热乘虚陷于下焦，气道不绝，以致小便闭塞，小腹胀满，每至夜即发热，以导赤散、五苓、五皮之类，分毫不效，得大承气一服，小便如注而愈"。说明疫病而出现小便闭塞不通者，有的可通过攻下大便而达到利小便的目的，即吴氏说的"大便行，小便立解"。后世据此而总结出"二便不通，先通大便"的规律。

（4）发斑里气壅滞证：吴氏认为"邪留血分，里气壅闭，则伏邪不得外透而为斑。若下之，内壅一通，则卫气亦从而疏畅，或出表为斑，则毒邪亦从而外解矣"。在具体运用时，除了要注意只适用于内壅甚而斑不得透外者外，还应注意适可而止，即如吴鞠通所说："不可令大泄，大泄则内陷。"

（5）胃家秽热发黄证：吴氏认为疫病发黄是由于"胃实失下，表里壅闭，郁而发黄"，或"疫邪传里，遗热下焦，小便不利，邪无输泄，经气郁滞，其传为疸"。故其治黄的茵陈汤虽与《伤寒论》茵陈蒿汤药味相同，但用量以大黄为主（五钱），茵陈、山栀为次（分别为一钱及二钱）。认为"去大黄而服山栀、茵陈，是忘本治标"。可见属于胃热壅滞的发黄，必须攻下其积热，而不可只着眼于退黄。但也应看到，茵陈、山栀之类不仅可退黄，亦可清利邪热，且吴氏之用量亦嫌过轻。此外，吴氏说疫病发黄不可用茵陈五苓散，否则"不唯不能退黄，小便间亦难利"。此亦不可一概而论，若发黄属热重湿轻，或已有阴液耗伤者，固不宜一味渗利；但若湿重热轻者，茵陈五苓散亦未尝不可用。

（6）血为热搏之蓄血证：蓄血证投以下法在《伤寒论》中已有记载，吴氏则又作了进一步的阐发。如提出疫病蓄血与便血在发病机制上的共同点："尽因失下，邪热久羁，无由以泄，血为热搏，留于经络，败为紫血，溢于肠胃，腐为黑血。"并认为"血未行者，宜桃仁承气汤""大势已去，亡血过多，余焰尚存者，宜犀角地黄汤调之"。在用药上，把《伤寒论》桃核承气汤去桂枝、甘草，加入当归、芍药、牡丹皮等活血化瘀之品，更适合于血热病中血热相搏而致蓄血之证。

（7）表里分传，里气壅滞之无汗证：吴氏认为"凡见表里分传之证，务宜承气先通其里，里气一通，不待发散，多有自能汗解""胃气壅滞必用下乃得战汗而解者"。以上病证之病机重点仍在胃腑结热，其无汗并非外寒束表之表证，若果属表里同病者，当投以表里双解之剂，不可纯投攻下。

（8）三焦壅闭或表里气滞之水肿证：吴氏提出，在疫病中"通身及面目浮肿，喘急不已，小便不利"者，属"三焦壅闭，水道不行"，还有"得里证失下，以致面目水肿及肢体微肿，小便自利"者，均由"表里气滞"所致，可投以承气下之，提示了疫病中出现水肿可用攻下法治疗。

（9）胃腑壅闭，胃气上逆之呕吐、呃逆证：吴氏提出"温疫愈后，脉证俱平，大便二三旬不行，时时作呕，饮食不进，虽少与汤水，呕吐愈加"者，以及胃气上逆而呃逆者，均可投以调胃承气汤，下其肠道宿结或溏粪、黏胶恶物，则呕吐、呃逆可止。并称此法为"欲求南风，须开北牖"，即通过清除肠道热积而达到和降胃气的目的。

（10）阳气内闭，体厥、脉厥证：阳气内郁所致体厥、脉厥者，皆属于热厥。吴氏说："阳郁则四肢厥逆。"疫病里证具而"神色不败，言动自如，别无怪证，忽然六脉如丝，微细而软，甚至于无，或两手俱无，或一手先伏"为脉厥，均由阳气壅闭于内，不能外达所致，其治均可下之。但热厥亦有因无形之热内郁而须用白虎汤之类者，吴氏所论对此有略，临证时不可不察也。

除了对下法的应用病证作了较详细的论述外，吴氏还提到了一些当用下法而误用他法之弊，如当下而妄投破气药，当下而妄投寒凉药（包括苦寒之芩、连、栀、柏及白虎汤等），当下而妄补等。

四、运用下法应注意的问题

吴氏非常重视下法在温疫病中的运用，但又反复强调下法不可滥用。他说："要谅人之虚实，度邪之轻重，察病之缓急，揣邪气离膜原之多寡，然后药不空投，投药无太过不及之弊。"他进一步指出：温疫初起，邪在膜原者不可用下法，如"妄用承气，是为诛伐无辜"。愈后大便数日不行，别无他证者，属大肠虚燥，亦不可攻下，必要时只宜作蜜煎导或投六成汤润肠通便。对于神气虚衰而出现的谵语、发狂，应予养阴血、安心神，不可误作阳明腑实而妄攻之。此外，吴氏还强调指出，对于老年人、小儿、孕妇等在使用下法时应格外谨慎，不可孟浪从事。

吴氏在《温疫论》中还提到了服承气汤后可能出现的几种反应。如服药后"额上汗出，发根燥痒，邪火上炎，手足厥冷，甚则振战心烦，坐卧不安，如狂之状"，称之为"药烦"；又如，服药后"腹中不行，或次日方行，或半日仍吐原药"，称之为"停药"。这两种情况，均系中气虚弱所致。其处理方法，前者可于药中多加生姜，或分数次服下；后者除了可加生姜外，还可加人参以助胃气。

使用下法以后，由于病邪虽去而正气虚耗，可出现一些见证，对此吴氏又提出了下后调理之法。如下后津伤而余热不清者，可予柴胡清燥汤养阴清热；下后正虚而心胸反痞者，可予参附养荣汤；下后胃气虚寒而呕吐者，可予半夏藿香汤等。当然，下后所表现的临床症状错综复杂，其原因甚多，不可一概按上法处理，仍需辨证施治。

吴氏对温热病下法的论述较为详尽而系统，较之前人有许多发挥与独特的见解，是研究中医攻下法的重要资料。同时，也要看到，吴氏所论亦不无偏激之词，或详此而略彼之处，正如郑重光在序文中所说："时或意以执而遂偏，辞有略而不尽。"但这些不足之处，并不能否定或贬低《温疫论》所论下法的理论意义和临床价值；只要我们予以正确的理解，全面的分析，不为个别偏激之词所惑，是能掌握吴氏所论下法之真谛的。

（《广西中医药》，1983 年第 6 卷第 4 期）

《温疫论》下后调治法探讨

浙江省桐乡县洲泉镇卫生院　　陈永治　金守强

攻下是重要的医疗法则之一，而下后调治为下法的延续治法，其重要意义是不容忽视的。明代吴又可《温疫论》治温疫急症，强调逐邪为第一要义，他善用下法,对下后调治之法亦深有研究,并积累了丰富的经验。

一、下后复清余邪法

吴氏治疫,主张有邪必逐,除寇务尽,因而推崇下法。但因病患有轻重,感邪有多寡,若邪实病重剂轻,则每致余邪留存,复聚树帜;更因病程有长短之别,病位有表里之分,邪出途径亦往往随之而异。因此,吴氏下法不仅药量多变,剂数不一,且强调下后余邪尚存者,应辨别而调治之。

1. 清气汗解法 下后脉浮,肠胃实热虽去,而浮越于肌表之邪热未清,治宜因势利导,使从汗解。唯下后汗解不任表散,吴氏乃取清气之法,以白虎汤加人参治之,可期不求汗而汗自出之效。《温疫论·下后脉浮》云:“里证下后,脉浮而微数,身微热,神思或不爽,此邪热浮于肌表,里无壅滞也。虽无汗,宜白虎汤加人参,覆杯则汗解。”

白虎汤系《伤寒论》方,为清阳明气分热盛之剂。吴氏所用,必加生姜煎服,与仲景原方有所不同,意在取生姜之健胃散寒,以调节石膏、知母之寒凉碍胃,更加人参益气,而移用作下后调治。吴氏云:“白虎辛凉除肌表散漫之热邪,加人参以助周身之血液,于是经络润泽,元气鼓舞,腠理开发,故得汗解。”

2. 小剂复下法 下后脉复沉,余邪复聚于里,仍有可下之证者,宜更下之;但下后邪气轻微,用药慎不可过量,吴氏乃取小剂量复下法治之。《温疫论·邪气复聚篇》明训:“里证下后……膜原尚有余邪隐匿,因而复达……宜再下之即愈。但当少与,慎勿过剂,以邪气微也。”

吴氏善攻,主张逐邪务尽,凡下不以数计。他喜用承气,尝提出“承气本为逐邪而设,非专为结粪而设”的著名论断。本法所用亦为承气汤,但下后邪势受挫,余邪已微,故常小其量而投之。孔毓礼评曰:“下后脉复沉……大便复闭数日者,导之润之;身有热,而脉沉有力,便秘者,微利之。”此说可备参考。

二、下后养阴救弊法

温疫重病,本多热证,津液受耗,不得已而用攻下,虽具逐邪泻热之功,但亦有伤津劫液、重亡阴液之弊。故吴氏用下，十分重视津液的存亡，谆谆告诫"解后宜养阴"。根据下后阴液受损之程度，采取相应的调治法。

1. 清燥养荣法 下证以其邪未尽，不得已而数下之，虽下得其法，然亦有损伤胃气、消烁阴液之弊。尤其素体阴虚火旺者，屡用攻下，则更易重亡津液。因此，吴氏对下后或数下之后，出现"两目加涩，舌反枯干，津不到咽，唇口燥裂"者，用清燥养荣汤以补充阴液而救亡阴之弊。

清燥养荣汤，方用地黄汁、归身、白芍滋营养血以润燥，知母、花粉清余热而生津液，复加陈皮利气畅中以防滋腻碍胃，更以甘草调和诸药，且与白芍相配酸甘化阴，共奏养阴润燥、兼清余热之功，确系下后伤阴之调治良方。

2. 间服缓剂法 下后尚需再下者，当视邪正消长情况及疫邪传变规律而定，切忌孟浪从事，盲目攻下。故吴氏认为，于数下之间，应有宽缓之期，以免损伤胃气，耗竭津液。法宜缓剂和解余邪，兼以扶正，为下一步再用下法创造条件。吴氏云："下后或数下，膜原尚有余邪未尽传胃，邪热与卫气相并，故热不能顿除，当宽缓两日，俟余邪聚胃，再下之，宜柴胡清燥汤缓剂调理。"

柴胡清燥汤，系由小柴胡汤去人参、半夏，加知母、花粉组成，具有和解余邪、清热生津的作用，故用于下后余热未清、津液已伤而余邪尚留膜原之证，作间服缓剂之法甚当。盖邪未传胃，非下能除；邪不在表，非汗能解，唯以和解之法驱邪出于膜原，佐用清热生津之品，以补下后已伤之阴，俟其余邪复聚于胃，再用下法，方能邪清热退而无变证之虞。

三、下后变证调治法

攻下方多苦寒峻剧，虽可祛邪，亦易伤正，尤能伤胃，盖"所以载药者，胃也"。因此，无论因证施治，或应下失下、延久而后用之者，都有可能发生变证。至辨证不确，投之不当者，则更易出现变证，即张仲景所谓"坏病"。故吴氏十分重视胃气的盛衰，不仅于处方中加用生姜一味，以制约下剂之寒而顾护胃气，且对下后变证的调治亦加研究，主张温以制寒，以和为法。现举例如下。

1. 和中止呕法 下后实热虽去，而胃寒继起，呕吐吞酸；或素本有呕，而下后更甚。吴氏以温中散寒，和中止呕法治之。《温疫论·下后反呕》云："下后呕当去,今反呕者,此属胃气虚寒,少进粥饮,便欲吞酸者,宜半夏藿香汤,一服呕立止,谷食渐加。"

下后胃阳受戕,寒湿内生,以致呕吐吞酸。吴氏所用半夏藿香汤,系由二陈汤合理中汤去人参,加藿香组成,既能温中祛寒,健脾暖胃,亦有理气和中、燥湿化痰之功;胃寒得温,痰湿亦祛,则气顺中和,呕吐吞酸之证自愈。

2. 温中消痞法 疫邪留于心胸,令人痞满,而有热微、脉不甚数、口不渴诸症,若施攻下则痞满益甚。吴氏云:"以其人或因他病先亏,或因新产后气血两虚,或禀赋娇怯,因下益虚,失其健运,邪气留止,故令痞满。"治法以温中健运,扶正消痞,投方参附养荣汤,并断言:"果如前证,一服痞当如失。"

参附养荣汤系由辛温大热之姜、附,大补元气之人参,滋阴养血之地黄、当归、芍药组合而成。吴氏用于下后虚痞的调治,旨在以热制寒,以补益虚,以滋救阴;既纠苦寒攻下之弊,又补阴阳气血之虚,使正进邪退,则痞满自消。

四、下后善后调理法

疫邪因下初解,吴氏谓之"暴解"。际此正虚邪微的恢复阶段,除继用药物调治外,吴氏还重视食养之法。他指出:"大抵时疫愈后,调理之剂投之不当,莫如静养节饮食为第一。"并以能食与否,作为采取食养或峻补的客观依据,说:"能食者,自然虚回,而前证自除;设不食者,正气愈夺,虚证转加,法当峻补。"故其对下后的善后调理,除重视养阴外,主要有如下二法。

1. 饮食调养法 下后邪热已尽,脉证俱平,但毕竟病后气血未复,虽宿结未除,乃病愈结存,不可再攻,攻之徒损元气。此时调治之法,吴氏认为"须饮食渐进,胃气稍复,津液流通,自能润下"。而食养之法,则"宜先与粥饮,次糊饮,次糜粥,循序渐进,先后勿失其时"。

热病初愈,邪虽去而正未复,此时饮食调理至关重要。过饥过饱皆能损伤脾胃,甚则导致食复。尤其下后,亟宜顾护胃气,实有赖饮食适当,俾得胃气渐复,枢机如常,则升降有序,其病可痊。

2. 峻补气血法 下后神思不清,向里床睡,似寐非寐,呼之不应,乃气血俱虚，精神极为委顿之象，吴氏称作"夺气不语"。治以补养为主，谓："凡见此证，表里无大热者，宜人参养荣汤补之。"

人参养荣汤系由生脉散合四物汤加减而成。方中生脉散有益气固脱、养阴生津之功，地、归、芍滋养营血，复加知母以泄热，佐陈皮、甘草以理气和中，共奏气阴两补兼清余热之效。故用于下后气血俱虚，阴液受损，微热尚存者为宜。

（《湖南中医学院学报》，1986 年第 1 期）

浅谈《温疫论》与《伤寒论》 应用下法之不同

天津中医药大学　　李　娜

明末著名医家吴又可著有《温疫论》一书，对疫病的治疗原则和方法提出了不少新的主张，在诸治法中尤其重视攻下法对温疫的治疗，其在运用下法方面，继承了《伤寒论》下法的理法方药的基本精神，两者均以三承气为下法的代表方剂，以大黄为攻下的主要药物，但《伤寒论》中下法为诸治法之一，而《温疫论》中下法为主要治法。吴又可在下法的具体运用上有其独到之处，是对仲景运用下法的补充和发展，两者有以下不同之处。

一、下法的作用不同

《伤寒论》之下法为燥屎而设，旨在涤荡肠腑，通腑泻热。阳明病中，燥热与肠中糟粕相结形成燥屎，阻塞气机导致腑气不通，故用下法涤荡肠腑。阳明病篇之承气汤是仲景通腑泻热的代表方剂，且须有"有燥屎""胃中燥，大便必硬""大便难""胃中必有燥屎五六枚"等情况才能用承气汤，即须有大便硬结不通的腑实见证方可用下法，而对阳明无形热盛但无燥屎内结者，不可用承气之辈攻下。仲景根据燥热结滞的偏重程度，创制大、小、调胃承气三方。其中，调胃承气缓下热结，适用于胃热偏重，表现重在蒸蒸发热或邪热初入阳明，病程较短者；小承气轻下热结，适用于燥结偏重，表现重在大便硬结者，且尚有试探疗法的作用；而大承气峻下热结，适用于热与燥屎俱重，痞、满、燥、实、坚诸证俱备者，另外若出现"目中不了了，睛不和""发热汗多""腹满痛"等症，为阴液将竭，及素少阴阴亏，化燥迅速，内结燥屎之少阴急下证，亦均用大承气汤以急下存阴。《温疫论》之下法为逐邪而设，旨在祛除病邪。吴又可明确指出："承气本为逐邪而设，非专为结粪而设也。""逐邪勿拘结粪。"温疫是以邪热为主要病机，"因邪热而致燥结，非燥结而致邪热"。辨证地分析了邪、热、结三者之间的因果关系："邪为本，热为标，结粪又为其标也。"产生疾病的主要因素是邪，邪为本；邪气侵袭人体，正气奋起抗邪，邪正交争发热，热为标；邪热与肠中糟粕相合而形成结粪，为标中之标。"燥结不致损人，邪毒之为殒命也"，故其下法的真正目的是祛邪，而通大便仅是祛邪的手段之一，故使用下法不必以结粪为辨证要点。在《温疫论·应下诸症》中列举了诸如"黄苔""黑苔""舌芒刺""唇燥裂，鼻孔如烟煤""目赤，咽干，气喷如火""潮热，谵语""心下满""小便闭""大肠胶闭""体厥"等应用下法的指征，说明即使没有大便秘结亦可应用下法。如："多有溏粪失下，但蒸作极臭，如败酱，如藕泥，临死不结者，但得秽恶一去，邪毒从此而消，脉证从此而退，岂徒孜孜结粪而后行哉！"又如："午后复加烦躁发热，通舌变黑生刺，鼻如烟煤，此邪毒最重，复瘀到胃，急投大承气汤。"此皆无结粪仍用下法攻之，目的乃祛除病邪。

二、用下法之时机不同

伤寒下不厌迟。伤寒之病邪多为寒邪，寒为阴邪，化热传变较慢，必待表证全罢，邪入阳明之腑，形成肠腑内结，方可用下法攻之。因此，这里的"迟"并非指下法应用得越晚越好，而是指要待形成有形之结粪，再行攻下，若热势弥漫而燥屎未成，则不可妄下。温疫下不嫌早。温疫发生的根源是疠气，疠气致病，"因其毒甚，传变易速"，故温疫起病急骤，变化迅速，"一日之间，而有三变"，病程中易耗伤阴液，"邪不去则病不瘳"，故其治疗"以逐邪为第一要务"，强调"客邪贵乎早逐"，用药宜早。而"夫疫者，胃家事也，盖疫邪传胃十常八九，既传入胃，必从下解"，故下法在温疫的治疗中应用最多，亦当遵循不迟用的原则。吴又可指出"勿拘于下不厌迟之说"，因病之早期，正气未衰，邪气尚未亢盛，及早用药，易使邪去，若邪已入里，邪热炽盛，正气渐亏，正气不耐攻伐，邪气不易祛除，病情缠绵难愈，即《温疫论·注意逐邪勿拘结粪》中所说："乘人气血未乱，肌肉未消，津液未耗，病人不至危殆，投剂不至掣肘，愈后亦易平复。""如必候其结粪，血热为热所搏，变证迭起，是犹养虎遗患，医之咎也。""温疫可下者，约三十余证，不必悉具，但见舌黄、心腹痞满，便于达原饮加大黄下之，设邪在膜原者，已有行动之机，欲离未离之际，得大黄促下之，实为开门祛贼之法。"故温疫的早下，是指不待燥屎形成，邪有自膜原入里之势时，即可用达原饮加大黄，使邪速离膜原，及早排出体外；若邪已入里，传于里之中下，则宜承气辈，使在里之邪气从下而出，以免邪热久羁，耗伤正气。吴又可温疫之早下是对《伤寒论》急下存阴思想的继承和发展。

三、表里同病的治疗顺序不同

伤寒初起邪在太阳之表，外邪依六经顺序次第传变，由表入里，由浅入深，治当先表后里。仲景提出有表证不可攻里，必待太阳证罢方可攻里。若早用下法，则易损伤中阳，引邪入里，产生变证。即使表里俱急，也当表里同治，以防诱邪深入。

温疫初起邪在膜原，是为半表半里，当邪有传变之机，"其传有九，然亦不出乎表里之间"，即可概括为向表传，向里传，向表里传。"若表里分传者……表里俱病，内外壅闭……此不可汗……宜承气汤先通其里，里邪先去，邪去则里气通，中气方能达表。"此即指出：当表里同病，而表里比例相仿时，当先治里，里解表自和，攻下的方法能促进在里之邪气的排出，而传表之邪，本有向外之势，不会因里邪祛除而内陷入里，反而会随里气之通从斑、汗而解。此与伤寒之不同，是由初起时病位、邪气传变顺序决定的。在《温疫论·辨明伤寒时疫》中亦指出："盖疫邪每有表里分传者，因有一半向外传，则邪留于肌肉，一半向内传，则邪留于胃家，邪留于胃，故里气结滞，里气结，表气因而不通，于是肌肉之邪，不能即达于肌表，下后里气一通，表气亦顺，郁于肌肉之邪，方能达发于肌表，或斑或汗，然后脱然而愈。"

四、攻下次数不同

《伤寒论》中用下法常一下即止。大承气汤方后注曰"得下余勿服"，小承气汤的条文中亦云"若一服谵语止者，更莫复服""若更衣者，勿服之"。因伤寒之下法本为下燥屎而设，服后燥屎得下，则应按中病即止的原则停止攻下，以防正气不耐攻伐而受损，且反复泻下易耗伤阴液，阳明证本已热盛伤津，再屡下耗液，易生变证。

吴又可用下法常反复攻下。主张"凡下不以数计，有是证则投是药"，必要时应根据证情采用"下之""再下之""更下之""更宜下之"等因证数攻之法，突破了一日一剂的陈规。因吴又可之下法为逐邪而设，而不拘于有无结粪，只要邪未尽，则用下法祛邪，此体现了吴氏有邪必除，逐邪务尽的治疗思想。吴又可指出："始则匿于膜原，根深蒂固，非一汗一下可尽"，作为致病之源，"邪不去则病不愈"，因此，治以"因证数攻"，如"温疫下后……舌上复生苔刺，邪未尽也"，即有膜原余邪复传到胃，宜更下之，"其中有间日一下者，有应连下三四日者，有应连下二日间一日者""总以邪尽为度，否则姑息养奸，有邪不除，淹缠日久，必至尪羸，庸医望之，辄用补剂，殊不知无邪不病，邪气去，正气相通，何患乎虚之不复也"。并举验案两则："余里周因之者，患疫月余，苔刺凡三换，计服大黄二十两，始得热不复生，其余脉证方退。""朱海畴者，年四十五岁，患疫得下证……计半月，共服大黄十二两而愈。"皆为反复攻下，务使邪尽病愈的成功案例。

五、取大黄之作用不同

《伤寒论》承气汤之用大黄，取其药性苦寒，泻热去实，攻积导滞，推陈致新，如成无己亦谓之"大黄苦寒以荡实"。吴又可攻下主用大黄，乃取其通导祛邪之性，不单纯认为大黄是苦寒泻下之品，而是作为泻热逐邪的主要药物，"得大黄促之而下，实为开门祛贼之法"。吴又可认为"大黄走而不守"，功专在通下，使邪热有随大便外出之机，故说"三承气功效俱在大黄，余皆治标之品也"。

吴又可用下法有其独特见解和经验，创见颇多，扩大了下法的应用范围，丰富了中医学理论。其下法的应用源于伤寒，又不拘泥于伤寒，为温病治疗学的发展，特别是确立治疗外感热病的原则有重大影响。当然，不能因为吴又可对下法的扩展而摒弃仲景下法的应用原则。因为，吴又可下法的应用，是以温疫为背景的，疠气致病暴戾，使温疫起病急骤，传变迅速，病情比一般外感热病急而重，故以下法祛邪宜早宜频，必待邪尽，则正气始复；而仲景之下法仅用于一般外感热病，若无燥屎，则正气不耐攻伐，易生他证，故必待燥屎已成，方可用下，且中病即止。总之，辨证论治是贯穿中医临证始终的指导原则，早、晚仅是相对而言，"见是证用是药""药不空投"，因人制宜才是临证用药的标准。

（《内蒙古中医药》，2010 年 5 月）

吴又可"妄用下法"说之辩正

浙江省上虞县医药情报站　　柴中元

攻下是《温疫论》的大法，也是吴又可治病之常法，从一定程度上来说，吴又可的毕生临证经验主要集中在此，故研究又可之学，对此最值得注重。但由于《温病条辨》一书，信徒众多，影响极大，而鞠通在此著中，对又可之学，特别是对又可之运用攻下法，作了反复的指斥和批评，致使不少医家，在又可究竟是善用下法还是妄用下法、是擅用大黄还是恣用大黄等问题上，认识模糊，意见分歧。在这种情况下，要开展外感热病的学术研究，继承发掘吴又可运用攻下等法的宝贵经验，以资临床之借鉴，就必须刮垢磨光，驳正鞠通错误的贬论。

《温病条辨》对前代医家多有批评，其中对吴又可之指责最多，达 16 次。

鞠通除了指斥又可"不明伏气为病之理""以燥清燥""混斑疹为一气""全不知温病治法"等之外,其所说之"学未精纯,未足为法""立法不纯",主要是指又可"妄用下法""恣用大黄"。现撷录其原文,并加驳正之如下。

一、银翘散方论

"其三消饮加入大黄、芒硝,唯邪入阳明,气体稍壮者,幸得以下而解,或战汗而解,然往往成弱证,虚甚者则死矣。况邪有在卫者,在胸中者,在营者,入血者,妄用下法,其害可胜言耶?"

驳正:① 三消饮是为募原之邪向表里分传者设,其方以达原饮消募原之邪,加羌活、葛根、柴胡以消传表之邪,加大黄以消传里之邪,故名三消饮。原文说得很清楚:"温疫舌上白苔者,邪在募原也。舌根渐黄至中央,乃邪渐入胃。设有三阳现证,用达原饮三阳加法。因有里证,复加大黄,名三消饮。三消者,消内、消外、消不内外也。此治疫之全剂,以毒邪表里分传,募原尚有余结者宜之。"大黄本为邪渐入胃,因有里证而加,且又并不说温病不论在卫在胸在营入血,悉以三消饮主之,故指斥"妄用下法",殊非。② 三消饮并无加芒硝法,"责非其责,殊属梦梦"。

二、中焦篇第七条

"阳明温病,纯利稀水无粪者,谓之热结旁流,调胃承气汤主之。"下自注说:"吴又可用大承气汤者非是。"

驳正:《伤寒论》治热结旁流用大承气汤,历代医家,遵而用之,多验。《温疫论》说:"温疫得下证日久失下,逐日下利纯臭水,昼夜十数行,乃致口燥唇干,舌裂如断,医者误按协热下利法,因与葛根黄连黄芩汤,服之转剧,邀余诊治,乃热结旁流,急与大承气汤一服,去宿粪甚多,状如黏胶,臭恶异常,是晚利顿止。"此又可成功之经验,也是大承气治热结旁流有效之案例,对成功的经验也予以指斥,谬甚。上条明贬又可,暗诋仲景,为欲飞渡前人,翻尽千古定局,所以,治热结旁流用调胃承气汤代替大承气汤,其合理性很值得怀疑,医不注意。及此,难免遗祸患者。

三、中焦篇第一条自注

"按吴又可《温疫论》中云：舌苔边白但见中微黄者，即加大黄，甚不可从。虽云伤寒重在误下，温病重在误汗，即误下不似伤寒之逆之甚，究竟承气非可轻尝之品，故云舌苔老黄，甚则黑有芒刺，脉体沉实的系燥结痞满，方可用之。"

驳正：此系斥又可用大黄太早、投承气轻率，但考之《温疫论》，并无舌苔边白但见中黄者，即加大黄之文。又可论白苔转黄加大黄下之之文有以下几处：① 论急证急攻说："温疫发热一二日，舌上白苔如积粉，早服达原饮一剂，午前舌变黄色，随现胸膈满痛，大渴烦躁，此伏邪即溃，邪毒传胃也，前方加大黄下之。"② 论逐邪勿拘结粪说："温疫可下者，约三十余证，不必悉具，但见舌黄心腹痞满，便于达原饮加大黄下之。"③ 在应下诸症论舌白苔渐变黄苔说："邪在募原，舌上白苔；邪在胃家，舌上黄苔，苔老变为沉香色也。白苔未可下，黄苔宜下。"鞠通先扭曲前人学说原意而后加批评，这是很不恰当的。须知又可治疫，虽喜用承气、屡用承气，但不轻用承气，且谨用承气，是真善用承气而于此独擅其长者，此观老少异治论、四损不可正治等节中诸如"凡年高之人，最忌剥削，设投承气，以一当十……所以老年慎泻""误用承气，不剧即死""误用承气速死""误用承气，病益加重"等有关文字自知。

四、中焦篇第十一条

"阳明温病，无上焦证，数日不大便，当下之，若其人阴素虚，不可行承气者，增液汤主之。"下自注说："此方所以代吴又可承气养荣汤法也。"增液汤方论中说："按吴又可纯恃承气以为攻病之具。"又说："在又可当日，温疫盛行之际，非寻常温病可比，又初创温病治法，自有矫枉过正不暇详审之处，断不可概施于今日也。"

驳正：又可治数下亡阴、里证仍在者，主以承气养荣汤，此方是以知母、当归、芍药、地黄清热养阴，合小承气攻下，对正虚邪实、下证复现者来说，是较为适宜的。按中焦篇第三条自注，本条所说的阳明温病，是指下列"诸证悉有"者：

"面目俱赤,语声重浊,呼吸俱粗,大便闭,小便涩,舌苔老黄,甚则黑有芒刺,但恶热,不恶寒,日晡益甚",而且"脉沉数有力,甚则脉体反小而实。"

鞠通认为,照理此证"非下不可",但因阴素虚,不能像又可那样,"纯恃承气以为攻病之具",故立增液汤,"作增水行舟之计"。此法"妙在寓泻于补,以补药之体,作泻药之用,既可攻实,又可防虚"。但据笔者经验,增液汤用于又可所说之病愈结存时,最为合适,如阴虚较甚而结多热少邪轻时,亦可用之,今用在具备中焦篇第一条所述脉症时,必致误事,故就阴虚邪实,下证具备者来说,承气养荣汤可法,增液汤决不可用。对此,近贤沈仲圭亦曾有异议,沈氏说:"鞠通之增液汤,谓有通便之力,可以代用承气,圭虽谫陋,辄期期以为不可。"此方仅适应于温病差后,用以滋阴清热,若高热昏谵之际,非特不能通便,且恐滞腻之物,反足助邪生病耳。《温病条辨》中焦篇"增液汤主之"句下,复赘"服增液汤已,周十二时观之,若大便不下者,合调胃承气汤微和之"四句,默体鞠通心理,殆亦知通幽荡积,非增液所能,故作模棱之词。沈氏认为:"此种偏重理想之谈,实为中医衰落之一因,学者持此观念以治医,则磨障重重矣。"

五、中焦篇栀子柏皮汤方论

"按又可但有茵陈大黄汤,而无栀子柏皮汤,温热发黄,岂皆可下哉!"同篇三十一条自注说:"茵陈蒿汤之纯苦,止有一用,或者再用,亦无屡用之理。吴又可屡诋用黄连之非,而又恣用大黄,惜乎其未通甘寒一法也。""吴又可温病禁黄连论"又说:又可"不识苦寒化燥之理,所为黄连守而不走,大黄走而不守。夫黄连不可轻用,大黄与黄连同一苦寒药,迅利于黄连百倍,反可轻用哉"?

驳正:《温疫论》是论温疫之专著不是论黄疸之专著,故又可仅论及疫邪传里发黄一证,该证以胃家实热为本,用大黄为主效果较好,这是又可的经验,因非专论黄疸,无须面面俱到,故责以无栀子柏皮汤,是没有理由的。《温病条辨》治黄之法之方,亦多有未备。再从实践来看,近人治阳黄瘀热在里者,投茵陈蒿汤至三剂以上,乃是常事,连用六七剂甚近十剂而黄始渐退者常有之,若畏苦寒化燥而止一用,或再用,竟不敢连用三四剂,便改弦更方,或杂用甘寒,此非治病法。且苦寒用之失当,固能化燥,用之恰当,亦能坚阴,鞠通于叶氏《三时伏气外感篇》之论,想是未读。故因又可喜用大黄而责其未通甘寒一法,亦谬。至于温病禁用黄连,考之《温疫论》,并无此说,又可在"妄投寒凉药论"中,只是批评了当时有些医生不加辨证,见热投凉所造成的弊害,并以大黄、黄连为例,分析了两药性味、作用的不同点,指出"大黄走而不守,黄连守而不走",说明温疫病为什么不可妄用黄连、黄芩等寒凉药的道理,再一次地突出泻法在本病治疗上的地位。又可基于"疫邪首尾以通行为治"的学术观,喜用大黄不喜用黄连,既有理论上的依据,又是从实践中获得之经验谈,不能因此而诬其有治温病禁用黄连之主张,并轻诋其恣用大黄、轻用大黄。

结语:除上所述,如又可论"邪气复聚"说:"宜再下之即愈,但当少与,慎勿过剂,以邪气微也。"鞠通说:"有邪气复聚于胃,须再通其里者,甚至屡下而后净者,诚有如吴又可所云。"但竟又指责说:"吴又可于邪气复聚之证,但主以小承气。"这亦是不事实的。由于医家对鞠通之批又可,多不取原文查核观,误以又可为妄用下法、恣投大黄者,故连仲景承气诸法,亦常戒勿轻用,并有不适今用意,如一代名医张锡纯亦说:"愚当成童时,医者多笃信吴又可,用大承气汤以治阳明腑实之证,莫不随手奏效。及愚业医时,从前之笃信吴又可者,竟恒多偾事,比相隔不过十余年耳,况汉代至今千余年哉。"结合其"论吴又可达原饮不可以治温病"等有关文字来看,即于治温病颇具卓识之张氏,亦受到鞠通批又可之影响。

（《江西中医药》,1990 年第 21 卷第 8 期）

吴又可逐邪勿拘结粪观点探析

南京中医药大学　　朱　虹　王灿晖

吴又可,是著名的温病学家。他首创"疠气"之说,为中医病因学发展做出了重要的贡献。吴又可治疗温疫病主张以驱邪为第一要义,在运用攻下法方面,虽继承了《伤寒论》下法的理法方药基本精神,但在具体运用上又有独到之处,是对仲景运用攻下法的补充和发展,兹分析如下。

一、仲景用承气,旨在泻热通腑

《伤寒论》阳明腑实证之承气汤证,是张仲景泻热通腑的典型证治。燥热结实,腑气不通,是承气汤证的病因病机。虽有燥、实、痞、满诸证的侧重点不同,但泻热通腑仍为其治疗大法。若以燥实为主者,如《伤寒论》第248条指出:"太阳病三日,发汗不解,蒸蒸发热者,属胃也,调胃承气汤主之。"程郊倩《伤寒论后条辨·阳明篇》在注解本条时指出:"何以发汗不解,便属胃?盖以胃燥素盛,故表证虽罢,而汗与热不解也。第征其热,如炊笼蒸蒸而盛,则知其汗必连绵濈濈而来,此即大便已硬之征,故曰属胃也。热虽聚于胃,而未见潮热谵语等证,主以调胃承气汤者,于下法内从乎中治,其为日未深故也。"若以痞满为主者,如第213条指出:"阳明病,其人多汗,以津液外出,胃中燥,大便必硬,硬则谵语,小承气汤主之。若一服谵语止者,更莫复服。"尤在泾《伤寒贯珠集·阳明篇上》注解本条时说:"汗生于津液,津液资于谷气,故阳明多汗,则津液外出也。津液出于阳明,而阳明亦借养于津液,故阳明多汗,则胃中无液而燥也。胃燥则大便硬,大便硬则谵语,是宜小承气汤,以和胃而去实。"若阳明腑实之重证,燥实痞满俱备,如第220条云:"二阳并病,太阳证罢,但发潮热,手足漐漐汗出,大便难而谵语者,下之则愈,宜大承气汤。"成无己在《注解伤寒论·辨阳明病脉证并治》中明确指出:"太阳证罢,是无表证。但发潮热是热并阳明。一身汗出为热越。今手足漐漐汗出是热聚于胃也,必大便难而谵语。《经》曰:手足漐然而汗出者,必大便已硬也,与大承气汤以下胃中实热。"同样,第253条亦指出:"阳明病,发热,汗多者,急下之,宜大承气汤。"阳明病,发热汗多,是由于里热蒸腾,迫津外泄,阳热呈亢极之势,势必伤津竭液,故急作釜底抽薪之图,以防津枯火炽之将至。钱天来《伤寒溯源集·阳明中篇》中,在解释本条时指出:"潮热自汗,阳明胃实之本证也,此曰汗多,非复阳明自汗可比矣。汗多则津液尽泄,卫阳随之而外走,顷刻有亡阳之祸,故当急下,庶可以留阳气而存津液,故宜大承气汤。"程郊倩亦指出:"发热而复汗多，阳气大蒸于外，虑阴液暴亡于中，虽无内实之兼证，宜急下之以大承气汤。"沈明宗《伤寒六经辨证治法·阳明篇》云："此热蒸津液外泄也。阳明里实，以潮热微汗为正，兹见发热汗多，乃里热炽盛之极，蒸腾胃中津液，尽越于外，务必呕夺其邪，而救津液，稍涉迟徊，则瓮干杯罄，故宜大承气汤急下也。"陆渊雷《伤寒论今释·阳明篇》则云："本有可下之证，复发热汗多，则胃愈燥，津愈竭，故宜急下。"陈亦人著《伤寒论求是》，在论述本条时亦强调："发热汗多，乃肠腑燥实，蒸迫津液外泄，必势急而量多，若不急下其里实，就有阴竭阳亡之虞。"总之，仲景对承气汤的运用，若尤在泾所言："承者，顺也。顺而承者，地之道也。故天居地上，而常卑而不行。地处天下，而常顺承乎天。人之脾胃，犹地之上也，乃邪热入之，与糟粕结，于是燥而不润，刚而不柔，滞而不行，而失其地之道矣，岂复能承天之气哉。大黄、芒硝、枳、朴之属，涤荡脾胃，使糟粕一行，则热邪毕出，地道既平，天气乃降，清宁复旧矣。"

二、吴又可强调攻下不必拘于结粪，旨在祛除病邪

仲景《伤寒论》运用攻下法，主要是通导肠腑有形实邪。吴又可通过长期的医疗实践观察，认为实热与积滞停于肠腑，不必有结粪，运用攻下法主要是祛除病邪，并非以结粪（或云燥屎）为辨证要点。这种论点是对《伤寒论》有关条文的补充和发展。《温疫论·注意逐邪勿拘结粪》中明言："大凡客邪贵乎早逐，乘人气血未乱，肌肉未消，津液未耗，病人不至危殆，投剂不至掣肘，愈后亦易平复……承气本为逐邪而设，非专为结粪而设也。如必俟其结粪，血液为热所搏，变证迭起，是犹酿病贻害，医之过也。"这种观点反映了吴又可用下法的独特见解和经验，突破了前辈医家狭义理解仲景原旨，片面强调"承气为攻下燥屎"的观点。吴又可强调，"邪为本，热为标，结粪又其标也""因邪热致燥结，非燥结致邪热"，其病之根本，乃由于疫邪，发热则是正气抗邪的标志，结粪则为邪热搏结的结果。因此，疫邪是致病的根本原因，也就是疾病的主要矛盾，而结粪（或云燥屎）仅是诸多临床表现之一，属于次要矛盾。邪热是治疗的主要方面。燥热壅闭，郁热难出，以承气攻下，结粪一行，气通而邪

热亦随之外泄,邪有出路。"一窍通而诸窍皆通,大关通而百关尽通。"通便仅是一种手段,而逐邪才是目的。程国彭《医学心悟》中亦强调指出:"下者,攻也,攻其邪也。"所以,吴又可在本篇中同时指出:"多有溏粪失下,但蒸作极臭,如败酱,如藕泥,临死不结者,但得秽恶一去,邪毒从此而消,脉证从此而退,岂徒孜孜粪结而后行哉!"此时虽无结粪,仍以攻下之法,旨在祛除邪毒。又如,在《温疫论·急证急攻》篇中云:"午后复加烦躁发热,通舌变黑生刺,鼻如烟煤,此邪毒最重,复瘀到胃,急投大承气汤。"邪热未尽,瘀积到胃,致热毒复炽,而见烦躁,热重诸症,虽无结粪,但仍以大承气汤攻逐邪毒。所以,笔者认为,吴又可"逐邪勿拘结粪"的论点倡导了温病当祛邪宜早,攻下为祛邪的主要手段和方法。

诸多《伤寒论》注家认为,承气汤为攻下燥屎泻热之剂,即使内无燥实,也言急下存阴之说。如程郊倩说:"此等下之,皆为救阴而设,不在夺实,夺实之下可缓,救阴之下不可缓。不急下,防成五实。《经》曰:五实者死。"笔者不敢苟同此说。读吴又可《温疫论》,知是邪结而非粪结,非一用大黄便是内有燥屎之说。所以,尽管仲景在《伤寒论》第16条中把中医辨证论治精神高度而准确地概括为"观其脉证,知犯何逆,随证治之",但后世诸多医家在认识大承气汤证而内无燥屎时,则云"急下存阴",牵强附会。吴又可"逐邪勿拘结粪"之说,则是对此说的补充,把邪热内结作为承气汤证的主要指征,而把结粪(或燥屎)作为或有证,治疗的主要方面则强调祛除邪热。

吴又可"逐邪勿拘结粪"之说,并非自立门户,标新立异,而是在继承仲景用攻下法的基础上,补充和发展了下法的运用范围,把仲景用于攻下腑实的方法,拓展成为祛邪的重要手段和途径,扩大了下法的外延,丰富了下法的内涵,不仅从理论上阐明了以攻下祛邪的重要性,而且对提高临床疗效也有积极的指导作用。笔者认为,吴又可"逐邪勿拘结粪"实质仍然是经云之"治病必求于本"在吴又可治疗温疫病中的具体体现。他在《标本》篇中指出:"今时疫首尾一于为热,独不言清热者,是知因邪而发热,但能治其邪,不治其热而热自已。夫邪之于热,犹行影相依,形亡而影未有独存者。"热乃由邪而生,治疫当祛其邪,而不可见热清热,逐邪即是治本。在具体运用逐邪时,又强调"急证急攻""因证数攻"等法。

三、攻下主用大黄,吴又可认为
乃取其通导祛邪之性

仲景《伤寒论》承气汤之用大黄,乃取其苦寒之性,泻热去实,推陈致新。若《医宗金鉴》所言:"实者,腹痛大便不通,故用大黄攻积泻热。"成无己亦谓:"大黄苦寒以荡实。"而吴又可在《注意逐邪勿拘结粪》中云:"设邪在膜原者,已有行动之机,欲离未离之际,得大黄促之而下,实为开门祛贼之法,即使未愈,邪亦不能久羁。"方后按又云:"三承气功效俱在大黄,余皆治标之品也。"在《急证急攻》篇中或云"……邪毒传胃也,达原饮加大黄下之",或云"……复瘀到胃,急投大承气汤";在《妄投寒凉药》篇中则认为,"智者必投承气,逐去其邪,气行火泄,而热自已……大黄走而不守"。据此,可以认为吴又可不仅把大黄作为攻下的主药,而且大黄的作用是祛除邪热,并非仅是排出结粪。正如《药品化义》中所云:"大黄气味重浊,直降下行,走而不守,有斩关夺门之力,故号为将军……盖热淫内结,因此开导阳邪,宣通涩滞,奏功独胜。"在剂量、服法及频数等方面,《急证急攻》中言"此一日之间而有三变,数日之法,一日行之,因其毒甚,传变亦速,用药不得不猛"。

吴又可虽然对运用承气汤有所补充和发展,但亦非盲目用下,"要谅人之虚实,度邪之轻重,察病之缓急,揣邪气离膜原之多寡,然后药不空投,投药无太过不及之弊"。虽然强调早用攻下,勿拘结粪,但亦须在准确把握病邪所在部位、明辨病机变化的基础上方可使用,以"早拔去病根为要",此乃"万全之策",实际上,吴又可的这种学术观点,是在当时特定的历史条件下,针对疾病的特征、病邪的部位、患者的体质等多种因素,辨证论治,因人、因时、因地制宜,发挥了仲景之承气汤的运用范围,驱逐秽恶,邪去则病愈,对临床实践有很好的指导作用。

吴又可把对大黄的认识提高到一个新的高度,不是单纯认为大黄是苦寒泻下之品,而是作为泄热逐邪的主要药物。同时也认识到,下法不单纯是为了通畅大便,更为重要的是为了祛除病邪。这种理论对后世也有重要的启迪作用,顾武军《伤寒论研究》中在论及大柴胡汤证时指出:"用大柴胡汤……不以大便秘结为辨证眼目,大黄虽可通腑,更能泻热……加大黄旨在泻热散结,非专为攻下腑实。"

四、后世宗其旨,扩大运用范围

后世诸多温病学家,如叶天士、王孟英、余师愚、杨栗山、俞根初等人,继承了吴又可祛邪的理论,并在此基础上有所发挥。余师愚《疫疹一得》云:"毒火注于大肠,有下恶垢者,有利清水者,有倾肠直注者……此邪热不杀谷……宜因其势而清利之。"王孟英更是认为:"温热阳邪,性最炎上,难得下行,如能藉腑气通,大便畅以下泄,这正是病之有出路。"同时温热病由于邪毒偏盛,虽经善治,有时也会大便溏泄,明乎邪热假肠下泄为顺之理,乃邪有出路。大凡温病病变中见大便秽臭、解而不爽、肛门灼热,其性状或微溏,或稀薄,或纯黄水,即是邪热下泄之征象。《王氏医案三篇·卷一》载:"汤振书患疟,医知为暑,予清解法,转为泄泻,以为暑去湿存,改用温燥,泻益甚,发热不休,神气昏瞀。孟英诊之,苔黑面红,胸间拒按,便如胶漆,小溲全无,谵妄善笑,耳聋不眠,脉洪数而芤。予黄连、黄芩、黄柏、蒌仁等,四剂而胸次渐舒,稍啜稀粥,便色渐正,溲亦通。"孟英认为:"大凡温热暑证,大解溏泄者,正是热邪下行,岂可误投温燥之药,而反助燎原之势哉?古人治病,必放出路,今反截其出路,良由学无理路,遂人无生路,良可哀也。"杨栗山更得吴又可之旨,创解毒承气汤、升降散等方,在大黄的运用上提出"伤寒里实方下,温病热胜即下"的论点,但见发热、舌黄、呕、渴、痞、燥、满、痛一二症者,便可使用大黄以导泻邪热,早去邪热则燥结无从而生。

同时吴又可的这种学说对后世的治疗方法也产生了积极的影响,不仅针对邪热阻于中焦。如叶天士《临证指南医案》载"湿阻中焦阳气以通为法";由于湿热积滞胶结于胃肠,而见便溏不爽、色黄赤如酱等症,俞根初《通俗伤寒论》中,创轻法频下之枳实导滞汤,虽未见结粪,但仍以攻下之法通导肠腑湿热积滞。而且对于邪在上焦、下焦时亦可运用,如叶天士《临证指南医案》中,对"败精阻窍,湿热内蒸"的患者,要"以通为法";张学文治肺热炽盛者,虽未见燥屎之时,但在清解肺热时,佐以通下之品,往往可使热退嗽轻,痰出病浅。借泻下之力,上病下取,引血、热、水下行,使邪有出路。

总之,吴又可"逐邪勿拘结粪"之说,是在汲取了张仲景用攻下法的基础上，另有补充和发挥，对后世温病治疗学的发展，特别是确立治疗外感热病的原则有着重大的影响。

（《辽宁中医杂志》，2004 年第 31 卷第 2 期）

试论《温疫论》下法禁忌

南京中医药大学　　朱　翔

　　《温疫论》将逐邪视为治病的第一要义，认为"邪不去则病不愈"，而攻下逐邪因其效著而为吴又可所重视。因好用承气诸法，吴又可的思路与胆略为人佩服，对于温疫"下不厌早"的观点更对后世下法的使用产生了很大的影响。然而吴又可对下法的使用又是极其慎重的，祛邪不忘补正，护液不忘温下，尤对禁下诸证论述甚详，条分缕析。笔者仅就《温疫论》中的用下禁忌作一简要分析，以期同辈能对吴又可的用下之道全面把握。

一、阴虚者不可下

　　数下亡阴：在逐邪务尽的治疗思想指导下，根据病情需要，常常反复使用下法。由于患者体质和病情的千差万别，不可避免地会伤及阴液，这时医者应提高警惕，随时注意到阴伤的先兆症状。"下证以邪未尽，不得已而数下之，间有两目加涩，舌反枯干，津不到咽，唇口燥裂，缘其人所禀阳脏，素多火而阴亏，今重亡津液，宜清燥养营汤。"即在阳明腑实反复使用下法过程中，由于患者平素阴虚火旺，而出现津液不能上承，两眼、唇舌、口咽的阴液耗伤。此证禁下，宜养阴润燥、清除余邪。

　　阴虚患者大便的情况，也是临床医生用下法时应谨慎对待的。如"愈后大便数日不行，别无他证，此足三阴不足，以致大肠虚燥，此不可攻"。温疫愈后，仅大便不行，未见其他症状，应首先考虑为肝脾肾阴津不足的虚燥，治疗仍以"饮食渐加，津液流通，自能润下也"的饮食疗法为主，切不可妄用攻下。

二、假象者不可下

虚寒证有时会出现腑实之假象，此时应仔细辨别患者全身临床表现，正确把握病机，不可妄下。吴又可在《温疫论·应下诸证》中论及宜用下法的症状体征时，有近一半篇幅详述了与应下证表现极其相似的禁下证，其中许多也是目前临床必须注意鉴别的。

如黑舌，虽为腑实热盛的急下之证，"又有一舌上俱黑而无苔，此经气也，非下证也，妊娠多见此，阴证亦有此，皆非下证，舌尚黑者，苔皮未脱也，不可再下"。无苔而通舌发黑，实为脏腑经络阴寒之气在舌的表现。无苔，说明病位有可能在下焦。此外，下后里证已除，唯见黑苔，是黑苔未及脱落的原因，不可就此认定邪未尽而轻施下法。

舌干燥、芒刺虽是疫毒最重的一种表现，而老人在感受疫气较轻并无下证时，就可因舌津液不足、干燥而起芒刺。故老人见此舌象，则很大一部分可能为阴伤。"老人微疫无下证，舌上干燥，易生芒刺，用生脉散生津润燥，芒刺自去。"治以养阴生津，则芒刺自除。

发狂，如为胃家实热自当攻下，但也有"虚烦似狂，有因欲汗作狂，皆不可下"。治以滋阴潜阳、和解表里，其狂自宁。

四逆、脉厥、体厥常为热邪阻遏气分的急下证，但"下后反见此证者，为虚脱，宜补宜温"。可见，认真辨析患者症状，结合病史，把握病机实质，是正确使用下法的关键。

三、腑实未成者不可下

下后间服缓剂："数下，募原尚有余邪，未尽传胃，邪热与卫气相并，故热不能顿除，当宽缓两日，候余邪聚胃。再下之，宜柴胡清燥汤调理。"温疫病变化多端，膜原之邪不止一次地传入胃腑，虽几经攻下，若膜原尚有余邪，仍能复聚到胃。邪热与卫气相合，因而发热不能很快消退，数下之间，应用缓剂和解余邪，兼以扶正，为下一步使用下法创造条件。故忌下而宜疏解，是融禁下于应下的变通法。

温疫初起病位浮越于经，虽有发热却不可下，宜和解枢机透达膜原。《温疫论·温疫初起》指出"又不可下，此邪不在里，下之徒伤胃气，其渴愈甚。宜达原饮"。

四、下后变证者不可下

应下证下后，里热撤去，郁阳通达，而出现各种症状，其中有些症状与下后邪气未尽除者类似，此时应明辨再下与禁下。再下者如下后脉反数，如为误下，虚痞者下后反痞，胃气虚寒呕吐者下后反呕，均应辨证灵活处理。

五、年老体弱者慎用下

根据体质、年龄，慎重选用下法。老少异治，"老年营卫枯涩，几微之元气易耗而难受也。不比少年气血生机甚捷，其势渤然。但得邪气一除，正气随复，所以老年慎泻，少年慎补。"年老患者虽感邪实，但对药物反应大，用承气汤即便剂量很轻，也会产生很强的作用，用下尤应慎重。根据体质虚实，泻下与禁下差别很大。"病有先虚后实者，宜先补而后泻，先实而后虚者，宜先泻而后补。"其实下与不下，体质因素与邪实是吴又可作出决定的两大原则。单强调其中任何一个方面都会导致治疗的失误，相同的邪实，不同的体质，治法则迥异。前面数条中也不乏其例。

综上可见，吴又可使用下法是以全面观察正气与邪实为基础，从而正确把握病机实质，而非仅凭一苔一症。目前下法在临床应用非常广泛，适应证也从消化系统疾病，如肠梗阻、阑尾炎等扩展到脑血管意外、流行性出血热、肾衰尿毒症、脂溢性皮炎、急性盆腔炎、小儿肺炎等内、外、妇、儿各科，并取得了良好疗效。但在具体运用时也常有"妄用峻剂，攻补失序"的治疗差误出现。因此，有必要对《温疫论》中下法禁忌证引起足够的重视。

《温疫论》论汗及其临床意义

浙江省中医药研究所　　盛增秀

明代医家吴有性所撰《温疫论》，论汗颇具特色。不仅对患者有无汗出、汗出多少、汗出时间、汗液性状等询察细致，而且对其机制、疾病转归发展关系以及治疗方法等，作了极为精辟的阐述，多发前人所未发，对今天急性热病的辨证和治疗，仍有重要的指导意义。

一、关于机制

在温疫病的病变过程中，由于机体遭受病邪（戾气）的侵害，产生了一系列病理变化，并由此而出现各种临床症状，其中无汗或自汗、盗汗、战汗等，即是体内病理变化在体表的反映。吴氏对其机制论述甚详，如在"内壅不汗"篇指出："盖发汗之理，自内以达表。今里气结滞，阳气不能敷布于外，即四肢未免厥逆，又安能气液蒸蒸以达表。譬如缚足之鸟，乃欲飞升，其可得乎？盖鸟之将飞，其身必伏，先足纵而后扬翅，方得升举，此与战汗之义同。"这里以取类比象的方法，形象地阐述了汗出之理。盖汗之得泄，必赖人体阳气为动力，阴液为材料，更须营卫畅行，表里通达，如是则气液蒸蒸，自内以达外，自然汗出溱溱矣。反之，若内有结滞，或邪遏肌表，则表里为之壅塞，表气不能潜行于内，里气不能通达于表，纵然气液不亏，汗源不绝，欲求汗出，难矣。

吴氏在论述汗出机制时，还强调了汗液与津液的关系。他在"夺液无汗"篇中指出："脉浮身热，非汗不解；血燥津枯，非液不汗。"盖汗为津液所化，津液又为作汗之资，在急性热病过程中，由于热邪极易耗损津液，或因汗、下等治疗方法失当，津液益伤，每致阴液枯涸，汗源匮乏。此类患者，欲冀其邪从汗解，必待"津液渐回，方可得汗，所积流而渠自通也"。若急急于求汗而强发之，犹如砻糠榨油，势必重劫津泄，促其危也。吴氏以"夺液无汗"为题，不但进一步阐明了汗出的机制，同时也告诫医者不可妄用发汗之法，值得我们三思。

综上所述，不难看出吴氏对温疫病汗法的机制，强调一个"通"字，即表里疏通,气机畅达,这是汗出的必备条件。同时又指出了汗为津液所化,津液是汗的物质基础,两者缺一不可。这些论述,对于临床正确运用发汗法,特别是如何采取适当措施,为邪从汗解创造有利条件,有着重要的指导意义。

二、关于与疾病转归和发展的关系

疫邪为患,病情复杂,变化多端。吴氏将其传变归纳为九种形式,即所谓"九传",但大要不出乎表里两端。"原病"篇云:"伏邪动作,方有变证,其迹或从外解,或从内陷,从外解者顺,从内陷者逆。"又云:"从外解者,或发斑,或战汗、狂汗、自汗、盗汗。""传变不常"篇更进一步指出:"疫邪为病,有从战汗而解者;有从自汗、盗汗、狂汗而解者;有无汗竟传入胃者;有自汗淋漓热渴反甚,终得战汗方解者;有胃气壅郁,必用下乃得战汗而解者。"由是观之,"汗解"是疫邪外解的重要途径之一。正因为如此,吴氏对"汗"及其与疾病转归和发展的关系分析甚详。如"内壅不汗"篇,着重论述了疫邪表里分传,里气壅闭,以致不汗出而邪无外泄之机,这是病变的不良转归。反之,若"伏邪中溃",或里结得下,表里由是宣通,营卫畅行,气机调达,则邪有外达之机,常可得汗而解,此乃病情之良好转归。特别对于战汗,阐发尤为精当。何谓战汗?其与疾病的转归关系若何?吴氏在"原病"篇中指出"邪气深伏,何能得解?必俟其伏邪渐退,表气潜行于内,乃作大战,精气自内由膜中以达表,振战止而复热,此时表里相通,故大汗淋漓,衣被湿透,邪从汗解,此名战汗。当即脉静身凉,神清气爽,划然而愈"。可见战汗乃是正邪激烈相争,正气逐邪外出的一种临床表现。一般说来,是邪从汗解、疾病向愈的良好转归。但也有逆变者,如在战汗过程中,出现"但战而不汗",或"厥不回,汗不出",甚则"战而不复,忽痉者",凡此都是正不胜邪,甚或正气欲脱的危候。吴氏这些论述,对后世温病学家影响很大,如叶天士《外感温热篇》对战汗的详尽论述,以及王孟英诸家所作的注释,均受吴氏的影响并有所发挥。此外,温疫病的病变后期,有的患者可出现"面无神色,唇口刮白,表里无阳证,喜热饮,稍冷则畏,脉微欲绝,忽得自汗,淡而无味"等症状,此乃阳虚气脱的重证,预后险恶,与邪从汗解的机制和转归迥别,吴氏在"自汗"篇中对此有精辟的论述,足资参考。

三、关于治法

《温疫论》对汗法有独到见解，其主要特点是不强求发汗，而是注重疏通气道，为邪从汗解创造有利条件。"妄投寒凉药论"篇提出"疫邪首尾以通行为治"，这是吴氏治疫的基本原则，也体现在汗法之中。

温疫初起，邪伏膜原，其症恶寒发热，头疼身痛，无汗或战汗，舌苔白腻或白如积粉。此时，"不可认为伤寒表证，辄用麻黄、桂枝之类强发其汗"（"温疫初起"篇），当用达原饮疏利之，"使邪气溃败，速离膜原"，如是则表里宣通，方可得汗而解。尽管邪从汗解与伤寒初起别无二致，但其具体治法显有差异，诚如吴氏所说："伤寒投剂，可使立汗；时疫汗解，俟其内溃，汗出自然，不可以期。伤寒解以发汗，时疫解以战汗。"（"辨明伤寒时疫"篇）这些见解，赋予汗法以新的内涵，扩大了汗法的范围，给后人以新的启示。如杨栗山《伤寒温疫条辨》治温病主用升降散，即是取其宣郁通滞的作用，使表里疏通，以达到邪从汗解的目的，此与寻常的发汗剂迥异，甚得现代名医蒲辅周所推崇。赵绍琴也认为治温当着眼于"郁热"，若误用大剂苦寒，每致郁者难开，热者不祛，病反转剧，故治郁热之证，多宗杨氏宣泄郁热之法，投以升降散而取效。举凡这些，说明吴氏提倡疏利以求汗的治疗方法，影响十分深远，很切临床实际。

在温疫病的传变过程中，表里分传是常见的一种类型，此时邪气充斥内外，表里俱病。对其治法，吴氏在"内壅不汗"篇告诫医者切勿囿于《伤寒论》先表后里的常规治则，"务宜承气先通其里，里气一通，不待发散，多有自能汗解"。同样强调了开郁通闭是促使邪从汗解的重要手段。

对于"夺液无汗"的证型，吴氏认为"津液渐回，方可得汗"。至于回津之法，可酌情选用清燥养荣汤、柴胡养荣汤或饮食调理之。值得指出的是，《温疫论》中滋养津液的方剂，大多局限于四物汤化裁，用药尚欠纯正。迨至清代，养阴法才有了很大的发展。因此，对于此类患者，采用后世增液汤、益胃汤、沙参麦冬汤、五汁饮之类，当更合适。

总之，吴氏对汗法的阐述，尤其是不主张强用发汗之剂以及"通行"以求汗的观点很有特色。联系临床实际，有些温热病患者，纵有汗法的适应证，但由于里有积滞,或兼挟痰浊,或气滞血瘀,或气阴内亏,往往投发表之剂,意欲开邪出路,却达不到汗解之目的,必待里结开,郁滞通,气道流畅,或气液得复,始能得汗而解。裘沛然说得好:"举凡补中益气、滋阴养血、生津润燥、化痰燥湿,甚至辛寒或甘寒之剂,用得其当,都可发表。"洵为阅历有得之见。

(《吉林中医药》,1989 年第 3 期)

《温疫论》汗法浅析

广州暨南生物医药研究开发基地　　郝　静　王一飞

明代医家吴有性的《温疫论》是一部对传染病学有着较大贡献的著作,认为"客邪贵乎早逐""邪不去则病不愈",逐邪诸法中虽尤为推崇下法,但其对汗法亦很看重。"从外解者,或发斑,或战汗,狂汗,自汗,盗汗……"

传统观点认为:汗法是中医治病八法之首,是指通过发汗,开泄腠理,解除表证的一种治疗方法。吴氏对汗法的理论及应用加以发挥,"疫邪留于气分,解以战汗",使汗法从最初的发汗解表发展到因势利导,透邪外出,为后世医家运用汗法治疗温病提供了经验。

一、发汗的机制

吴氏在"内壅不汗"篇指出:"盖发汗之理,自内以达表。今里气结滞,阳气不能敷布于外,即四肢未免厥逆,又安能气液蒸蒸以达表。"也就是说,发汗主要是以阳气为动力,阳气蒸腾津液于肌表,而形成汗液。若疫邪壅积于体内,阳气被遏,即使兼见表证,勉强发汗,也达不到汗出的目的,只有等到壅结开通,阳气宣达后,才能自汗出而病情消解。

二、汗法的类型

吴氏的《温疫论》中涉及了四种汗出类型：战汗、自汗、盗汗和狂汗，其中以战汗论述的最为详细、透彻、精辟。

1. 战汗

（1）战汗发生的机制：战汗是先颤栗，而后汗出的症状。当外邪侵袭人体后，始终存在着正气与邪气之间的斗争，在一定的条件下机体调动体内的一切力量同病邪作斗争，而战汗正是这种斗争的外在表现。

（2）战汗与病情转归的关系："厥回汗出者生，厥不回，汗不出者死。以正气脱，不胜其邪也""战而不复，忽痉者必死"，意思是说正邪相争，若正气战胜邪气，则病邪随战汗而解，疾病转向痊愈；若正不胜邪，颤栗而不汗出，或虽汗出而正气也随之外脱，都属危重之症。这对临床辨证施治有一定的意义。

（3）战汗时注意事项：吴氏认为"凡战不可扰动，但可温覆"。

（4）战汗的适用证："凡疫邪留于气分者，解以战汗。"因为气分属阳而轻清，所以外邪如果停留在气分则容易透达，通过战汗而解，病情会很快好转。

2. 自汗 "自汗者，不因发散，自然汗出也。伏邪中溃，气通得汗，邪欲去也。"伏邪从膜原溃散，经气疏通而自然汗出，表示病邪将要消退。

3. 盗汗 "里证下后，续得盗汗者，表有微邪也。""凡人目张，则卫气行于阳，目瞑，则卫气行于阴，行阳谓升发于表，行阴谓敛降于内。今内有伏，而又遏卫气，两阳相抟，热蒸于外则腠理开而盗汗出矣。"吴氏不仅介绍了盗汗的原因、机制，而且介绍了相应的治疗方药，"若内伏之邪尽，则盗汗自止。设有不止者，宜柴胡汤以佐之"。

4. 狂汗 "狂汗者，伏邪中溃，欲做汗解，因其人禀赋充盛，阳气冲击，不能顿开，故忽然坐卧不安，且狂且躁，少顷大汗淋漓，狂躁顿止，脉静身凉，霍然而愈。"这是对狂汗病因病理、临床表现的详细描绘。

战汗、自汗、盗汗和狂汗这些不同形式的汗出，都是疫邪外解，疾病向愈的一种标志，与传统的运用辛温解表剂解除表证的发汗法相比，有很大的差别，但笔者认为这仍是汗法的一种，属于汗出而解的范畴（汗出而解是人体呈现气血调和,病邪外达的一种表现)。当然,这种汗出并不能使疾病痊愈,它是正邪双方斗争过程中,正气战胜邪气的自然现象,所以吴氏反复强调必待伏邪中溃,表里之气相通,邪气自内达外,才能汗出而解。

三、发汗方剂的选用

"温疫脉长洪而数,大渴复大汗,通身发热,宜白虎汤。"我们知道白虎汤是《伤寒论》中治疗阳明经气分热盛的方剂,具有清肃气分热邪的作用,吴氏运用白虎汤治疗温疫,"盖毒邪已溃,中结渐开,邪气分离膜原,尚未出表,故多汗脉长洪而数。白虎汤辛凉解表,服之,或战汗,或自汗而解"。而对于有他病,体质虚弱或温疫病缠绵日久,营血和津液耗损严重的患者"里证下后,脉伏而微数……宜白虎汤加人参,覆杯则汗解"。原因就在于"白虎汤辛凉解除在表散漫之热邪,加人参以助周身之血液,于是经络润泽,元气鼓舞,腠理开发,故得汗解"。吴氏运用白虎汤作为发汗的方剂,与传统运用的解表方剂如麻黄汤、桂枝汤等有很大的不同。尽管白虎汤中的石膏有辛凉解肌的作用,但我们仍认为,服白虎汤后出现战汗或自汗,主要是热邪消退,正能胜邪,病情向愈的一种表现。

吴氏运用白虎汤作为发汗的主要方剂,主要是因为他认为温疫之邪"所客,内不在脏腑,外不在经络,舍于夹脊之内,去表不远,附近于胃,乃表里之分界,是为半表半里,即《针经》所谓横连膜原是也"。所以在运用下法去除在内的疫邪之后,还要运用辛凉解表的白虎汤去除在表的邪气,使内外通达,表里之气相通,达到汗出而解、疾病痊愈的目的。

四、汗法运用的注意事项

1. 时疫汗解,不可苛求 吴氏认为,"温疫之为病,非风,非寒,非暑,非湿,乃天地间别有一种异气所感",其"舍于夹脊之内……是为半表半里,即《针经》所谓横连膜原是也""至于伏邪动作,方有变证",有向里传,有向外传,有先表后里,有先里后表,也有表里分传,所以治疗时必待伏邪中溃,表气潜行于内,里气通达于外,才能汗出而解。

2. 温疫不可用麻黄之类强发其汗　疫气位于半表半里的膜原,邪气深伏,运用麻黄之类强发其汗,只会白白损伤元气,只有等到伏邪渐退,正气恢复,才可运用药物,使疾病汗出而解。

3. 选用汗法应观汗源　素体阴虚而又感受外邪者,因津液不足,汗源缺乏而每每不宜发汗透邪,若强发其汗,则更伤其阴,这时可适当添加养阴生津的药物。例如梨汁、藕汁、甘蔗浆、西瓜汁等,在"下后脉"篇中运用白虎加人参汤治疗素体阴虚的疫病,取得了很好的疗效。

4. 要注意顾护津液　温疫治疗过程中,不管是运用下法、汗法,还是吐法,都容易损伤津液,"温病以津液为至宝,留得一分津液,便有一分生机"。吴氏在"夺液无汗"篇中运用实例阐明了"津血同源""汗血同源"的理论。在里邪已除,而又津液枯燥的情况下,更不可强发其汗,可通过饮食调理,待津液恢复后自汗而解。对于津液耗伤严重的患者,务必及时投以生津养液之剂,如清燥养荣汤、柴胡养荣汤等。

五、汗法运用的意义

由"汗"可以判断药后的病情转归,推测病情的预后。"疫邪为病,有从战汗而解者;有从自汗、盗汗、狂汗而解者;有无汗径传入胃者;有自汗淋漓热渴反甚,终得战汗方解者;有胃气壅郁,必用下乃得战汗而解者。"可见汗法在疫病的发生发展和治疗过程中都起着非常重要的作用。由汗出的情况可以判断病情的转归:服药后微微汗出,通身皆见,随汗出而脉静身凉是邪去,病情好转的征兆,预后较好;而无汗或大汗,头汗或仅手心有汗,阵阵汗出,而热不退,且脉躁少热则是疫邪未去的表现,这种情况下,疾病预后较差。

运用汗法逐邪,可使"玄府"充分开通,津液营血流行通达,气机升降有序,以启毛窍,行气血,和营卫,泻邪热,使内外通达,脏腑经络、肌表营卫之邪都能从汗而解。

现代医学认为,通过发汗,一是可以迅速排泄体内蓄积的致病微生物和代谢毒素,达到推陈出新的作用;二是可刺激机体的神经、免疫、内分泌、泌尿等系统,纠正机体的阴阳偏颇,提高机体的抵抗力,从而达到逐邪康复的治疗目的。

汗法用之得当则效如桴鼓，用之不当则会出现伤津亡液、失汗、误汗的情况，所以在辨证施治过程中一定要慎用汗法，但绝不是禁用。

六、结　语

在《温疫论》中，汗法是一个重要的治疗方法，但它已经不同于传统意义上的汗法，他是通过辛凉解表剂或其他非发汗剂的作用达到汗出而解的目的。吴氏不仅在理论上阐明了汗法的机制、类型、方剂等，并且进行了大胆的创新，补充和发挥了前人之说，丰富了中医学治疗外感热病的内容，为后来温病学派的发展做出了很大贡献。

（《四川中医》，2007 年第 25 卷第 5 期）

 ## 《温疫论》辨舌论治特色

成都中医药大学　　向鸿儒

《温疫论》是我国温病学第一部名著，它开创了中医温病学新学科之先河。书中创造性地提出杂气病原学说、膜原学说、祛邪为治疗关键的思想及九传学说等，对后世温病学的发展起到了积极的推动作用。本文试从《温疫论》中的舌诊为切入点来分析其辨治特色。

一、创开达膜原法，并重视传变

《温疫论·温疫初起》云："间有感之轻者，舌上白苔亦薄，热亦不甚，而无数脉，其不传里也，一二剂自解。"此时舌上白苔亦薄，提示感邪不甚，所以用达原饮逐邪可使邪随汗而解。"感之重者，舌上苔如积粉，满布无隙。"提示积粉苔是感受温疫的典型表现，所以也应服达原饮使伏邪内溃，速离膜原。以上两句说明无论感邪轻重，只要是邪在膜原，都应用达原饮开达膜原。若"服汤已不从汗解，而从内陷者，舌根先黄，渐至中央，邪渐入胃，此三消饮证"。提示如果舌苔随邪气的深入而变黄，且从舌根渐至中央，说明疫邪不从汗解而传入胃腑，此时则应用三消饮分消表里及半表半里之邪。如："舌上纯黄色，兼见里证，为邪已入胃，此又承气汤证也。"提示如果全苔变黄燥，又兼大便秘结等里证，说明邪气已经由膜原传变到胃腑，且已无表证，就应当用承气汤攻下逐邪。以上两句说明若在膜原之邪气不解而传入胃腑，应根据舌象判断邪气内陷的轻重而辨证论治。

二、重视早逐客邪

《温疫论·注意逐邪勿拘结粪》云："温疫可下者，约三十余证，不必悉具，但见舌黄，心腹痞满，便于达原饮加大黄下之。"本句提示尽管温疫可下证有三十余且不必悉具，但吴又可把"但见舌黄、心腹痞满"作为温疫病可下证的典型证候，说明辨舌象是判断可否迅速逐邪的重要指针。但见此证，即提示此为邪伏膜原，欲离而未离之势，此时就应当用达原饮加大黄及早祛邪，以尽早拔去病根。说明在温疫病复杂多变的表现中，抓住舌象来辨证的重要性。但我认为重视舌象不等于只重舌象，对此句应重在领会吴氏"客邪贵乎早逐"的思想，而勿拘泥于文字。

三、强调急证急攻

《温疫论·急证急攻》云："温疫发热一二日，舌上白苔如积粉。早服达原饮一剂，午前舌变黄色，随现胸膈满痛，大渴烦躁，此伏邪即溃，邪毒传胃。午后复加烦躁发热，通舌变黑生刺，鼻如烟煤，此邪毒最重，复瘀到胃，急投大承气汤。至半夜热退，次早鼻黑苔刺如失。"急证表现为舌苔，一日之间有三变，即从舌上白苔如积粉，变为舌变黄色，再变为舌全黑生刺，提示邪毒来势凶猛且传变极快，故应急攻。急攻体现在"数日之内，一日行之"，即一日之内就根据舌象变化从用达原饮到用大承气汤攻逐邪毒。这体现了舌象变化在疾病传变过程中对指导辨证用药的重要意义。通过此篇也可体会吴又可"下不嫌早"的思想。

四、明辨应下与不应下诸证

在《温疫论·应下诸证》中，吴氏非常重视望舌。

1. 首先是望舌苔　"舌白苔渐变黄苔：邪在膜原，舌上白苔。邪在胃家，舌上黄苔，苔老变为沉香色也。白苔未可下，黄苔宜下。"本句提示若舌苔由白渐变为黄，是因邪由膜原传入胃腑，故宜下。"舌黑苔：邪毒在胃，熏腾于上，而生黑苔。有黄苔老而变焦黑者，有津液润泽作软黑苔者，有舌上干燥作硬黑苔者，下后二三日黑皮自脱。"本句中的焦黑苔、软黑苔、硬黑苔均提示邪毒在胃且积结很深，故应下。"舌芒刺：热伤津液，此疫毒之最重者，急当下。老人微疫无下证，舌上干燥易生苔刺，用生脉散，生津润燥，芒刺自去。"本句提示芒刺舌是因疫毒传胃，津液耗伤，主病情危急，故应急下。而老人因本身气血津液亏虚，所以微疫但无下证而出现芒刺舌时，应生津润燥而不能攻下。"白砂苔：舌上白苔，干硬如砂皮，一名水晶苔，乃自白苔之时，津液干燥，邪虽入胃，不能变黄，宜急下之。"本句提示白砂苔的出现为伏邪传胃，津液耗伤，苔色未及时变黄，从而形成干硬如砂皮状。此时亦宜急下之。

2. 其次是望舌质　舌形："舌裂，日久失下，血液枯极，多有此证。又热结旁流，日久不治，在下则津液消亡，在上则邪火毒炽，亦有此证。急下之，裂自满。"本条提示若温疫应下而失下，则会致津血枯竭而造成舌裂。

舌态："舌短，舌硬，舌卷，皆邪气胜，真气亏，急下之。邪毒去，真气回，舌自舒。"本条提示舌短、舌硬、舌卷这三种舌态均因疫毒偏盛，真气亏虚，舌失濡养所致。所以应急下而祛邪保精。

以上所述均为应下之舌象。在本篇中，吴又可也提出不应下的舌象："又有一种舌上俱黑而无苔，此经气，非下证也。妊娠多见此，阴证亦有此，并非下证。下后里证去，舌尚黑者，苔皮未脱也，不可再下，务在有下证方可下。舌上无苔，况无下证，误下舌反见鱼黑者危，急当补之。"以上三种舌象——舌黑无苔、下后仍黑、鱼黑舌分别指出当妊娠和阴寒证之际出现的经络之气现于舌时；当下后里证已去，苔皮未脱时；当本无下证而误下致使舌变鱼黑时，都不应下。所以，虽然吴氏非常重视攻下，但还是要辨证论治。当然，在判定当下与不当下时还应结合其他脉证,否则将有以偏概全之嫌。

五、突出因证数攻

《温疫论·因证数攻》云:"温疫下后二三日或一二日,舌上复生苔刺,邪未尽也。再下之,苔刺虽未去,已无锋芒而软,然热渴未除,更下之,热渴减,苔刺脱,日后更复热,又生苔刺,更宜下之……所以凡下不以数计,有是证则投是药。"本段文字通过对舌上苔刺因邪气盛衰而发生改变的详细描述,体现了吴又可有邪必逐、除寇务尽的观点。他强调"有是证则投是药",不应有所迟疑,否则就会贻误病情。这确为治疗温疫的有得之见。

六、注重知一而通其变

《温疫论·知一》云:"凡受疫邪,始则昼夜发热,日晡益甚,头疼身痛,舌上白苔,渐加烦渴,乃众人之常也,及言其变,各自不同者……有黄苔黑苔者,有口燥舌裂者,有舌生芒刺、舌色紫赤者……因其气血虚实之不同,脏腑禀赋之各异,更兼感重感轻之别,考其证候,各自不同,至论受邪则一也,及邪尽,一任诸证如失……统而言之,其变不可胜言矣,医者能通其变,方为尽善。"本段通过列举各种舌象、热象和恶证等说明因人体气血虚实的不同、脏腑禀赋的各异、再加上感受疫邪的轻重程度深浅,而致证候的临床多样性。提示了医者应知其一,而通其变。

诚然,舌诊在《温疫论》中所占篇幅并不多,而辨治温疫乃至任何疾病都不可只强调舌诊而忽视其他。但作为中医辨证论治思想体系中的一个特色诊法,又确实能在一定程度上反映作者的辨治思想。总之,吴氏的众多创造性思想,有些虽有矫枉过正之弊,有附会表里之嫌,但瑕不掩瑜,他的观点对后世仍然是有积极的指导意义的。如叶天士继承了他使用攻下法重视舌诊的思想,在《温热论》中丰富和发展包括使用下法在内的舌诊内容。因此,了解《温疫论》的辨治特色,是学习温病学说必不可少的。

吴有性研究文集

疾病诊治应用

温疫因其受邪轻重及其阶段的不同，各有其不同的临床症状表现与具体的诊治方药。分析吴有性对温疫的治疗过程，大致分为以下三个阶段。

（1）温疫初起，疏利膜原：瘟疫初起，即邪在膜原阶段，因邪不在经，汗之徒伤卫气，热亦不减；邪不在腑，下之徒伤胃气，口渴亦甚，故主张疏利膜原。吴氏认为这类疫证，解表与攻里都不能解病，遂自制达原饮直达病位，主要功用为疏利表气，驱除伏邪，使邪气溃败，速离膜原，表气通顺，汗出而解。方由槟榔、厚朴、草果仁、知母、芍药、黄芩、甘草等组成。

（2）疫邪传胃，下不嫌早：吴氏认为在温疫病的传变过程中，疫邪传胃为最常见，凡是疫病多见胃家实，疫邪传胃十常八九。既传入胃，宜承气辈引而竭之。吴氏对下法颇有研究，他认为疫邪传胃，与伤寒传于胃家，并用承气，治法无异。然其对疫证用下法的目的，另有一番独到的解释。他说："盖疫邪每有表里分传者，因有一半向外传，则邪留于肌肉，一半向内传，则邪留于胃家。邪留于胃，故里气结滞，里气结，表气因而不通，于是肌肉之邪不能即达于肌表。下后里气一通，表气亦顺，向者郁于肌肉之邪方能尽发于肌表，或斑，或汗，然后脱然而愈。伤寒下后，无有此法。"

（3）疫后养阴，不宜温补：吴氏对疫后调理亦很重视，大抵原则为宜养阴清余邪，不宜温补。吴氏言："夫疫乃热病也，邪气内郁，阳气不得宣布，积阳为火，阴血每为热搏，暴解之后，余焰尚在，阴血未复，大忌参、芪、白术，得之反助其壅郁，余邪留伏，不唯目下淹缠，日后必变生异证。"温疫为热病，容易引起伤阴耗液，故在疫病后期，特别是攻下之后，需以养阴之法，滋阴生血，清燥养荣汤、三甲散及梨汁、藕汁、蔗浆等皆为吴氏常用方药。

疾 病 诊 治

《温疫论·发黄》探要

浙江省中医药研究所　　盛增秀

《温疫论》是明代医家吴有性论述急性传染病的专著,对治疗急性传染病,很有指导意义。本书"发黄"篇虽仅200余字,但对温疫发黄的病因病机、治疗方法等,作了十分精辟的阐述,不少见解是独创性的。笔者就"发黄"篇择要探讨如下。

一、突出温疫发黄的病变重心

本篇开宗明义指出:"发黄疸是腑病,非经病也。"所谓"腑病",联系下文"胃家移热""胃实为本"等句,显然是指"胃腑实热"而言。胃腑实热何以引起发黄?吴氏分析说:"疫邪传里,遗热下焦,小便不利,邪不输泄,经气郁滞,其传为疸。"针对温疫发黄"小便不利"这一主症,认为是由于胃热移于下焦,膀胱气化失职所致。而小便不利,更促使疫邪不得外泄,如是则邪热与水湿郁蒸,发为黄疸。并进一步指出:"黄(指发黄疸)因小便不利……当以发黄为标,小便不利为本;及论小便不利,病原不在膀胱,乃系胃家移热,又当以小便不利为标,胃实为本。"从因果、标本关系上,层层剖析,步步阐解,使其病因病机、矛盾主次,昭然若揭,最后将病变重心归于"胃腑实热",抓住了病理症结之所在,从而为辨证施治,提供了有力依据。属中医学温疫发黄一类疾病,如急性黄疸型肝炎,临床表现以消化道的症状较为突出。可见脘腹胀闷,恶心厌食,大便秘结或溏泄,小便短赤,舌苔黄腻少津甚或黄燥,脉象弦滑等"胃腑实热、通降失司"之症状。特别是一些暴发型病例,还可出现神昏谵语、狂躁不安等危重证候,这与《伤寒论》记述的因阳明腑实而引起的神识异常多有吻合之处。所切临床实际,足资借鉴。

二、强调攻下逐邪的治疗方法

重视祛邪，是吴氏治疫的最大特点，尝谓"客邪贵于早逐""邪不去则病不愈"。而祛邪之法，尤推重承气一类攻下方药，旨在清泻胃腑实热，放邪出路，达到邪去病愈的目的。如立茵陈汤治温疫发黄，本方与《伤寒论》的茵陈蒿汤药味组成基本相同，但在配伍，特别是剂量上显有差别。盖茵陈蒿汤以茵陈为主药，其与大黄剂量之比为 3∶1；茵陈汤则以大黄为主药，茵陈与大黄剂量之比为 1∶5。由于君药相易，两方的作用随之而异，前者重在清利湿热，后者着力攻逐腑实。诚如吴氏自析方义所云："（茵陈汤）是以大黄为专功，山栀次之，茵陈又其次也。设去大黄而服山栀、茵陈，是忘本治标，鲜有效矣。"足见其对攻下逐邪的高度重视。如有报道以加减茵陈蒿汤（方中含大黄 9～15 克）和加味茵陈五苓散治疗急性黄疸型肝炎"阳黄证"，前者不但排除黄疸较快，而缩小肝脏和恢复肝功能都较后者明显；重用大黄可消除脘满，促进食欲，对消退黄疸都有显著疗效。某单位曾对 40 例黄疸型肝炎一律用大黄硝石汤进行治疗，平均退黄时间为 14.5 日，对迁延不愈者用大黄硝石汤制成丸药，名"硝黄丸"，取其缓泻之法，亦收到满意效果。又有人治疗黄疸型肝炎初起，即使大便溏薄，亦不忌大黄；如大便干燥秘结，则硝黄并用，进三五剂后，再酌进退，可望缩短黄疸期，加速症状改善。更值得指出的是，运用通里攻下法治疗暴发型肝炎（急黄证），也愈来愈引起人们的重视。不少资料介绍在昏迷前期或昏迷时，及时、果断地采取大剂量的清热解毒合通里攻下，以顿挫燎原的邪势，肃清炽盛的热毒，常能挽狂澜于既倒，救垂危于顷刻，收到意想不到的效果。

现代研究证明，通里攻下法能促进新陈代谢和加速体内毒素的排泄。大黄一类药物，有良好的抑菌作用，这对于抑制肠内细菌，以减少游离氨和其他有毒物质的来源，无疑具有一定作用。又大黄、芒硝等是利胆良药，有利于黄疸的消退。所以对于急性黄疸型肝炎等疾病，在辨证确切前提下，不失时机地运用通里攻下方药，确能缩短病程，提高疗效。古今实践雄辩地证明，吴氏的学术观点和治疗经验，有着深刻的科学内涵，很值得我们继承和发扬。

（《辽宁中医杂志》，1988 年第 3 期）

吴又可论"战汗"

南京中医药大学　　朱介宾　杨　进

战汗多由邪气留连气分,既不外解,亦未传入营血,邪正相持,正气奋起鼓邪外出,而出现战栗汗出。温病进程中,出现战汗,一般来说是好现象。因为战汗是邪正交争的表现,也就是患者处于正盛邪实的状态。战而汗出热退,标志着正胜邪却,病情向愈,可见战汗是邪气留连气分时,邪从外解的一种反应。吴又可在《温疫论》中多次提及战汗,而且又设专篇讨论,可见吴氏对战汗的重视及体验之深。

一、战汗的机制

《温疫论·原病篇》中就战汗的机制作了分析:"今邪在半表半里,表虽有汗,徒损真气,邪气深伏,何能得解? 必俟其伏邪渐退,表气潜行于内,乃作大战,精气自内由膜中以达表,振战止而复热,此时表里相通,故大汗淋漓,衣被湿透,邪从汗解,此名战汗。"吴氏认为战汗是邪气渐退,表里经络之气交通,正气驱邪外出,正邪交争,邪从汗解的表现,故汗出而病愈。这是温病发展过程中,正邪相持日久,正气蓄积到一定程度奋起驱邪的一种现象。

二、战汗的临床表现及其预后

战汗的临床表现在《温疫论·原病篇》中已详细述及,由于"表气潜行于内,乃作大战",因表里之气交通,正邪剧烈相争,全身出现剧烈的战栗。之后,"振战止而复热",正气振奋,则发热汗出,邪从汗解。

吴氏对于战汗后顺逆证及其他证候的病因病机、治法都作了分析。了解战汗后的顺逆证,对于预后的判断有重要意义。顺证:"脉静身凉,神清气爽。"《温疫论·战汗篇》:"当即脉静身凉,烦渴顿除。"吴氏认为顺逆证鉴别要点在于是否脉静、神清。这与其后叶天士的认识是相同的。逆证:吴氏在《温疫论·战汗篇》中，逆证述及两条："应下失下，气消血耗，既下欲作战汗，但战而不汗者危。""凡战而不复，忽痉者必死。"前条因失下，气血已严重耗伤，投用攻下后，只战栗而不汗出，这是由于中气亏虚，下陷而不能升发。这是一种病情危重的表现。战栗后四肢厥冷恢复而汗不出，正气尚存。战栗后四肢仍然厥冷而汗不出，为阳气衰竭；而突然发生痉厥的属于阴竭而引动内风之故，故云必死。吴氏在《温疫论·战汗篇》还谈到一些其他证候的病因病机及相应治法。如三五月后，病又反复者，这是因为体内阳气再度逐渐郁结之故。如没有饮食不当或劳累过度等原因而病情反复的，是由于表邪虽解，里邪未去之故。用攻下法去其里邪而愈。一般而言，疫邪发生表里分传，里邪壅闭不通者，一定要通过汗下两法来治疗，治疗后邪未去，复发热者，应再汗下，这是邪气未驱尽之故。汗下之后，饮食知味，胃气来复而病情向愈。如身热不退脉浮者，当以汗解，汗不得出，治以柴胡清燥汤。

三、战汗时的处理

吴氏对于战汗时的处理，提出了"凡战不可扰动，但可温覆"的原则。后世医家有所发展，叶氏在《温热论》中云："若其邪始终在气分流连者，可冀其战汗透邪，法宜益胃，令邪与汗并，热达腠开，邪从汗出。"提出了"益胃"之法。玉孟英在《温热经纬》中云："将战之时，始令多饮米汤或白汤，以助其作汗之资。"提出了战汗前后，应根据病情作适当的治疗与护理。

综上所述，可见吴氏对于战汗的发生机制、临床表现、转归预后、处理等都有比较详细的论述。由于时代的限制，吴氏对于战汗发生的阶段、先兆、战汗和脱汗的鉴别等尚未能作出明确的说明。后世医家叶天士指出战汗多发生在气分。魏柳州提出了战汗先兆症状为脉象双伏或单伏，四肢厥冷，爪甲青紫。叶天士在《温热论》中提出神态表现和脉象变化为鉴别脱证、战汗的要点。《温疫论》中述及的战汗理论，确是吴氏多年临床的经验总结，对于后世战汗理论发展和完善，具有重要的影响。

从"主客交"论心衰

黑龙江中医药大学　　李　悦　　周亚滨　　郭子怡
凌桂晨　　杨建飞

心衰是一种慢性进展性心血管疾病,心衰患者的临床疗效和预后一直是临床医生关注的焦点。近年来中西医结合治疗心衰疗效显著,从心衰在病机特点上分析其与"主客交"有相似之处,故提出从"主客交"论心衰,试分述如下。

一、心衰的病因病机

心衰属中医病名,是以心悸、气喘、肢体水肿为主症的疾病。《内经》无心衰病名,但有云:"心胀者,烦心短气,卧不安。"其后,张仲景又提出了心水的概念,如"心水者,其身重而少气,不得卧,烦而躁,其人阴肿",说明了心阳虚是导致心衰极为重要的因素。晋代王叔和在《脉经》卷第三中最早提出"心衰"病名,认为阳虚水停乃心衰的主要病机。古代医家多从"阳气虚弱"的角度来进行论述心衰的病因病机,而近代许多学者提出了"本虚标实"是心衰发病最关键原因。如孙兰军在多年临床治疗心衰过程中总结经验,认为中后期心衰病因病机以本虚标实为主,本虚以气虚、阳虚为主,而标实中血瘀、水泛是心衰的重要病理环节,并认为治疗时不能单纯益气或温阳,根据患者血瘀病证提出"血气贵在流通"且加用虫类或血肉有情之品效果更佳。综上所述,心衰基本病机为心之气血阴阳虚衰,心血不运,日久入络,络脉瘀阻。临床上心衰患者病情十分不稳定,反复多次入院治疗,可见与"主客交"所表述的慢性疾病后期迁延不愈,正气与邪气胶结,虚益虚,实更实,缠绵不愈状态密切相关。

二、心衰与络病理论的相关性

《灵枢·经脉》曰:"经脉十二者,伏行分肉之间,深而不见……诸脉之浮而常见者,皆络脉也。"络脉是运行输布气血津液的通路,是从经脉支横别出的广泛分布于人体脏腑组织间的分支,若久病气虚,或痰瘀阻络等,均可产生络脉瘀阻的病理改变,变生诸病,其中血瘀化水、津停脉外即"血不利则为水",故可发为水肿。络道瘀阻反过来加剧人体气津的运行障碍,进而进一步加剧脉络瘀阻,形成恶性病理循环,最终瘀血水饮凝聚日久,结聚成形,导致心络络息成积。《难经·五十六难》曰:"心之积,名曰伏梁。起脐上,大如臂,上至心下,久不愈,令人病烦心。""心积伏梁"所形成的有形病变与现代医学的心衰心室重构的表现密切相关。吴以岭从络病学的角度研究分析指出,心衰病变从"气分"病变进展到"血分"病变,即心气、心阳虚衰以致血脉瘀滞,到脉络瘀阻,津液积聚,从而引起"水分"病变。综上,心衰是心脏疾病的终极转归,心络阻塞引起心络的病理改变,导致局部组织因缺氧出现变性、水肿、渗出等引起心衰症状。近年现代医学的许多学者充分认为,心衰是一种大循环障碍诱发的微循环障碍的病理过程,改善心肌微循环也成为目前临床治疗的思考模式。

三、何谓"主客交"

吴又可《温疫论》提出"主客交",原文:"凡人向有他证尪羸,或久疟,或内伤瘀血……以致肌肉消烁,邪火独存……邪留而不去,因与血脉合而为一,结为痼疾也……夫痼疾者,所谓客邪胶固于血脉,主客交浑,最难得解,且愈久益固。"综上"主客交"理论中"主"是指正气亏虚,"客"是指各种病理产物及病理因素胶着于血脉,正邪胶结,客邪不得外解,留滞血脉而成一种病证;其核心即体现正虚邪实、主客交浑而发病。

四、"主客交"与络病的相关性

络病的基本病理变化为虚、毒、瘀交结阻滞于络脉,是大多慢性疾病的基础病理变化和共同转归,是络病的本质所在。"主客交"理论可以认为是络脉感受病邪的病理状态和御邪能力衰微的生理状态的综合状态。"主客交"与络病共有的病理变化均为久病或久痛导致正气虚弱,正越虚则邪越结,邪留不去,使正气更虚,正邪相结,疾病迁延难愈。

五、从"主客交"论治心衰

心络在络病学中属于阴络,"阴络即脏腑隶下之络"(《临证指南医案》),经脉气血精微通过此阴络濡养、络属于心,调理其阴阳平衡。心衰时调治此络脉至关重要。络以通为补,多选用地龙、僵蚕、䗪虫等虫类血肉有情之品,着力于心的血管系统和神经系统修复或重建。现代医学心衰时因器官组织血液灌注不足,循环瘀血,有着重要临床征象,舌质暗紫,或淡暗,或绛红,伴随情志改变,与中医学温病学之血分证有着相类似的病症学特征。心衰病在血分,病因病机复杂,病程漫长与"主客交"理论相关联。吴又可根据"主客交"理论创立三甲散,方中鳖甲、龟甲、穿山甲三药均为血肉有情之品,有攻逐走窜之势,合用滋阴散结,活血通络;䗪虫引诸药入血分,蝉蜕、僵蚕透邪外达等分离主客对于正虚邪恋的慢性疾病临床治疗有重要启发。心衰是一个漫长而渐进的病理过程,钱卫东认为对于心衰治疗,活血化瘀贯穿始终,其与主客交理论相契合。杨宇等学者指出:对于多种慢性疾病比如肝纤维化其病因病机极其复杂,病在血脉,以通为治,"主客交"理论可为其治疗拓展思路,"主客交"理论对于各种正虚邪恋的重症顽症有广泛的适应性。综上,"主客交"理论与心衰以络病理论为结合点来诠释心衰的病因病机,为临床治疗心衰提供良好思路,以期提高疗效。

六、小　结

心衰在治疗上不单益气温阳以治心气虚乏、心阳衰微之本,更应注重考虑血瘀、毒瘀、痰凝络阻这一心衰发生发展过程中的病理中心环节。而"主客交"理论并非仅在温病后期顽疾才用三甲散,且三甲散仅举一以例其余也,后世可引申触类,有所发挥。如吴鞠通受此启发,创立三甲复脉汤。临床中治疗心衰时,一般方法治疗效果欠佳或者无效时,"主客交"的理论便可用于指导临床应用,对于医者更重要在于辨证论治,辨证符合正邪胶结之痼疾,将"主客交"理论思想融入自拟方药中,才能扭转病势,改善心衰患者生存质量,以奏效机。

（《中医药导报》，2018 年第 24 卷第 8 期）

以奏效机。

（《中医药导报》，2018 年第 24 卷第 8 期）

从"主客交"论治肝纤维化的思考

成都中医药大学　　闫　颖

"主客交"出自吴又可《瘟疫论》下卷。"主"指人体正常血脉，"客"指外感疫邪，"主客交"为正气久亏，不能驱邪外出，疫邪深入血脉之中，两者相互胶合所形成的顽症痼疾，此说是吴又可用来阐释疫病迁延不愈所致的病变特点的理论。肝纤维化是多种慢性肝病转化为肝硬化的一个过渡阶段，过多的细胞外基质（ECM）的可逆性沉积为其基本病变，仔细分析其病变过程及病机特点，与主客交说有相似之处，故提出从"主客交"论治肝纤维化的思考，试分述如下。

一、西医发病原理及治疗

肝纤维化是肝细胞发生坏死或炎症刺激时，肝内纤维结缔组织异常增生的病理过程。其中位于窦周 Disse 隙内的肝星状细胞（HSC）的激活是肝纤维化发生、发展的中心环节，活化的 HSC 产生过多的 ECM 沉积于肝脏内，虽无假小叶和再生结节的形成，但是正常物质结构已经受到了破坏。HSC 是肝窦窦壁的组成细胞之一，其活化后所产生的过多 ECM 主要沉积在肝窦中，并以此进行延伸。肝窦是扩大了的毛细血管，是肝小叶内血液循环的管道。在肝小叶内，血液循环从门脉以及肝动脉的终支开始，流经肝窦，最后汇入肝静脉终支。ECM 的沉积延伸就是以这段微血管为中心的，所以，肝纤维化的病变部位主要在肝脏的微循环。大量研究证实，肝纤维化是可逆的，而肝硬化是不可逆的，阻止肝纤维化的继续发展是防治肝硬化以及逆转病情的关键。因此,治疗上以抗炎、抗纤维化为主,常用药物有秋水仙碱、干扰素、己酮可可碱等,这些药物确实有很好的治疗效果,但也有很大的副作用,如秋水仙碱可引起胃肠道反应,长期应用可导致骨髓抑制,甚至引发再生障碍性贫血等。干扰素也有类似于秋水仙碱的副作用。这些都给患者带来了不同程度的痛苦,所以,越来越多的患者选择中医药治疗。

二、中医辨证论治

肝纤维化,属于现代医学的一个病理学概念,其主要临床表现有两胁的胀痛,巩膜、皮肤、小便的黄染,胁下的积块,腹部的水肿等。在传统的中医学里,并没有与肝纤维化相对应的疾病名称,多根据其主要临床表现进行命名,如"黄疸""胁痛""癥积""鼓胀"等。中医对肝纤维化的认识主要有以下几种观点:首先是气虚血瘀说。此说受到很多人的推崇。病变初期多为肝胆湿热,日久气病及血,气滞血瘀,加之"见肝之病,知肝传脾",脾气虚弱,气血生化无源,气虚血瘀说就此形成。治疗上活血化瘀,健脾益气,多用桃红四物汤合四君子汤加减。其次是湿热疫毒残留说。有观点认为虽然疾病已发展至肝纤维化阶段,但是湿热疫毒仍然存在。治疗上可选用藿香、佩兰、贯众、田基黄、泽兰等。第三种观点是肝气郁滞,肝病传脾。既有气滞的一面,也有气虚的一面,气滞病变在肝,气虚病变在脾,从而形成肝脾同病、虚实夹杂之候。柴胡疏肝散合四君子汤加减既可疏肝解郁又可补益脾气。第四种观点是肝肾阴虚,脾肾阳虚。"五脏穷必及肾",从而形成肝、脾、肾阴阳两虚的病机特点。此时应阴阳双补,可选用地黄饮子,或者补阴药、补阳药合用。最后是络病说,将肝纤维化的病变部位定在肝络,在治疗上同气虚血瘀说。

以上这些观点,现已成为临床上指导肝纤维化治疗的主要理论,但是在阐述肝纤维化病机上还有一些不尽人意的地方。其中,只有络病理论将病位定于肝络,其他观点均笼统地定在肝、脾、肾三脏。正虚邪恋是其共同的立论基础,但在论述时,又犯有顾此失彼之弊。要么只侧重于正虚,如肝肾阴亏,脾肾阳虚;要么只谈及邪恋,如湿热疫毒残留说。虽然有两者兼顾的,但是又不全面。如气虚血瘀阻络说,只提到新的病理产物瘀血,而忽略了邪气仍在的事实。在论治遣方用药上均符合其辨证的要求,但是所用药物只能入于肝、脾、肾三脏，缺少能直入肝络的药物。

三、从"主客交"论治肝纤维化

肝纤维化是由多种慢性肝病迁延不愈发展而来的，从中医角度进行分析，其病位主要在肝之阴络。络脉有阳络和阴络之分，阳络指的是分布于体表、头面的浮络，"阴络即脏腑隶下之络"，又云"经主气，络主血"；"初为气结在经，久则血伤入络"。可见阴络是各个脏腑藏血、运血的通道，其实质就是人体的血脉。它们位处脏腑深处，且分布广泛，分支众多，但是络体细小，一旦有外邪的侵犯或者血行的不畅，即可发生阻滞。吴又可主客交说中的"主"指人体血脉，即阴络，"客"指外感疫邪，"主客交"为疫邪混处血脉之中。仔细分析肝纤维化的病变特点，与主客交说有很多相似之处。下面拟从"主客交"的观点来阐释肝纤维化的病机特点及治疗。

"凡人向有他证尪羸，或久疟，或内伤瘀血，或吐血、便血、咳血，男子遗精白浊，精气枯涸，血枯经闭之类，以致肌肉消烁，邪火独存，故脉近于数。"这句话说明"主客交"的病机里存在正虚的一面，这里的"正虚"主要是指精血的亏虚。人体没有足够的精血濡养，日久自然会"肌肉消烁，邪火独存"。正虚是慢性肝脏疾病发展至肝纤维化的主要病理基础，它贯穿于疾病的始终。在中医观点里，肝主藏血，调节全身血量的分配，体阴而用阳，肝阴血是肝脏功能发挥的物质基础。当肝络受到阻滞时，不仅引起血行的瘀阻，也会导致精血的亏虚。肝纤维化时，过多的 ECM 沉积于肝脏微循环中，引起肝内动、静脉管腔的增厚，管道的狭窄，阻碍了血液循环，从而引起血供的减少，这与吴又可"主客交"病机中的阴血亏虚很契合。"此际稍感疫气"，吴又可所说的"疫气"是一种具有传染性和流行性的致病因素。为了扩大"主客交"观点的运用范围可以将"疫气"定位于"邪气"的范畴。在我国即慢性乙型和丙型病毒性肝炎是引起肝纤维化的主要病因。肝炎病毒是具有传染性和流行性的，中医的观点认为肝炎病毒就是湿热疫毒。在国外，以酒精性肝纤维化居多，主要是由过度酗酒引起，不具有传染性和流行性，可以将这里的"酒精"看作为吴又可所说的"疫气"。还有如化学毒物、某些药物、血吸虫等，都可以归为"疫气"的范围。这些致病因素一旦侵害肝脏并引起一系列的病理改变后，是很难将其彻底清除掉的。病情的稳定和缓解只能说明正能胜邪，但邪气仍然存在。当正气亏虚时，则会继续损害肝脏，加快病情的发展。如肝炎病毒，它是与人体共存的，当其处于静止期时，可以没有任何症状表现，但其仍然存在于人体内，只是没有复制而已，当人体免疫力下降时，肝炎病毒就会复制，导致病情向前发展。治疗上"补之则邪火愈炽，泻之则损脾坏胃，滋之则胶邪愈固，散之则经络益虚，疏之则精气愈耗，守之则日削近死"，诸法均不得，其由何在？"里证虽除，不知正气衰微，不能脱出，表邪留而不去。因与血脉合而为一，结为痼疾也。""客邪胶固于血脉，主客交浑，最难得解，久而愈固。"邪气久留，正气亏虚，不能祛邪外出，则邪气内陷，深入厥阴肝络，与血脉交合，阻碍血运，血留为瘀，形成瘀血与残留的"疫邪"相互交织于阴络的病变特点，即主客交浑。络脉受实邪阻滞，新血无法灌注，久之则络中空虚，从而加重阴血的亏虚。肝之阴络相当于现代医学的肝脏微循环系统。肝纤维化的病变部位以肝脏微循环为主，过多的 ECM 沉积于微循环中，造成了循环管道狭窄，血液流通受阻，血行瘀滞，旧血不去，阻滞管道，血液灌注大大下降，引起肝窦和肝细胞物质交换减少，肝脏就得不到足够的血液营养。加之引起肝脏病变的病因持续存在，这样就形成了病理产物瘀血和最初的病因交织于血脉中，正如吴又可所说"客邪交固于血脉，主客交浑，最难得解，久而愈固"。肝炎病毒在体内日久，往往会与宿主正常细胞的 DNA 整合。分析其病机特点，既有有形实邪的阻滞，又有精血的亏虚。治法上，单纯的扶正或者祛邪是很难治愈疾病的，而且还有可能发生更严重的后果。如"邪火愈炽，损脾坏胃，胶邪愈固，经络益虚，精气愈耗"。因此应扶正与祛邪并施。扶正要以补养阴血为主，祛邪不仅要疏通已经形成的瘀血，还要祛除最初的病邪。从中医角度分析肝纤维化的病变部位是在肝之阴络，也即是吴又可所说的血脉之中，病位很深，普通的药物是很难到达的。《素问·调经论》云："病在血，调之络。"因此吴又可论治主客交时，在遣方用药上以能入厥阴肝络的动物药为主，创制了著名的三甲散方。三甲散方中选用了能直入厥阴肝络的龟甲、鳖甲、穿山甲、䗪虫、牡蛎等"异类灵动之品"。龟甲，《本经》云："破癥瘕痎疟。"《本草纲目》曰："其甲以补心、补肾、补血，皆以养阴也。"鳖甲入肝之血脉，既能养阴，又能入络搜邪。《本草汇言》应："鳖甲……入肝，统主厥阴血分为病……厥阴血闭邪结，渐至寒热，为癥积，为痞胀，为痛疾，为淋沥，为骨蒸者，咸得主之。"

龟甲、鳖甲既是滋阴佳品，又能入络搜邪，兼以化瘀通络。穿山甲，入厥阴，活血消癥。《医学衷中参西录》云："穿山甲，气腥而窜，其走窜之性，无微不至，故能宣通脏腑，贯彻经络，透达关窍，凡血凝血聚为病，皆能开之。"穿山甲合䗪虫入络通瘀，牡蛎合诸药育阴潜阳而止痉。僵蚕、蝉蜕擅入厥阴，透邪通络止痉。以上诸药能通络脉之瘀阻，能祛络中之邪气，还能补肝中已伤之阴血。白芍、当归和营活血。甘草和中。此方最重要的特点就是用了大量能入肝络的"异类灵动之品"，搜邪通络补阴。

综上所述，若用吴又可的"主客交"来解释肝纤维化的病机，则其病位在肝络血脉之中，病性为虚实夹杂，虚以阴血亏虚为主，实的一面不仅有新的病理产物瘀血，还有残存的"疫邪"，并与血脉交合于肝络中。治疗上，应通络搜邪化瘀兼以补养阴血，吴又可所创制的三甲散方以虫类药物为主，虫蚁通络，可直入病所，扶正又祛邪。吴又可的"主客交"说为临床辨证论治肝纤维化提供了思路，我们应该充分运用其学术思想，逆转肝纤维化，阻止其肝硬化的发生。

（《河南中医》，2008 年第 24 卷第 5 期）

《瘟疫论》理论在非典型肺炎病机中的应用

贵阳中医学院　　姜　新
贵阳中医学院第二附属医院　　金　英

一、《瘟疫论》与"非典"的关系

《瘟疫论》是我国第一部讨论瘟疫类疾病的专著。关于瘟疫病的记载和论述，上可追溯至《内经》《伤寒论》等书。对于有流行、有传染、起病急、病势凶的这类温热疾病则称为"疠"或"温疠""疠疫"，很多医著都提到这种"疠"

"疫"病。但有系统理论有辨证论治纲领来治疗这类疾病的著作,首推《瘟疫论》。

《瘟疫论》首倡"疫气"学说:提出"病疫之由,昔以为非其时有其气……假令秋热必多晴,春寒必多雨,较之亦天之常气也,疫者感天地疠气,在岁运有多寡,在方偶有厚薄,在四时有盛衰,此气之来,无论老少强弱触之者即病……"这一事实性描述,肯定了瘟疫病的病因是一种存在于天地之间的"疠气"。在吴有性长期的临床医疗实践中,通过对该流行病的细致观察,注意到疠气入侵人体之后,不同于一般感冒之邪侵于肌表,瘟疫之邪入侵人体后一般要潜伏一段时间以后才逐渐发病,其发病情况亦不相同。

二、瘟疫学与"非典"发病机制的研究

根据 2003 年 9 月国家中医药管理局科技教育司制定的《中西医结合治疗 SARS 临床研究—研究者手册》和 2003 年 10 月 10 日卫生部、国家中医药管理局公布《传染性非典型肺炎(SARS)诊疗方案》中有关 SARS 的症状特点及证候划分标准,我们运用中医瘟疫学病机理论,对 SARS 的主症特征进行了初步分析,旨在探索 SARS 自身的症状特征和病机演变规律,为充实和完善中医学关于 SARS 的瘟疫病机学说提供理论依据。

SARS 主症包括发热、咳嗽(干咳)、喘促(呼吸急促)、气短、乏力、头痛和肌肉酸痛。其中发热、咳嗽(干咳)、喘促(呼吸急促)集中体现 SARS 的病机特点。如疫毒邪气炽盛、正邪相搏则发热,突出反映 SARS 的致病因素是外来邪气(毒邪);毒袭肺卫、肺失清肃则咳嗽(干咳),热、痰、瘀、毒邪痹阻肺络,壅塞呼吸之气则喘促(呼吸急促),咳、喘之症明确揭示了邪在肺卫、痹阻肺络的病机特点。因此,本文就 SARS 的三大主症发热、咳嗽、喘促的症状特征、病机分析逐一展开讨论,以期揭示其病变机制和演变规律。

1. 发热 发热是温热性疾病临床的主要症状之一,温病发热,多因感受温邪疫毒所致,是以邪正相争、正盛邪实为病机,是机体抗御病邪的积极表现。通过发热,调动机体的免疫机制,降低病原致病活性,直至杀死或驱除致病微生物,从而恢复人体正常的生理功能。而在危重阶段,高热虽然是机体抗御外邪的有力措施,但超过一定的限度,则会导致阴损及阳,甚至亡阴亡阳

的病理转归。

(1) 症状特征：清代温病学家杨栗山认为："发热头痛，身痛而渴，为热之轻者……如发热气喷如火，目赤舌黄，谵语喘息，为热之重者……如发热厥逆，舌见黑苔，则热之极矣。"（《伤寒瘟疫条辨·发热》）SARS 发热，按中医临床发热证型划分，有壮热、潮热及寒热往来之不同。壮热：即患者身发高热，持续不退（体温超过 39 摄氏度以上），属里实热证。常伴有满面通红、口渴饮冷、大汗出、脉洪大等症。潮热：即患者定时发热或定时热甚，有一定规律，如潮汐之有定时。寒热往来：吴又可《瘟疫论·原病论》云"邪自口鼻而入，则其所客，内不在脏腑，外不在经络，舍于伏膂之内，去表不远，附近于胃，乃表里之分界，是为半表半里，即《针经》所谓横连膜原者也"。现瘟疫证出现憎寒壮热，舌苔白如积粉，舌质红绛，脉不浮不沉而数，虽同属半表半里，但既不同于足少阳，又异于手少阳，因此吴又可命名为膜原伏邪。SARS 以呼吸系统和消化系统的感染最为常见。吴鞠通云："温病由口鼻而入，鼻气通于肺，口气通于胃。"瘟疫邪毒，经鼻孔皮毛而入，内合于肺，大致为呼吸系统感染病，多属温热型。目前认为，发热是非典型肺炎的首发症状，体温多在 38 摄氏度以上，一般持续发热 3～5 日，或 10～20 日，发热特点是起伏不定，表现为弛张热、阶梯热、双峰热或三峰热，伴烦渴、神志不清等症。

(2) 病机分析：温病发热，由于其病位及所处病理阶段不同，故病机变化多端。温病初起邪犯肺卫肌表阶段，其病机是温热阳邪，客于肌表，肺失宣降，卫阳郁而发热；入里累及肺卫胸膈大肠，其病机是气机受阻，邪正相争剧烈，里热炽盛，充斥内外；侵入心包营卫则热灼营阴，扰乱心神；入血累及肝肾诸脏则耗血动血，伤阴动风，心神狂乱。吴又可言："瘟疫初起，先憎寒而后发热，日后但热而无憎寒也。初起二三日，其脉不浮不沉而数，昼夜发热，日晡益甚，头疼身痛。"本病由于 SARS 之瘟疫毒邪，自口鼻、九窍、皮毛黏膜而入，其势强悍，传变发展迅速，卫分受邪，卫阳郁遏，表寒里热，发热恶寒俱见；但表证阶段较短，旋即进入阳明热盛阶段，疫毒淫肺，表里热炽，或直入气分，正盛邪实，邪正剧争，里热亢盛，蒸达于外，发为壮热；疫毒之邪入于中焦，湿热郁蒸，热处湿中，湿遏热伏则身热不扬，午后机体阳气渐衰，抗病能力减弱，故日晡热甚；或膜原发病，传经表里，疫毒湿热之邪阻遏少阳则病寒热往来，热不为汗衰；疫毒邪热鸱张，日久耗伤阴液，阴亏不能制阳，虚火内生，则阴虚潮热或五心烦热。

2. 咳嗽 咳嗽是疫疠毒邪首先犯肺的最基本症状。肺主气,司呼吸,位居上焦,肺有制约邪毒之能,又有节制分解之权,所谓"毒归肺制"。但肺为娇脏,易受毒侵,非典疫毒,暴戾乖张,肺受毒侵,复失制毒之功,难行宣发肃降之令,则疫疠热毒,灼烁肺金,肺失柔润肃降之性,肺气上逆则出声为咳,津伤肺燥则干咳频作。由于非典疫毒变化迅速,往往少见热邪蒸腾津液、炼液为痰的"热痰"过程,而直接出现瘟疫热毒之邪煎灼津液、瘀滞致喘的非常规病理演变,即痰证较少或不明显,而以热毒灼肺,气阴受损,肺津干涸形成瘀滞肺络的喘促为主,严重者火毒焚心,以致有心阴(心阳)暴脱之虞。

(1)症状特征:咳嗽多见干咳少痰(白痰)或无痰,或咳出少量暗红或深褐色痰,或少数患者痰中带有血丝。干咳较多,多与喘同时出现,也有发病即咳者。往往是因咳而喘,越咳越喘,喘憋而咳,咳甚则喘憋加重,重则咳剧、胸闷胸痛、入睡困难。影像学提示肺部出现不同程度的片状、斑片状浸润性阴影,或网状改变,少数患者则呈现大片状阴影。目前认为SARS的核心环节是肺间质炎,患者临床表现为干咳,而病理上存在炎性渗出、肺实变,气管切开时发现气管内存有大量分泌物。中医认为是疫毒之邪困遏郁阻中、上二焦,脾不得健运水液,肺失于宣发肃降津液,则水湿痰饮内闭于肺不能外达所致。

(2)病机分析:叶天士《外感温热篇》开宗明义指出"温邪上受,首先犯肺";吴鞠通论温病的感受云"凡病温者,始于上焦,在手太阴",并自注说"温病由口鼻而入,自上而下,鼻通于肺,始于手太阴";吴又可创立了"邪由口鼻而入"的学说,明确指出口鼻传染的途径为"疫者感天地之疠也……邪自口鼻而入"(《瘟疫论》)。由此可见,温热邪气首犯肺系,符合温热病发病机制的客观实际。肺主气,为五脏之华盖,其气贯百脉而通他脏,上连气道咽喉,开窍于鼻,司呼吸,为气机升降出入之道路,外合皮毛,主一身之表,肺又为娇脏,不耐寒热,易受邪侵而为病,病则宣降失常,其气上逆作声则发为咳嗽,故《景岳全书·咳嗽》篇说:"咳证虽多,无非肺病。"若湿热疫毒阻遏肺卫,则干咳、气喘,伴胸痞、头晕之症;若疫毒淫肺,表里俱热,化燥灼金,则咳声响亮、清脆,伴痰黄黏稠,不易咳出,胸痛等症;在SARS恢复期,余邪将尽,肺气阴两伤,则见咳声低微,无力作咳;若夜间咳甚,多为肾水亏乏。一般而言,咳痰量少多属燥热、气火、阴虚;痰多常见湿痰、虚寒;色黄而稠者属热,色白而黏者属阴虚、燥热；咯吐血痰，多为肺热或阴虚；吐脓血腥臭痰，多为痰热壅肺，热盛肉腐，血败成脓。有热腥味或腥臭气的为痰热；味甜为痰湿；味咸为肾虚。由于 SARS 温热疫毒之邪入里后易于化热生痰，成毒致瘀，热、毒、湿、瘀、痰诸邪胶结不解，日久势必耗气伤阴，而 SARS 病性温热，迁延不愈，更易损伤正气和阴液，则正气益虚，无力抗邪于外，疫毒内入肺中，无力驱出，郁而化热，更伤气阴，如此恶性循环，病难向愈。故邪盛正虚，虚实夹杂，贯穿疾病发生、发展变化的始终，其实证多为痰热、疫毒、湿邪、瘀血为患，故咳声多洪亮有力；虚证多为气阴两虚，故咳声低弱，气怯无力。

3. 喘促　喘促是疫毒湿热蕴肺，导致肺气上逆的严重症状。其病机关键是肺气郁闭。肺为气之主，司呼吸，主宣发肃降、通调水道、朝百脉主治节，与气、血、水的输布转运密切相关，"天气通于肺"，肺与大气相通，疫毒之邪从口鼻而入，肺最易受之。肺主一身之气，人体宗气、元气的输入转运，卫气的循行布散，均赖肺的宣发功能。人体依赖肺的宣发功能，则营气、卫气、中气不断地向外、向上循行布散；与此同时，正是由于肺的肃降功能，使气、血、水等不断地向内、向下输布，再令无用的废液排出体外。肺有节律的呼吸运动和宣发肃降功能调节着脏腑气机的升降出入运动。此外，肺为气之主，肾为气之根，人的呼吸要保持一定的深度，还有赖于肾的摄纳作用。肺主呼，肾主纳，一呼一纳，一出一入，才能完成呼吸运动。一旦肺气被疫疠热毒邪气所困遏，则肺气不得宣降，肺络瘀滞，痰饮内生，肺气胀满，壅塞成痹，则呼吸之气不利而致喘促气急。若此时失治误治，会出现肺肾等脏腑功能衰竭，摄纳无权，气不归元，浮越于上，喘脱亡阳，气绝阴脱之证。正如清代杨栗山所言："若兼动息摇肩，戴眼直视，汗出厥逆者立毙。以邪气上盛，正气欲脱，必致喘满。经日直视谵语，喘满者死。又身汗如油，喘不休者为命绝也。"（《伤寒瘟疫条辨·咳嗽》）

（1）症状特征：喘无善证。《内经》早有"喘息""鼻张""肩息"等记载。如《素问·刺热病》提出的肺热病的主要特征为"肺热病者，先淅然厥，起毫毛，恶风寒，舌上黄，身热，热争则喘咳，痛走胸膺背，不得太息"，其身热、喘满、上气、喘息、咳嗽等，与 SARS 的表现相当一致。再如《素问·痹论》认为五体痹日久，复感于邪，可发展为五脏痹。SARS 乃瘟疫毒邪，暴戾乖张，正气相对不足，病邪直犯肺金，可导致肺痹。"肺痹者，烦满喘而呕""淫气喘息，痹聚在肺"。肺痹的主要症状是呼吸困难、喘息。在 SARS 的重症阶段，可出现喘促气急，喘憋而咳,越咳越喘,喘多咳少,干咳为主,咳嗽轻而喘息憋闷重,鼻翼煽动,甚则张口抬肩,吸气困难为主,平卧减轻,侧卧或坐位加重,动则喘息更甚,气不得续,呼多吸少,伴心悸汗出、乏力、肢冷面青。SARS的另一个显著特点是由于肺实变导致患者严重缺氧,普遍表现为气虚,可发展为脱证,症见喘憋加剧,面赤躁扰,肢冷,汗出如珠,脉疾而数或脉浮大无根。目前认为,SARS喘促是由于发病过程中肺的通气或换气功能出现了严重障碍,常有呼吸频率、深度、节律的改变,多与低氧血症同时存在。临床表现特点是突发性进行性呼吸窘迫,胸闷气促,呼吸加速,喘憋发绀,伴有烦躁、表情焦虑、汗出。

(2)病机分析:肺居胸中,位处上焦,主宣发肃降,通调水道,为水之上源,是参与人体水液代谢的重要脏器。正如《景岳全书》所言"水化于气,故其标在肺",喻嘉言认为"手太阴足以通调水道于下,海不扬波矣"。肺的宣发功能使由中焦脾胃转输而来的津液不断地向上(头目心肺)、向外(肌肤皮毛)输布,无用的水液变成汗液排出体外;肺的肃降功能令津液向内(脏腑)、向下转运,废液通过肾的蒸腾气化形成尿液排出体外。水之于气,相依而存,气属无形,水为有形,气推水行,水赖气动,气附水中,水载气运,肺的宣发肃降功能调节着水液的正常代谢,故而气行则水行,气滞则水停。SARS疫毒非寒非热,非湿非痰,客于肺之气络,热蒸毒蓄,毒热鸱张,与血毒湿毒相合,胶结不解,损伤气络,导致宣降功能失职,则水泛高原,湿聚成痰成饮,痹阻肺络,吸气不畅,气机壅塞而致喘咳突现,喘憋而咳,越咳越喘,喘多咳少,干咳为主,咯痰不出,咳嗽轻而憋闷重。肺主治节而朝百脉,即全身的血液朝会于肺,通过肺的呼吸运动,进行体内、外气体的交换。其朝百脉也是通过肺主气与宣发肃降功能实现的。心肺同居上焦,肺朝百脉的作用能助心行血,辅佐心脏,推动和调节全身血液的运行。"诸气者皆属于肺",气行则血行,血的运行依赖肺主气的调节和敷布而营养全身。若疫毒攻肺,肺的宣发肃降功能失职,则痰浊、瘀血等病理产物相互胶结,闭阻肺络,则易形成喘憋、咯血、发绀等症;若疫毒挟湿客肺,同气相求,同类相召,内、外湿邪相引,水道闭塞,闭阻肺络,肺脏盈实,宣降吐纳功能失常,则导致胸满肺实的胸闷、喘憋加重,气息难续,平卧尚可,欲起不得之症;热毒疫邪进一步深入营血,热邪蒸腾血中津液,血液浓缩,"血受热煎熬成块"(《医林改错》),"热之所过,血为之凝涩"(《金匮要略》),加之热迫血行,离经之血不得及时消散,最终极易导致瘀血形成,故

SARS 患者易见到喘促憋闷，口唇、爪甲紫暗，甚则颜面青紫。

此外，在 SARS 的主症中，除了上述发热、咳嗽（干咳）、喘促（呼吸急促）三症外，还有气短、乏力、头痛和肌肉疼痛。缘因疫毒炽盛、邪盛正虚，耗伤正气，气短、乏力；疫毒之邪循经上犯，闭塞清窍或浊邪害清，清阳不升则头痛。关于肌肉酸痛，一般认为冬不藏精是发病的基础，所以 SARS 患者常见有肾虚不荣所致的身痛，加之瘟疫挟湿客阻肌肉腠理，气血运行不畅，不通则痛，则身痛愈发明显。而全身骨节疼痛症之剧烈的、无法形容的、欲从楼上纵身下去还难以忍受的感觉，早在 361 年前的吴又可对此就有过这样的解释：此乃疫疠之气蛰伏于伏膂纵深处，何为伏膂？阳督之下，任脉之上，舍于夹脊之内，依附于伏冲之脉的刚柔相济结缔组织间隙内，症由寒凝血结所致。冲脉乃血海，动则流注全身上下，与湿、热、痰、瘀、毒主客交浑感染，头疼如刀劈，身痛似被杖，SARS 的疼痛证似乎可以引用吴又可广义"伏膂—膜原"说的疼痛机制作为一种解释。

总之，通过对 SARS 主症特征的分析，不难看出，SARS 的致病因素是热毒、湿毒、瘀毒、正虚为患，且贯穿于本病的始终；病位在肺卫，常累及胃、心、肝、肾、大肠；病机关键是疫毒痹阻肺络，肺气上逆，呼吸不利；病势及演变特点是邪盛正虚，若不能及时干预治疗，则极易导致内闭外脱、亡阴亡阳之变。

（《贵阳中医学院学报》，2010 年第 32 卷第 2 期）

《温疫论》"主客交"中络脉病证的特征及其临床意义

韩国庆熙大学校　　金东辉　白裕相

一、《温疫论·主客交》中的络脉病变

《温疫论·主客交》中记载了与温病血分证初期的络脉病变不同的，另一

种络脉病变的病机。即不是出血症状,而是由于络脉内瘀血固着所形成的一种很难消除的病证,并且记载说对此证可以使用三甲散。

1. "主客交"病证的意味及病所 吴又可在《温疫论·主客交》中针对这一病证说:"夫瘤疾者,所谓客邪胶固于血脉,主客交浑,最难得解,且愈久益固。""主客交"指的是正气和邪气难以分离的状态,意思是说客邪牢牢地附着在血脉中。从这句话可以得知,此病证是发生在血脉,也就是络脉中的顽固的瘀滞证,从"瘤疾"一词中又可以看出,此证在瘀血中又属于很难消除的瘀血病证。据此推断,在顽固的瘀血产生的地方正气衰弱,书中记载"不知正气衰微,不能托出表邪,留而不去,因与血脉合而为一结为瘤疾也"。此处的正气衰微说的是阴阳气中的阳气。阳气出自下焦精气,护卫人体的阳气称为卫气。因此精气弱则卫气弱,那么便会遭到邪气侵袭,在与入侵邪气的抗争中,无法将邪气排出体外。虽然后面还会再次提到,但这里还是要强调一点:此病证是在精血衰微、火邪残存的基础上发展并发生的,也就是说卫气弱因而不能将邪热赶出体表,从而导致体表部的络脉形成瘀滞证。既然说病证的形成是由于表部的邪气停留所致,那么此处的血脉应该看作是阳络,也就是体表部的络脉。

2. 症状 对于"主客交"的症状,吴又可记载道:"凡疫邪留于气分,解以战汗,留于血分,解以发斑,气属阳而轻清,血属阴而重浊,是以邪在气分,则易疏透,邪在血分,恒多胶滞,故阳主速,而阴主迟,所以从战汗者,可使顿解,从发斑者,当图渐愈。"由于火邪制造的瘀血牢牢地附着在体表部的络脉中,因此会出现肢体疼痛的症状;而脉象快、身体发热的症状一直不消失则是因为温疫的邪热尚未消除的缘故。吴又可说疫邪消除的时候,邪气会通过出汗或者发斑来得以排出。正气衰微则无法将邪热排出,如果因邪热导致瘀血产生并阻塞体表的络脉的话,邪热就更难排出,因此会出现脉数身热的症状。肋下刺痛是因为潜伏在膜原中的疫气往表部出来的过程中,在位于身体半表半里的部位——肋部结聚所致。

3. 病机 上文也曾提到过,导致这种瘤疾病证形成的最基本因素是正气的衰弱,对此《主客交》中说:"凡人向有他病尪羸,或久疟,或内伤瘀血,或吐血便血咳血,男子遗精白浊,精气枯涸,女人崩漏带下,血枯经闭之类,以致肌肉消烁,邪火独存,故脉近于数也。"这里值得注意的是作为主客交的素因被提到的那些病证，这些病证基本上都是精血衰弱并有瘀血的病证。脉近似于数脉，意味着邪火不盛，比较微弱。因此肌肉萎缩是因为精血衰弱和瘀血导致肌肉营养不良，邪火驻留耗尽了津液和血的缘故。

继续研究《主客交》可以发现，即使进行治疗疫邪也会因为某种原因不能得到完全消除。吴又可将这种原因描述为"盖但知其伏邪已溃，表里分传，里证虽除不知正气衰微，不能托出表邪"。这里的"伏邪"指的是疫气，伏邪溃散分散转向表里是吴又可关于温疫的独特理论。吴又可说温疫的邪气自口鼻进入，首先会潜伏在半表半里的膜原中，当它发动引起病证的时候会经过九种传变方式。换言之，潜伏在膜原内的疫气发动之后引起的"谷食暴绝，胸膈痞闷，身疼发热，彻夜不寐"等表里症状中，使用治疗温疫的药物之后"谷食暴绝，胸膈痞闷，彻夜不寐"的表证虽在一定程度上有所缓解，但"肢体时疼，胸胁锥痛"的表证却遗留了下来。这是因为正气衰微不能将表邪赶出，这种未消除的邪气便会在血脉中制造瘀血，最终导致主客交病证的形成。

4. 治法及处方 吴又可并没有仔细谈论"主客交"的治法及其治疗药物，只是将三甲散作为其治疗处方来记载。他说："夫瘤疾者，所谓客邪胶固于血脉，主客交浑，最难得解，且愈久益固。治法当乘其大肉未消，真元未败，急用三甲散，多有得生者，更附加减法，随其平素而调之。"如前面病机小节中所说，作为"主客交"的素因被罗列的病证的共同点是精血衰弱。但从上面的句中可知，精气衰弱的程度还未达到大肉消失，所以疫气侵袭的时候，因为正气的抗争，才会出现邪热亢盛的状态，邪热在表部凝聚，才导致了体表部病所的形成。

我们来研究一下三甲散，吴又可说"主客交"的病证用其他治法不仅达不到治疗的目的，而且还会有副作用。他说："医以杂药频试，补之则邪火愈炽，泻之则损脾坏胃，滋之则胶邪愈固，散之则经络益虚，疏之则精气愈耗，守之则日削近死。"就像"主客交浑"这句话所说的，此病证的治法之所以很难选定，其原因在于正气与邪气混在一起无法区分。正气与邪气交浑指的是正气衰弱无法将邪气赶出，从而混在一起的状态。因此如果只从正气的状态或者邪气去分析，单用补泻，或因为阴血损伤而滋阴等方法都不能改善正邪的胶着状态。而且如果认为是邪气凝聚所以使用能够分解或者疏通气的药的话，不仅不能化解附着的瘀血，而且还会消耗精气。虽说"主客交"的病证中确实存在气的循环问题,但将发散气的药用于附着在络脉的瘀血不但不能化解瘀血,而且只会消耗精气。再者,这种附着的瘀血已经丧失了正常血的功能,因此使用能够通过促进血中的气的活性来提高血的运动性的辛温性活血药,也不能清除络脉中附着的瘀血。所以说要治疗这种络脉的瘀血,需要一种既不消耗精气又能化解结聚的瘀血的药物。

三甲散的主药是三甲,即鳖甲、龟甲、穿山甲,这三种药物有着显而易见的共同点,即都是动物性药材,都是坚硬的壳。三甲散以顽固结聚的瘀血为目标,这与《金匮要略》的鳖甲煎丸具有一定的相似性。鳖甲煎丸是用来治疗在长时间不愈的疟疾中出现的被叫作疟母的一种癥瘕的处方。癥瘕是局部的有形结聚所致的病证,通常情况下固定不动的叫癥,此时可用化解瘀血的药物。要化解像这种癥瘕或积聚 样坚固结聚的瘀血,应该选用动物性药物或虫类药物。以三甲散为例,在三甲散的十种构成药物中动物性药材和虫类药材就占了七种。虽然这七种药物不能说全部与瘀血有关,但我们还是可以充分联想到这种牢牢附着在络脉中的瘀血证与动物性以及虫类药物之间的关联性。动物性和虫类药物与植物性药物不同,可以说它们有很强的"神"。也正是这个原因使得它们主要被用于治疗与"神"密切相关的"血"或者"精"的病证。换言之,比起主要使用植物性药物的病证,使用这种药物的病证通常是深程度的病证。

正气尚未衰弱的血分证中,即使瘀血已因邪热产生,但血还未丧失自身的功能,正气也还比较强,因此可以使用像犀角地黄汤中的清心、解热毒、养阴、凉血、活血的药物来驱逐邪热,降低血温,使血恢复自身功能。但是如果正气衰弱,瘀血已经在络脉中结聚固着的话,这时候的血不管用什么草类的行气药抑或是活血、凉血等药物都不能再恢复自身功能,因此针对这类病证必须使用气非常强大,能够分散结聚的瘀血,同时又不伤害精气的药物。三甲散的鳖甲、龟甲、穿山甲便具备这种功效。甲壳类一般属金性,气强,具有穿透牢固结聚着的物体的力量,同时又能不发散精气,不伤害阴血。从龟甲性味咸甘平,鳖甲咸平,穿山甲咸微寒也可以推断出它们不会导致气的发散,并且鳖甲和龟甲都具有治疗骨蒸劳热以及消除瘀血和癥瘕的功能。它们具有通过进入阴血疏通牢固结聚的瘀血,从而达到消除阴血分中的虚热的功效。不过,鳖甲比龟甲更擅长驱除邪气,而龟甲的补阴力则强于鳖甲。穿山甲具有连末端络脉都能疏通的力量，因此能够疏通血结。

二、"主客交"络脉病证的临床意义

"主客交"病证并不是在特殊情况下才产生的病证，在温病的病程中足以对它进行把握。"主客交"可以看作是温病血分证中经过以出血为主症状的初期，到达以精气衰弱所致的瘀滞证为主症状的中期以后出现的病证。也就是说，"主客交"病证首先是由以出血为主，使用犀角地黄汤的血分证初期病证开始，到因出血造成正气和邪热减少，瘀血在络脉中结聚时才形成的。

如吴又可论述中所讲的，体表部络脉因瘀血阻塞所致的痛症，以及邪热无法排出所致的火郁症，都可以说是三甲散适应证的代表症状。此处重要的是这虽然是体表部的问题，但用单纯的解表或者宣通肺气的药物却不能治疗。换句话说，《伤寒论》的大青龙汤作为治疗寒邪阻塞腠理，内里发热症状的处方，其适应证与"主客交"中邪气无法通过体表排出的火郁症状的表现类似，只是"主客交"病证并不是寒邪阻塞了腠理，而是瘀血阻塞了体表部的络脉，因此必须先化解络脉的瘀血，邪热才能够排出来。

如果体表部的络脉被瘀血阻塞，那么就会出现上面所说的瘀滞带来的身体痛，这是因为瘀血结聚在局部部位导致气血无法正常疏通所致。并且体表部的络脉中结聚瘀血之后，皮肤的气血疏通不能正常进行，因此就会导致皮肤变硬，变粗糙。皮肤变硬意味着通过皮肤腠理所进行的皮肤呼吸运动不能再正常进行。如果是这样的话，肺就无法再给心脏降温，并且心气也无法再通过脉来展开，所以会出现胸闷、心烦的症状，严重的还会发生胸痛。再者，如果体表的络脉被瘀血阻塞，那么汗液就不能正常排出，汗液不在阳经部位，而是只在阴经部位排出，而且不是在全身，只是在局部部位排出。

最后我们来整理一下：三甲散的病证可以大体分为由络脉瘀滞所致的痛证，皮肤症状以及心热症状，在使用它之前，必须通过出血症，舌色和脉来确定是否属于血分证，并且如果皮肤的硬度，出汗部位等都符合上面所说的话，就可以使用三甲散。但需要注意的是三甲散正证的病证趋向是向上部，体表部的。也就是说虽然精气的衰弱和瘀血的瘀滞致使邪气不能完全排出，但正气必须有与邪气相抗争并试图将其赶出体外的反应。由此可以断定，三甲散正证的脉象应该主要表现在表部和上焦部的寸脉中。所以说如果症状符合使用三甲散，但是病证的整体趋向并不是向上部、表部的话，将很难取得理想的治疗效果。因为这种情况是精气比三甲散的正证衰弱的情况，只能通过其他治法对其进行治疗，因为在治疗过程中随着精气的恢复三甲散病证有可能再次出现，所以到时根据病证使用三甲散即可。

（《中华中医药学会第十二届全国内经学术研讨会学术论文集》，2012 年）

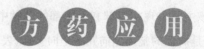

浅谈《温疫论》遣方用药特点

北京中医研究院　　冯兴华

　　吴又可的《温疫论》是一部论述温疫病的专著。该书不仅在温疫病的病因病机等方面有所创见，而且相应地提出了治疗温疫病的原则和方法。吴氏认为"守古法不合今病"，创制了以达原饮为代表的新方，同时他又善于撷取诸家之长，使古方为治温疫所用。吴氏所用之方都是经过自己在临床实践中反复验证，行之有效的，诚如他说的为"平日所历验方法"。这些方剂组方严谨，选药精当。因此，迄今为止这些方剂仍为医家所广泛应用，并且有较高的临床价值。本文试就《温疫论》在遣方用药方面的特点做初步探讨。

一、客邪贵乎早逐，祛邪勿伤正气

　　吴氏认为温疫病的发生是由于"疫气"病邪侵犯人体所致。根据《内经》"客者除之"的原则，在治疗上力倡以祛邪为主。由于疫邪为病传变迅速，羁留不解易耗气伤血，致使病情虚实错杂，治疗困难，故又须早逐为贵。如吴氏说："大凡客邪贵乎早逐，乘人气血未乱，肌肉未消，津液未耗，病人不至危殆，投剂不至掣肘，愈后亦易平复。欲为万全之策者，不过知邪之所在，早拔去病根为要耳。"他治疗温疫病所用的达原饮、三消饮、白虎汤、大承气汤等皆是以祛邪为主的方剂。如温疫初起，邪伏膜原，症见憎寒发热，日后但热不寒，昼夜发热，日晡益甚，头疼身痛，脉数者，用达原饮以逐膜原之邪。疫邪内传，症见胸膈痞闷、欲吐不吐者，宜因势利导，用瓜蒂散吐之，以逐其邪。疫邪传里，症见心腹胀满，不呕不吐，或大便燥，或热结旁流，或协热下利，或大肠胶闭者，用承气汤导去其邪。

　　吴氏尤长于用大黄逐邪，如治"余里周因之者，患疫月余，苔刺三换，计服大黄二十两,始得热不复作,其余脉证方退"。除在承气汤中重用大黄外,治疗黄疸、痢疾等也多重用大黄。如用芍药汤加大黄治疗痢疾,取"大黄逐去其邪,是乃断其生积之原,营卫流通,其积不治而自愈"。用茵陈汤治黄疸"是以大黄为专功"。治疗温疫心下胀满,反对纯用青皮、枳实、槟榔香燥破气之品,须用小承气汤,而用小承气汤亦主要是借大黄之力,认为"大黄本非破气药,以其润而最降,故能逐邪拔毒、破结导滞,加以枳朴者,不无佐使云尔"。

吴氏还反复强调除邪务尽,不可妄投补剂。余邪不尽则病易复发,因此他在使用下法时主张"凡下不以数计,有是证则投是药,医家见理不透,经历未到,中道生疑,往往遇此证,反致耽搁"。余邪未尽亦不可妄投人参、白术等温补之品,这是因为"疫乃热病也,邪气内郁,阳气不得宣布,积阳为火,阴血每为热搏,暴解之后,余焰尚在,阴血未复,大忌参、芪、白术,得之反助其壅郁,余邪留伏,不唯目下淹缠,日后必变生异证"。吴氏这种除邪务尽、不可妄补的观点,对现在临床上的治疗某些疾病仍然具有意义。如对急性肾炎、急性传染性肝炎、急性菌痢等恢复期的治疗往往仍要以祛邪为主,方能促进痊愈,若妄用补法则每致邪气留连而拖延病程。

吴氏既力倡祛邪又注意到祛邪勿伤正气,主要体现在以下几个方面。

在组方时注意攻中有补,如达原饮中用槟榔、厚朴、草果三味辛温之品逐膜原之邪,伍知母、白芍、黄芩等寒凉之品滋阴清热,甘草和中,后四味吴氏称作"调和之剂",整个方剂寒热相伍而无偏胜之害,攻中有补,祛邪又不伤正。《珍珠囊》谓:生姜"益脾胃"。吴氏使用三承气汤皆用"水姜煎服",意在益中气,和药性。

在使用下法时吴氏认为"下证以邪未尽,不得已而数下之",数下之间,可服缓剂,或用柴胡清燥汤,或用犀角地黄汤;邪盛正虚,攻不可、补不可者又当补泻兼施用陶氏黄龙汤;气血两虚,阴阳并竭,又不可以常法正治,当从其损而调之。

另外,祛邪时还需注意体质和年龄的差异。提出:要"谅人之虚实……然后药不空投,投药无太过不及之弊"。使用大承气汤要"弱人减半",对年老体弱者尤当慎用,如他说:"凡年高之人,最忌剥削,设投承气,以一当十……盖老年荣卫枯涩,几微之元气易耗而难复也。"又说:"亦有年高禀厚,年少赋薄者,又当从权,勿以常论。"

二、善于化裁古方，师古而不泥古

吴氏治疗温疫病，除使用自制的达原饮、三消饮、托里举斑汤、三甲散等方外，还善于运用古方，然而他师古不泥古，能针对温疫病的特点和临床上不同的表现，对古方的剂量和药味进行调整，使药证相符，从而达到提高疗效的目的。

根据"异病同治"的原则，吴氏治疗温疫邪离膜原入里见有里证者，常使用《伤寒论》大承气汤、小承气汤和调胃承气汤等。他说："伤寒时疫皆能传胃，至是同归于一，故用承气汤辈导邪而出。"此三个承气汤在《伤寒论》中是治疗腹满、便秘、潮热、谵语或热结旁流等阳明腑实证的，吴氏在此基础上结合自己的临床经验提出了"承气本为逐邪而设，非专为结粪而设"的论点。在治疗上除用于《伤寒论》所述诸症外，对温疫病过程中出现的大肠胶闭，泄热下利，发狂等症都可以用承气汤治疗，从而扩大了承气汤的应用范围。如治疗大肠胶闭时他说："大肠胶闭者，其人平素大便不实，设遇疫邪传里，但蒸作极臭之物，如黏胶然，至死不结，愈蒸愈闭，以致胃气不能下行，疫无路而出，不下即死，但得黏胶一去，下证自除，霍然而愈。"又说："况多有溏粪失下，但蒸作极臭如败酱，或如藕泥，临死不结者，但得秽恶一去，邪毒从此而消，脉证从此而退，岂徒孜孜粪结而后行哉！"在药物剂量上他改变了原方的配伍比例，三承气汤皆重用大黄，用大黄五钱，而用枳实、厚朴各一钱，芒硝二钱五分至三钱。吴氏认为"三承气功效俱在大黄，余皆治标之品也"。

茵陈汤是在《伤寒论》茵陈蒿汤的基础上改变原方的剂量而成，两方药味组成相同，皆用于治疗黄疸，但方中药物剂量不同。茵陈蒿汤以茵陈蒿为主，大黄、栀子为辅，用茵陈蒿六两，栀子十四枚，大黄二两，治疗黄疸属湿热并重者。而茵陈汤则以大黄为主，茵陈、栀子为辅，用大黄五钱，茵陈一钱，山栀二钱，治疗黄疸属胃家实热者，吴氏亦了解"茵陈为治疸退黄之专药"，但"今以病证较之"，其黄疸系以胃家实热为本，故"以大黄为专功、山栀次之，茵陈又其次也"。

他如治疗表有微邪而盗汗的柴胡汤，治疗蓄血证的桃仁承气汤等也分别是在《伤寒论》的小柴胡汤和桃仁承气汤的基础上化裁而成。

吴氏芍药汤是由刘河间《素问病机气宜保命集》中的芍药汤化裁而成。由芍药、当归、槟榔、厚朴、甘草五味药组成。他常用该方加大黄治疗痢疾，兹举其一例说明。"张昆源之室,年六旬,得滞下。后重窘急,日三四十度,脉常歇止,诸医以为雀啄脉,必死之候,咸不用药。延予诊视,其脉参伍不调,或二动一止,或三动一止,而复来,此涩也,年高血弱,下痢脓血,六脉短涩,固非所能任,询其饮食不减,形色不变,声音烈烈,言语如常,非危证也。遂用芍药汤加大黄三钱,大下纯脓成块者两碗许,自觉舒快,脉气渐续,而利亦止。"近人章氏曾用吴氏芍药汤治疗初期痢疾 68 例,服药 2 日见愈者 58 例,4 日见愈者 10 例。由此可见该方治疗痢疾疗效确实。

半夏藿香汤在《太平惠民和剂局方》的二陈汤的基础上加藿香、白术、干姜组成,使原来的燥湿化痰之剂加强温中散寒之效,治疗胃气虚寒、呕吐吞酸等证。以上足见吴氏使用古方的原则性和灵活性。

三、治病不拘死方,随证加减灵活

吴氏治病不拘死方,常随着病情的变化而加减变化,充分体现了辨证论治的精神。如温疫初起者使用达原饮,若邪热溢于少阳经兼见胁痛、耳聋、寒热、呕而口苦者加柴胡;若邪热溢于太阳经兼见腰背项痛者加羌活;若邪热溢于阳明经兼见目痛、眉棱骨痛、眼眶痛、鼻干不眠者加葛根;若邪热充斥三阳经则柴胡、羌活、葛根皆加入称谓"三阳加法";若舌根渐黄至中央,乃邪渐入胃,更加大黄,名三消饮。

又如治疗温疫解后,阴血枯燥者,用清燥养荣汤(知母、花粉、当归、白芍、地黄汁、陈皮、甘草)。随着兼症的不同可在此方基础上加减变化。若表有余热者加柴胡、黄芩清解表热,称柴胡养荣汤;若里证未尽者去花粉、陈皮、甘草,加大黄、枳实、厚朴泻下里实,称承气养荣汤;若见痰涎涌盛、胸膈不清者去生地、陈皮、甘草,加贝母、瓜蒌实、橘红、紫苏子宽胸化痰,称蒌贝养荣汤。

四、组方药少量轻,配伍主次分明

吴氏组方所用的药味少、量轻是其特点。统计吴氏自制的 18 个方剂,除三消饮、三甲散分别由十一、十二味药组成外,其余方剂皆不过十味药,其中以六七味者居多。如达原饮由七味药组成,总量七钱;芍药汤由五味药组成,总量五钱七分；黄芪汤由五味药组成，总数六钱；托里举斑汤由六味药组成，总量五钱七分；半夏藿香汤由七味药组成，总量七钱等。整个方剂用量超过一两者甚少。

方剂配伍主次分明是吴氏组方的另一特点。他说："能知以物制气，一病只有一药之到病已，不烦君、臣、佐、使品味加减之劳矣。"这种认识虽有其局限性，但正是在这种思想的指导下，吴氏组方主次分明，用药针对性强，在一个方剂中主药常用三至五钱，而辅佐药仅用一钱左右。除如前所述三个承气汤皆重用大黄外，他如黄芪汤（黄芪三钱、五味子五分、当归一钱、白术一钱、甘草五分）治疗表虚自汗、盗汗，方中重用黄芪以益气固表而止汗。七成汤（补骨脂三钱、熟附子一钱、辽五味八分、白茯苓一钱、人参一钱、炙甘草五分）治命门真阳不足黎明泄泻，方中重用补骨脂以温肾暖脾止泻。

如上所述，吴氏用小方能治疗温疫重症，是与其辨证准确、配伍得当、选药精专分不开的。这正是我们后学者所应效法之处。

浅谈温病学及达原饮

成都中医药大学　　赵　博　高　繁

温病有别于伤寒，并且温病是在伤寒的基础上发展而完善的一门独立的学科。早在《难经·五十八难》就有提到温病，说："伤寒有五，有中风，有伤寒，有湿温，有热病、有温病。"说明温病与广义的伤寒是隶属关系，温病与狭义的伤寒是外感病中性质完全不同的两类疾病，两者是并列关系，经过不断发展到明清时期才形成一个较完整的体系，到了清代就有了对温病病因病机的阐述。治法上与伤寒也大不相同。一般用辛寒清热、苦寒泻心、甘寒生津、咸寒滋阴、甘淡渗湿、芳香化浊等治法。辨证上，温病重用的是卫气营血和三焦辨证，针对的是肺经、胆经、胸膈、少阳、阳明、少阴、肠腑、心包、三焦、膀胱等特定部位。

温病在伤寒的基础上提出了有关热病更多的创见：治病上有了季节性，病机上有容易燥化伤阴的特点，辨证重视卫气营血和三焦辨证，病理传变更突出从功能损伤到实质性损伤，卫气营血不同阶段，三焦不同脏腑的传变规律。卫气营血和三焦辨证两大体系是古人在对温病的探讨上发展形成的。卫气营血辨证理论是清代温病学家叶天士创立，它实际是气血层次之辨，"卫之后方言气，营之后方言血"，从卫气营血的阴阳属性，辨析病变部位层次的深浅，阴阳偏衰的轻重，卫气营血需横向看；而吴鞠通的三焦辨证体系重点是揭示脏腑功能失常及实质性损伤，三焦辨证需纵向看。正如《温热经纬》所说，三焦辨证是经，卫气营血是纬。对温病的辨证需要以三焦辨证为纲，以卫气营血为目，这样就可以掌握疾病的病位，发展转变，轻重缓急等，只有两个辨证体系结合才能对温病进行正确的辨证论治。

温病的辨证，温病的常用诊法，以及温病学的治疗和预防。温病学是研究温病的发生发展规律及诊治和预防方法的一门临床学科，也就是认识和防治温病的学说，是一门基础理论和临床实践紧密结合的学科。温病学的研究对象是外感疾病中具有温热性质的一类疾病。温病学的常用诊法有辨舌、验齿、察咽喉等，是温病大家叶天士首创。温病的治疗和预防更具特色，以祛除病邪，扶助正气，调理阴阳促使患者恢复健康。

虽然目前温病学的辨证不能对所有的热性疾病进行有效的预防和治疗，但也有西医不能代替的作用。例如对病毒传染感染病有独到的见解，SARS上就得到了体现，对乙型病毒性肝炎清热利湿，清热解毒，扶正固本的方法有良好的疗效，用中药比单用西药效果好，这足以说明温病学在现代急性传染热病方面有着巨大的潜力。

《温病条辨》一书的主要内容在三焦篇。在三焦篇中，吴鞠通把各种温病按病变性质分为温热病和湿热病两大类别，分别论述它们的辨证论治。

1. 温热病　纵观三焦篇有关温热病的全部内容，虽然上、中、下三焦的证候类型繁多，治疗方药有异，但自始至终以温热邪气损伤阴津为主要特点。因此，治疗上始终以泄热存阴为目的。《温病条辨》三焦篇中所讲述的温热病，沿上、中、下三焦传变，按卫、气、营、血四个阶段由浅入深发展，在传变发展过程中，始终体现着温热伤阴这一特点。在治疗上，上焦用清法，清热以保津；中焦无形热盛仍然用清法，有形热结用下法，急下以存阴；下焦以滋阴法为主。三焦温热病的治疗，都以泄热存阴为原则。可以说，温热伤阴与泄热存阴，是吴鞠通温热病辨证论治学术思想的核心。

2. 湿热病　在三焦篇中，吴鞠通把暑温、伏暑中属于暑湿病的证候与湿温病一同归入湿热病范畴。因为其病因是湿热邪气，湿热熏蒸，弥漫表里，初起卫分与气分的界限并不明显，在湿热未化燥的阶段，一般又不入营分、血分，往往始终留连气分，所以用卫气营血辨证很难标示湿热病的传变发展规律。而湿是重浊之邪，有自上流下的特性，三焦辨证恰恰能清楚地标明湿热邪气由上至下的传变途径，所以书中论述湿热病很少用卫气营血辨证，而是以三焦辨证为纲领。总而言之，《温病条辨》三焦篇中所讲述的湿热病，在沿三焦传变发展的过程中，始终体现着湿邪弥漫、阻滞气机这一特点。在治疗上强调祛除湿浊，宣畅气机，湿去则热不独存。上焦用轻宣肺气，化湿泄浊法；中焦用辛开苦降，宣畅气机，健脾开胃法；下焦用淡渗利湿法。三焦湿热病的治疗，都以祛除湿浊，宣畅气机为原则。吴氏对上、中、下三焦湿热病的治法，可以用开上、畅中、渗下六个字来概括。

达原饮一方是明末医学家吴又可针对瘟疫初起，邪伏膜原，于半表半里而设。"瘟疫初起，先憎寒而后发热，日后但热而无憎寒也，初得之二三日，其脉不浮不沉而数，昼夜发热，日晡益甚，头疼身痛。其时邪在夹脊之前，胃肠之后，此邪热浮越于经……汗之徒伤表气，热亦不减，又不可下，此邪不在里，下之徒伤胃气，其渴越甚，宜达原饮。"湿温病是由湿热病邪引起的外感热病，多发于夏秋季节，临床以发病缓慢，病势缠绵，病程长，尤以中焦证候显著为主要特点。其主要致病原因是湿热病邪。夏秋之季，天暑下逼，地气上腾，人处气交之中，则易感受湿热病邪。因脾为湿土之脏，胃为水谷之海，故湿热病多以脾胃为病变中心。而湿温病属"湿"的范畴，有湿病的共有特征。在病理演变中有其特殊的规律性，湿温初起，以邪遏卫气为主要病理变化，湿郁肌表则头痛恶寒，身重疼痛，身热不扬；湿阻脾胃，运化失常；湿热阻遏气机，则胸闷脘痞，舌苔厚腻；湿蕴中焦，日久化热。其湿热转化过程取决于正气的盛衰。薛生白曰："中气实则病在阳明，中气虚则病在太阴。"病在阳明则表现为热偏盛，病在太阴则湿重于热。湿热病邪虽以影响中焦脾胃为主，但湿热有蒙上流下、黏腻重浊的特性，故又能弥漫三焦，波及其他脏腑。湿热郁蒸，蒙蔽清窍,则至神昏蒙昧,湿邪下注,蕴结膀胱,则小便不利,湿蕴肝胆则身目发黄。达原饮主要由槟榔、厚朴、草果、黄芩、知母、芍药、甘草组成,其中槟榔能下气破结,消痰化积,疏利下焦之气;厚朴、草果辛烈辟秽,燥湿化痰,宣中焦之气;知母清热养阴,正邪兼顾;芍药调和脾胃,顾护正气,养阴柔血,既防辛燥,又增清热之功,使邪不伤正;黄芩能清泄邪热。诸药合用,能开达膜原,辟秽化浊,有芳化、宣通、利下、解郁、化结等作用,正应湿温为病的病理机制。同时根据所感病邪的深浅、部位,可以本方加减应用,如胁痛耳聋,寒热交错,口苦、呕秽,此邪热溢于少阳,本方加柴胡;腰背项痛,邪热溢于太阳,本方加羌活;眼目疼痛,鼻干不眠,邪溢于阳明,本方加葛根。热重于湿合蒿芩清胆汤,湿重于热合河间天水散、三仁汤。达原饮因其芳香破气,性偏温燥,恐其开泄人过,劫夺伤津,而致痉变,该方临床用治瘟疫、湿温所致的发热性疾病,只要加减应用得法,疗效显著,同时可用于治疗具有相同证候而属不同病种的一类疾病,即所谓"异病同治"。属于这类疾病的如疟疾、流行性感冒、传染性单核细胞增多症、结核性胸膜炎、急性肾盂肾炎、病毒性肺炎、伤寒、副伤寒、霉菌性肠炎,以及湿浊中阻表现出的"口腔溃疡"、慢性结肠炎等非发热性内科杂病,部分妇产科病亦可取得较好的疗效,这主要是因为它的"证"相同,即出现寒热或憎寒壮热,午后热甚,胸胁满痛,腹胀呕吐,便滞不畅,苔白厚腻,舌红等,属湿热秽浊疫毒内蕴,或寒湿阻滞,湿浊化热之证,其在舌苔上的表现尤其明显。这充分体现了"证"是中医学辨证论治的核心。

论达原饮所治当属"阳明中风"

长沙医学院中医学院　　王明炯　薛丽君

吴又可之达原饮乃吴先生一生学术之精华,对后世影响极大,至今疗效斐然,而对于达原饮的"邪伏膜原"一说,历史上争议颇多。笔者认为对于中医的很多概念，与其纠结实质，不如探讨其症状转归，基于这一观点笔者仔细查阅达原饮之主症，发觉其与《伤寒论》阳明中风之证颇多相似，对于阳明中风张仲景没有处方，而仲景之后 1600 年，吴又可创立的达原饮给予仲景《伤寒论》极佳的补充。"阳明中风"实为阳明湿热之特殊证候，而达原饮为治疗阳明湿热证之代表处方。

一、"阳明中风"涉及三阳经病变且挟湿

阳明中风在《伤寒论》中有两条，原文第 189 条云："阳明中风，口苦咽干，腹满微喘，发热恶寒，脉浮而紧；若下之，则腹满、小便难也。"原文第 231 条曰："阳明中风，脉弦浮大而短气，腹都满，胁下及心痛，久按之气不通，鼻干不得汗，嗜卧，一身及面目悉黄，小便难，有潮热，时时哕，耳前后肿，刺之小差。外不解，病过十日，脉续浮者，与小柴胡汤。"仔细研究阳明中风的症状就会发现，阳明中风涉及三阳经病变。涉及太阳的症状有：发热恶寒，脉浮而紧；涉及阳明的症状有：腹满微喘，腹都满，鼻干不得汗，嗜卧，一身及面目悉黄，小便难；涉及少阳的症状有：口苦，咽干，胁下及心痛，耳前后肿。对于阳明中风一证，张仲景没有处方，因为此症状非常复杂，不但涉及三阳病变还涉及湿邪为患。《伤寒论·伤寒例》中仲景涉及湿邪的条文如下："太阳病，关节疼痛而烦，脉沉而细者，此名湿痹（一云中湿）。湿痹之候，其人小便不利，大便反快，但当利其小便。湿家之为病，一身尽疼，发热，身色如似熏黄。湿家，其人但头汗出，背强，欲得被覆向火，若下之早，则哕，胸满，小便不利。舌上如胎者，以丹田有热，胸中有寒，渴欲得水而不能饮，则口燥烦也。湿家下之，额上汗出，微喘，小便不利者，死。若下利不止者，亦死。"

湿的主要症状总结如下：小便不利、一身尽疼、发热恶寒（欲得被，覆向火）、身色如似熏黄、但头汗出，背强、哕、胸满、小便不利、舌上如胎者，渴欲得水而不能饮、口干（口燥烦）。相互参见"湿"病和"阳明中风"的主要症状特点就能发现，阳明中风挟湿无疑。可为何仲景对于"阳明中风"没有处方？这和仲景对于湿证的治疗大法密切相关。对于湿证初期仲景的治疗方法是微汗法，因为湿证初期有太阳表证，所以可以用微汗法。而对于"湿邪"入阳明早期，张仲景是没有处方的，仲景只是强调了不能下之过早，正如此条："湿家，其

人但头汗出，背强，欲得被覆向火，若下之早，则哕，胸满，小便不利。舌上如胎者，以丹田有热，胸中有寒，渴欲得水而不能饮，则口燥烦也。"对于这样的患者，仲景等待阳明之湿全部化热、化瘀之后再行处方，此思想的代表方证就是茵陈蒿汤。原文第 236 条言："阳明病，发热汗出，此为热越，不能发黄也。但头汗出，身无汗，剂颈而还，小便不利，渴引水浆者，此为瘀热在里，自必发黄，茵陈蒿汤主之。"可见原文 236 条实为"湿家，其人但头汗出的……"症状转化之后的后手方，因为仲景已经明确提出："阳明居中，土也，万物所归，无所复传。始虽恶寒，二日自止，此为阳明病也。"阳明之经是多气多血之经，阳明病是一定要化热的，所以仲景对于阳明湿证的早期没有出方而是选择了等待。

总之，"阳明中风"一证是涉及三阳经并且挟湿的复杂病变，既不可汗（没有典型的湿家身体疼烦的表现）、又不可下（下之则哕），还不可以利小便（疾病已经进入阳明，不可利小便，利小便会加重阳明之热）。仲景感觉治疗颇为棘手，没有处方，只是谆谆告诫：不可下之。

二、"达原饮"所治当属"阳明中风"

面对《伤寒论》留下来的临床难题，吴又可先生建了达原饮，完满地解决了这一历史难题。

《温疫论》云："温疫初起，先憎寒而后发热，日后但热而无憎寒也。初得之二三日，其脉不浮不沉而数，昼夜发热，日晡益甚，头疼身痛。其时邪在伏脊之前，肠胃之后，虽有头疼身痛，此邪热浮越于经，不可认为伤寒表证，辄用麻黄、桂枝之类强发其汗。此邪不在经，汗之徒伤表气，热亦不减。又不可下，此邪不在里，下之徒伤胃气，其渴愈甚。"此条说明吴又可对于达原饮主症的治法与张仲景同，且从吴又可对于达原饮的加减看出达原饮所治在三阳经无疑。如下文所述，《温疫论》云："凡疫邪游溢诸经，当随经引用，以助升泄，如胁痛、耳聋、寒热、呕而口苦，此邪热溢于少阳经也，本方加柴胡一钱；如腰背项痛，此邪热溢于太阳经也，本方加羌活一钱；如目痛、眉棱骨痛、眼眶痛、鼻干不眠，此邪热溢于阳明经也，本方加干葛一钱……若脉长洪而数，大汗多渴，此邪气适离膜原，欲表未表，此白虎汤证。"

温疫舌上白苔者，邪在膜原也。舌根渐黄至中央，乃邪渐入胃。设有三阳现证,用达原饮三阳加法。因有里证,复加大黄,名三消饮。

相互参见阳明中风和达原饮的条文可以看出,达原饮是对于《伤寒论》阳明中风一证条文所缺方剂的重要补充。理由如下:达原饮所治疗疾病症状和阳明中风一样都涉及太阳、阳明、少阳;阳明中风的症状达原饮证几乎全部俱备,如口苦,胁痛,鼻干,发热恶寒,潮热(昼夜发热,日晡益甚)。达原饮与阳明中风转归相同。对于阳明中风一证,张仲景没有出方,而是选择了等待,并且明确提示:不可下之太早。因为随着时间的推移,阳明湿热证是一定会化热的。而达原饮的转归同为阳明,吴又可说:"温疫舌上白苔者,邪在膜原也。舌根渐黄至中央,乃邪渐入胃。"所以达原饮加大黄变成了三消饮,变成了"治疫之全剂"。达原饮方中主药表达的治法与阳明病治法同。从阳明病的治法上看,阳明病可以用下法和汗法(必须主症相合与时机成熟才可以使用)的,如《伤寒论》原文第240条所示。吴又可认为达原饮的三味主药从药性上分析如下——《本经》认为厚朴味苦温,主中风,伤寒,头痛,寒热,惊悸气,血痹,死肌,去三虫。《新修本草》云槟榔:"主腹胀,生捣末服,利水谷。"对于草果经典中没有记载,李东垣云:"草果温脾胃,止呕吐,治脾寒湿、寒痰;益真气,消一切冷气膨胀,化疟母,消宿食,解酒毒、果积。兼辟瘴解瘟。"三药共用能达到解表化湿和中之疗效,颇合阳明中风证。吴又可理解这三味药物:"槟榔能消能磨,除伏邪,为疏利之药,又除岭南瘴气;厚朴破戾气所结;草果辛烈气雄,除伏邪盘踞;三味协力,直达其巢穴,使邪气溃败,速离膜原,是以为达原也。"

三、小 结

张仲景由于时代(草果、槟榔在他的时代没有出现)和地域(河南地处北方气候干燥)的局限,对于"阳明中风"一证没有找到良好的治疗处方,所以他选择了等待,等待阳明之湿全部化热之后,"一下了之",等待着后人来给予完美的补充。1600年后他的等待终于得来了呼应,对于"三阳病"已经涉及温病的这一观点,吴又可之前已经有医家提到,缪希雍在《先醒斋医学广笔记》中云:"伤寒、温疫,三阳证中,往往多带阳明者,以手阳明经属大肠,与肺为表里,同开窍于鼻;足阳明经属胃,与脾为表里,同开窍于口。凡邪气之入,必从口鼻,故兼阳明证者独多,邪在三阳,法宜速逐,迟则胃烂发斑。"缪希雍的论述早于吴又可29年,实乃温病学之先声。而吴又可面对说不清、道不明的阳明湿热证,不得不引用了《内经》病理概念——邪伏膜原,实乃中医治疗外感疾病理论的重大创新。如此创新才是中医真正值得称道的创新,因为他的理论是在经典中孕育而生的,不是空穴来风,而是"思出有源",也必定能够经受历史的考验。

(《河南中医》,2017年第37卷第11期)

达原饮主治邪伏膜原

山西中医学院附属医院　　高建忠

达原饮方出自明代医家吴又可所著的《温疫论》一书。原文:"温疫初起,先憎寒而后发热,日后但热而无憎寒也。初得之二三日,其脉不浮不沉而数。昼夜发热,日晡益甚,头疼身痛。其时邪在夹脊之前,肠胃之后,虽有头疼身痛,此邪热浮越于经,不可以为伤寒表证,辄用麻黄、桂枝之类强发其汗。此邪不在经,汗之徒伤表气,热亦不减。又不可下,此邪不在里,下之徒伤胃气,其渴愈甚。宜达原饮。"

论中明言本方主治温疫,且为温疫初起。

何为温疫?《温疫论》中指出:"伤寒与中暑,感天地之常气;疫者,感天地之疠气;在岁运有多寡,在方隅有厚薄,在四时有盛衰。此气之来,无论老少强弱,触之者即病。"明确指出温疫是有特定致病因子的、具有传染性和流行性的、与普通外感病不同的一种病变。清代医家吴鞠通在《温病条辨》中也指出:"温疫者,厉气流行,多兼秽浊,家家如是,若役使然也。"

论中明言,温疫初起,"邪在夹脊之前,肠胃之后"。此为何处?《温疫论》中说:"邪从口鼻而入,则其所客,内不在脏腑,外不在经络,舍于夹脊之内,去表不远,附近于胃,乃表里之分界,是为半表半里,即《针经》所谓横连膜原是也。"邪在膜原。

膜原在何处？实际上，中医的很多概念是思辨的产物，我们不必细究究竟是何物、在何处。只要辨出是达原饮方证，用达原饮方可以治愈的证，就可以认为此证是邪伏膜原导致。"表里之分界""半表半里"，实为非表非里。也就是说，邪伏膜原证，既非表证，也非里证，既不可汗，也不可下。

那么，何为达原饮证？论中提到憎寒、发热、头疼身痛、脉数，且病属初起。后文又提到舌象："舌上白苔亦薄。""舌上苔如积粉，满布无隙。"也就是说，达原饮证的临床表现为：热病初起，憎寒、发热，头疼、身痛，舌苔白或苔如积粉，脉数。

憎寒为恶寒之甚者，不同于外感温病。发热为"昼夜发热，日晡益甚"，不同于伤寒之太阳病、少阳病。阳明病见此热型，但不见于热病初起。头疼、身痛可见于伤寒太阳病，但太阳病见明显头疼身痛必伴肤干而无汗，而此处并不强调无汗，且此处之头疼多见莫名其妙之痛不可忍。舌苔如积粉，即苔厚且干，不同于伤寒、外感温病初起之苔薄。脉数，不浮不沉，既非表证，亦非里证。

达原饮用于温疫初起，那么能否用于非初起呢？即能不能用于温疫起病二三日之后呢？回答是肯定的，但必须明理方可用方。《温疫论》中指出："凡疫邪游溢诸经，当随经引用，以助升泄……""设有三阳见证，用达原饮三阳加法。因有里证，复加大黄，名三消饮。三消者，消内、消外、消不内外也。"也就是说，达原饮方专为"消不内外"而设，只要有邪在"不内外"，不论病程远近，俱可用达原饮加减治疗。

对达原饮及其类方考析

山东中医药大学针推学院　　徐　宁
山东省立医院中医科　　徐敬才

达原饮是明代医家吴又可在所著《瘟疫论》中所创，为治疗瘟疫初起、邪伏膜原要方。后世多有发展,形成达原饮的类方,其中有清代薛生白《湿热论》中治疗湿热证、寒热如疟、湿热阻遏方,雷丰《时病论》中治湿疟的宣透膜原法方,俞根初《通俗伤寒论》中柴胡达原饮,刘松峰《松峰说疫》中的松峰达原饮,《广温热论》中戴麟效引樊开周验方新定达原饮等。达原饮及类方组成加减见表1。

表1　达原饮及其类方组成与加减

作　者	基 本 药 物	加	减
吴又可	槟榔、厚朴、草果、甘草、黄芩、知母、芍药		
薛生白	槟榔、厚朴、草果、甘草	柴胡、藿香、苍术、半夏、石菖蒲、六一散	黄芩、知母、芍药
雷丰	槟榔、厚朴、草果、甘草、黄芩	藿香、半夏、生姜	知母、芍药
俞根初	槟榔、厚朴、草果、甘草、黄芩	藿香、半夏、柴胡、枳壳、青皮、桔梗、荷梗	知母、芍药
刘松峰	槟榔、厚朴、草果、甘草、芍药	黄柏、栀子、茯苓	知母、黄芩
樊开周	槟榔、厚朴、草果、甘草、黄芩、知母	枳壳、栀子、豆豉、荷叶、六一散、芦根、细辛	芍药

从表1可以看出后世诸贤皆去达原饮之补营血的阴柔之药,加重除湿之品,或芳化,或燥湿,或利湿,或宣上,或畅中,或渗下。由此可以认为达原饮及其类方是治疗湿邪内伏膜原证的。

首先从吴又可在组方的原意看,他在解释达原饮原方时说:"槟榔能消能磨,除伏邪,为疏利之药,又除岭南瘴气;厚朴破戾气所结;草果辛烈气雄,除伏邪盘踞。三味协力,直达其巢穴,使邪气溃败,速离膜原,是以为达原也。热伤津液,加知母以滋阴;热伤营气,加白芍以和血;黄芩清燥热之余;甘草为和中之用;以后四味,不过调和之剂,如渴与饮,非拔病之药也。"以槟榔、厚朴、草果为君臣,其余药物佐使而已。"三味协力,直达其巢穴",即膜原,使"邪气溃败",此邪气即秽湿浊气。

其次从以上三味主药的性味功效看,草果辛热,能散寒燥湿,温脾截疟;

厚朴苦辛温,行气化湿,温中止痛;槟榔苦辛温,能下气通便,利水消肿,消积杀虫,其共性温热,湿得温而化。辛能开能行,以宣湿;苦能燥湿,降以利湿;辛开苦降,舒畅气机以化中焦之湿,故使秽湿浊气得以消散,湿消热自除矣。

再者,达原饮的服法"午后温服",也可佐证为除湿邪所用。

另外,近读薛伯寿著《蒲辅周学术医疗经验继承心悟》中曾治郑某,男性,发热3月余,每日下午体温38.5～39.5摄氏度,胸X线片:肺纹理增粗,其他检查无异常。用多种抗生素未见效,中药用白虎合黄连解毒汤仍不验,又投养阴清热之玉女煎、青蒿鳖甲汤之类热不退。症见患者面色晦滞,头胀身沉,胸闷咳嗽气短,有白稠痰,脘痞纳呆,口渴不欲饮,厌食油腻,恶食水果,舌质略红,白厚腻苔满布,脉濡数。以达原饮合苇茎汤加减,处方:厚朴9克,草果6克,槟榔10克,杏仁10克,薏苡仁15克,冬瓜仁10克,黄芩10克,通草5克,滑石12克,芦根15克。服5剂体温正常,出院时拟诊为"霉菌性肺炎"。其病邪为秽湿,而非热毒,属实非虚,为秽湿闭肺碍胃所致,所以逐秽畅中,宣肺化痰而获效。

湿邪内伏膜原证,可表现为往来寒热,或壮热,或低热,也可不发热而恶寒,头身痛,胸胁痞满,恶心呕吐,纳呆,脘痞倦怠,尿少便秘或不爽,苔多白厚腻,脉濡滑或数。

达原饮的应用可据吴又可的三阳加法和类方加减等运用于湿温、暑湿、感染性或不明原因发热及肝胆疾病等。

（《江西中医药杂志》,2003年第10期）

《温疫论》下法诸方的运用

南京中医药大学　孙　敏　龚婕宁

《温疫论》是一部以温疫为研究对象的著作。《温疫论》继承了仲景下法之精神,且根据温疫致病的特点,又创造性地提出了自己独到的见解,认为温疫不同于伤寒,疫毒从口鼻而入,初伏于膜原,既而可传表也可入里,凡毒邪入里,就可使用下法来逐邪。

一、攻下法

1. 达原饮加大黄汤、三消饮 达原饮是吴又可为疫邪伏于膜原而创制的方剂,认为膜原的位置是半表半里,故使用槟榔、厚朴、草果等药,意在使药力直达膜原,使邪气溃败。达原饮加大黄汤是在达原饮的基础上增加大黄一味,应用于"邪在膜原,且已有行动之机,即欲离未离之际",症见"舌黄心腹满"(本文所引《温疫论》原文均出自人民卫生出版社 1977 年版《〈温疫论〉评注》)。三消饮是达原饮加大黄再加葛根、柴胡、羌活组成。此方应用于邪从膜原逐渐入胃,而又出现"三阳现证"时。三阳现证则是指患者出现三阳经受累的症状,吴氏认为这是因为"热淫之气,浮越于某经,即能显某经之证"。此方中的葛根、羌活、柴胡就是针对三阳现证而设。三阳经为表,胃为里,膜原为半表半里,所以称此方为三消饮,乃"治疫之全剂""三消者,消内、消外、消不内外也"。达原饮加大黄汤和三消饮方的攻下药物都只使用了大黄一味。总的说来这两方都使用于疫病早期,此时感邪部位以膜原为主,吴氏认为使用大黄促邪而下"实为开门祛贼之法",且"即使未愈,邪亦不能久羁"。

2. 三承气汤 《温疫论》中多处探讨使用三承气汤的问题,在"辨明伤寒时疫"一篇中,吴又可提出,伤寒与时疫初感时病位所在不同,治疗上也不同。伤寒初起应发表而解,而时疫则以疏利为主;但毒邪若已传胃,此时的治疗就是向伤寒借法了。吴氏认为:"伤寒时疫皆能传胃,至是同归于一,故用承气汤辈,导邪而出。"

仲景对伤寒使用承气攻下非常谨慎,因为攻下易伤人正气,若脾胃虚弱就更不可妄用。《伤寒论》第 209 条中说:"阳明病,潮热,大便微硬者,可与大承气汤,不硬者,不可与之。若不大便六七日,恐有燥屎,欲知之法,少与小承气汤,汤入腹中,转矢气者,此有燥屎也,乃可攻之。若不转矢气者,此但初头硬,后必溏,不可攻之。攻之必胀满不能食也。欲饮水者,与水则哕。其后发热者,必大便复硬而少也,以小承气汤和之。不转矢气者,慎不可攻也。"可能是据此条文,后世医家对承气汤的使用更是慎而又慎,往往拘泥于"燥屎"之说。《温疫论》却认为,"逐邪"是治疫的关键,指出:"大凡客邪贵乎早逐,乘人气血未乱,肌肉未消,津液未耗,病人不至危殆,投剂不至掣肘,愈后亦易平复。"尽管吴氏也指出要根据正邪力量的强弱对比、病情的缓急具体确定用药的多寡,但仍告诫若是应下之证,就不能拘于下不厌迟之说,拘于"结粪"。他提出:"承气本为逐邪而设,非专为结粪而设也。"并认为在里热炽盛的情况下,有时只蒸作极臭"藕泥"状大便,却并无结粪,此时若攻下除去秽恶,邪毒也会随之逐出。吴又可的上述观点既是对仲景理论的继承,又是对临床经验的总结。可以说《温疫论》的下不厌早及逐邪勿拘结粪的观点是对仲景攻下法的有益补充。

《温疫论》中非常注重对大黄的使用,认为它是逐邪的要药。吴又可提出"三承气汤功效俱在大黄,余皆治标之品也"。虽然此种说法有抹煞其他药物作用之嫌,但他对大黄的重视却是正确的。现代实验研究也表明大黄在抑制细菌的生长和代谢及减少内毒素的产生和吸收等方面有显著作用。《温疫论》中三承气汤的煎煮方法与《伤寒论》中所写不同,一律在煎煮时加用了生姜。虽然吴氏并未说明为什么要加生姜,但从生姜的性味功用可以揣度一二。生姜乃辛散之品,加在承气汤中使用可助攻下药物祛邪外出。另外生姜也是和胃之品,为防承气汤入口出现不耐药而呕吐等情况采用生姜煎服应该也是不错的方法。

3. 桃仁承气汤、抵当汤　《温疫论》中探讨了时疫出现蓄血证的治疗。吴氏指出不论伤寒或是时疫出现蓄血,皆是因为邪热久羁,热与血搏,败血溢于肠胃导致。他在仲景桃核承气汤的基础上加减而制桃仁承气汤。仲景之方使用了桃仁、大黄、桂枝、甘草、芒硝,吴氏以当归易桂枝,并加入了芍药和牡丹皮。两方的功用都是活血化瘀、通下瘀热。但吴氏弃用了辛温之品桂枝,且加强清热凉血及活血化瘀的力量,更加适合温疫的治疗,符合疫病病性属热的特点。吴氏桃仁承气汤对后世启发颇大,俞根初及吴鞠通的桃仁承气汤都在吴氏的基础上各有发挥。

《温疫论》中使用的抵当汤是仲景原方。书中强调抵当汤中的"大毒猛厉"之药,可应对"蓄血结甚"而桃仁力不能支的情况,即蓄血重症。但吴氏又认为临床并不多见,可"备万一之用"。

二、攻补兼施法

吴氏攻补兼施理论体现在黄龙汤与承气养荣汤的使用上。黄龙汤是陶节庵《伤寒六书》中的方子，《温疫论》中稍加改动后用于疫病"邪极实正极虚"的危重情况下，此时不仅热毒壅闭于内，而且气血受损，出现了循衣摸床、全身振颤及目中不了了等症状。吴氏认为此种证候攻不行补亦不行，所以勉强采用攻补兼施之法，即用大承气下之，人参、地黄、当归大补气血。此方是对疫病"大实大虚"危重症治疗的大胆尝试，也为后世在外感热病出现类似症的治疗上启发了思路。

承气养荣汤是吴又可所创诸养荣汤之一，此方系四物汤合小承气汤易川芎为知母化裁而成，从药物构成可以看出有攻补兼施之意，是在里证未尽，营阴亏损的情况下采用的方剂。吴氏认为热病初解之后不能像伤寒后期的治疗那样投以参术，而是宜养阴，这一思路对后世温病学家影响颇大。

三、润下法

《温疫论》中探讨的蜜煎导与六成汤等润下方剂使用于疫病初愈时。《伤寒论》第233条谈到阳明病大汗后津液大伤，小便自利而大便结硬干涩难解，此与阳明热实之证不同，不可攻，而是应采用蜜煎或土瓜根或猪胆汁导下的方法治疗。《温疫论》在谈到温疫愈后大便数日不解，又没有其他病证，可判断为"三阴不足"，大肠虚燥而致。在此证的治疗上吴氏也提出"不可攻"，且按轻重不同提供了三种治疗方法：① 较轻者：待饮食逐渐增多、津液恢复后，自然通顺。② 稍重者：用蜜煎导法，用法同《伤寒论》所述。③ 更甚者：用滋润养液的六成汤，组方：当归、白芍、生地、天冬、肉苁蓉、麦冬。吴氏的创新之处在于他尝试使用养阴之品内服，达到补给津液而通便的目的。这一见解对后世"增液行舟"思想及增液汤等方剂的创制启发了思路。

综上所述，《温疫论》对时疫使用下法的病证作了较为详细的阐述，既反映出吴氏对前世医家尤其是仲景下法思想的认真研究，也体现了他从临床实际出发，勇于创新的精神。《温疫论》是关于温疫的奠基之作，也是一部从伤

285

寒到温病的承上启下之作。吴氏灵活地将经方运用于温疫治疗的思路对后世温病学家来说是一个很好的榜样，同样也值得今天的我们学习。

（《南京中医药大学学报》，2008 年第 24 卷第 2 期）

论《瘟疫论》依时用药的思路与学术意义

中国中医科学院广安门医院　　张　红
中国中医科学院　　刘辉艳　陈仁波　盖国忠

一、吴有性依时用药的源起

因时制宜是中医因人、因地、因时三因制宜之一。虽然《瘟疫论》是吴有性在临床实践中"静心穷理，格其所感之气，所入之门，所抵之处，与夫传变之体"的心得随笔而成，但也十分明显受到了《伤寒论》等学术理论的影响。一方面，明末清初的江苏吴县（现今属苏州）是中医学术十分活跃的地区之一，推之吴有性有此丰富的临床诊疗经验和学术成就，不可能没有中医药学术的传承，那么必然会受到中医"因时而序"学术理论的影响，此源起之一也。

吴有性治疗疫病有独特的学术思想与诊疗技术：疫病的病因"有形之邪"——戾气、杂气。致戾机制则是"时疫之邪，自口鼻而入"，内伏膜原"如鸟栖巢，如兽藏穴"。故其治疗理应突出"透邪通气"，而忌用破气、妄补与寒凉。其擅长大黄类方与达原饮、三消饮等方药，以治"邪"为标识，不同凡响，独树医林，此是其内涵之外显。

其三，吴有性注重临床，强调疗效，少空谈，多务实，是难得的临床大家。表现在：著书方面没有引经据典，旁征博引，多以小标题点明要点而述之；突出实用性，警示主证变化与演变，引述方药多"平日所用历验方法"，至今临床仍有广泛的应用。据此而断,依时用药法亦是其临床实践总结的升华之作。

二、依时用药法示例

1. 数攻法 吴有性在《瘟疫论·急证急攻》中论述了瘟疫发热服用达原饮后的疫情演变及其证治大法,总结出:"此一日之间而有三变,数日之法,一日行之。因其毒甚传变亦速,用药不得不紧。设此证不服药,或投缓剂,羁迟二三日,必死。设不死,服药亦无及矣。"可见"数日之法,一日行之"乃攻邪之妙法也,较之今日之常规法有诸多之优点。

择时而施,据变而用之。主方不变,随机变而化裁;数方数法——集中攻邪。围而攻之,疏而导之,透而通之,汗、下诸法并施,必有形之可见也。目的为一——驱邪外达。此亦包含一方一法之集中服药法,即量效法。笔者从师国医大师任继学时,曾以每2小时灌服或鼻饲安宫牛黄丸治疗出血性中风急性期患者,可取腑气当日即通,神识醒早之捷效。其后在临床上抢救急性肾功能衰竭多尿期以六味地黄丸改汤剂,日进3~5剂,每于3日左右可纠正之。此乃受吴有性之学术理论影响的临证体悟,可佐而证之。

但如何实施? 切其要而识用之:常法频施——常规一次量多次服用。在临床上,笔者体会到以常规一次量法频服,较之重剂顿服更为安全,随着药物蓄积的不断量变,改变着正与邪的力量对比,渐进达到治疗阈值,有利于机体网络系统的相对稳定性和机体组织的自我恢复功能。疾重者,可缩短间隔时间来调整,如通腑药可短至5~10分钟一次服药。其在《瘟疫论·妄投寒凉药论》中批评的那样"由是凡遇热证,大剂与之,二三钱不已,增至四五钱,热又不已,昼夜连进,其病转剧,至此技穷力竭,反谓事理当然"。

不拘时服——症变而变,抓住时机,过则不及。此乃依时用药之最高境界,即选取最有利于疾病向愈的治疗时机。正如张以增注解的那样:"此论症变急而治法亦急,无论其日数多少也。"笔者临床也体会到"变"量是临床永恒的演变规律,不变量是有时空限制的相对静止期,理论有其相对性,活生生的患者才是源头活水,量变是决定性的因素。

数法同施——选取数种治法，在集中时间内施用之于一体，汗、下、透、通诸药并施，针刺、放血、汗蒸、达膜、药物等数种技术齐用，立体调治，必定优于一方一法之攻邪术。但在使用时，千万要有所取舍，切记不要攻其一个节点，而要发挥各方各法的技术优势，多层次，多节点，多通路地调治，即依关键环节入手为上。放血大椎以泻邪热，达原饮以疏导气机，大黄类方通腑化瘀，汗蒸以透表气等。

2. 证时法 吴有性在《瘟疫论·因证数攻》中载例："患疫月余，胎刺三换，计服大黄二十两，始得热不复作，其余脉证方退。所以凡下不以数计，有是证则投是药……但其中有间日一下者，有应连下三四日者，有应连下二日、间一日者……此非不可以言传，贵乎临时斟酌。"其在《瘟疫论·营血》中更加明确："初则昼夜发热，日晡益甚。即投承气，昼日热减，至夜独热者，瘀血未行也，宜桃仁承气汤。服用后热除为愈。或热时前后缩短，再服再短，蓄血尽而热亦尽。"在使用瓜蒂散时也体会有："先服四分，一时后不吐，再服尽。吐之未尽，烦满尚存者，再煎服。"由此可见，证时法的用药依据在于证的出现与消失之时。即本之于医圣张仲景："有是证则用是药。"这也充分体现了吴有性强调辨证论治的学术继承性与创新性，药后变化的临床观察是重要的技法。

证时法的应用贵乎辨证精准：抓住主症与病变的核心病机，随时攻邪。药证相合，治后必然疾病向愈而不会逆变，否则南辕北辙。这种以空间决定时间的辨证法是为今人接受，不多述之。另一方面，治疗后的患者反应观察也十分重要，这是中医用药之法宝，要细心详察，反复验证，灵活变化。惜之今日中医学仁多有所忽视，大体有效则名之为"效不更方"，学理何在？焉能有佳效？时下流行之个体化治疗，恰恰暗合证时法，是今后中医临床研究的重点领域。人是其中最为重要的灵活因素，证同、药同而人异之，反应必会不同。世上未有两片相同的树叶，况且人有同者乎。人之因素至少有生理之人、心理之人和社会之人三大层次，有多变的与少变的、有可控的与不可控的、有可测的与不可测的、有相对简单的与十分复杂的等，这些应当是"证"的内涵与中医学理的优势，应该重点研究之。

（《环球中医药》，2014年第7卷第3期）

《温疫论》方剂中生姜的妙用

浙江省桐乡县洲泉镇卫生院　　金守强

　　每览《温疫论》，常被所载方后注中"加姜煎服""生姜煎服""水姜煎服""姜枣煎服"等煎服法所困惑。有些明明是《伤寒论》之方，如白虎、承气之类，但吴有性氏却以煎服法的不同异于仲景。更有甚者，方中已用干姜而方后仍注"水姜煎服"。细考全书，载方凡三十三张，竟有十七张与姜有缘。是单纯的调和药性？抑或别出心裁，另有用意？百思而不得其解。适验之临床，茅塞始开，真谛稍悟，似有所得，颇觉吴氏于此并非画蛇添足，却是匠心独具，堪可与其善用下法相提并论。爰就《温疫论》生姜煎服法之独特用意，结合临床偶拾，探析如下。

一、辛温反佐，顾护胃气

　　《温疫论》之白虎、三承气（即大、小、调胃承气汤）、茵陈汤等，源出仲景《伤寒论》。纵观各方，用药皆同，唯剂量各异。或以大寒直折为主，或以通里攻下为要，从药物的配伍结构及剂量比例上，突出了辛凉苦寒之品在方中的首要地位。但是苦寒终究败胃，寒下亦会伤中。因此吴氏移用上方治疗温疫之病，就十分重视胃气的盛衰，及药物对胃气的影响。盖"胃为十二经之海，十二经皆都会于胃"，故胃气盛衰，对于疾病的预后转归，有着举足轻重的关联。而"所以载药者，亦胃也"，胃气强弱，对于药物的运载及"药力"的发挥，则更有直接的影响。故吴氏于方后特别注云"水姜煎服"，比仲景之白虎、承气等方的煎法，多一味姜，实寓意深长。析生姜一药，味辛性温，正可反佐寒药以调其胃，引药入里而和药性。故其目的亦就在于取生姜之健胃散寒，以调节石膏、大黄等寒凉败胃，使诸方自有清热逐积之效，而无损伤胃气之害。

　　笔者曾治壮男吕某之肩背疖肿，因舌脉皆现热毒之象，方投清热解毒之三黄泻心加味。岂料三剂后，疖肿虽有所消，但谓自服药后，胃纳顿减，并有似呕非呕，胃脘不适之感。询及病史，始得患者素有胃疾，遇寒饮冷则剧。因之思忖，恐系方中苦寒之品所害。但疖肿未愈，热毒仍在，除寇务尽，则苦寒之剂难撤。于此两难之时，忽想起吴氏用大寒之剂，必加生姜煎服，何不效仿一试？遂投原方，并嘱煎药时再加生姜三片（约 15 克）。患者依法煎服，药后固得应验，不仅疖肿全消，而且胃部亦无痛楚。从中悟出：三黄泻心虽与白虎、承气有别，但药性则一，同属寒剂。以生姜辛温之性佐制其寒，则不仅药效可求，而且可免除败胃之弊。因此生姜煎服法对于防治寒剂所致的副反应，无疑具有较大的实用性。

二、和解表里，调燮营卫

三消饮，系吴氏治疗温疫"毒邪表里分传，膜原尚有余结"，即经（表）、胃（里）、膜原（半表半里）皆有疫邪时所用之方。取名三消，意在"消内，消外，消不内外"。吴氏于方中用槟榔、厚朴、草果，旨在"直达其巢穴，使邪气溃败，速离膜原"，并以柴胡、羌活、葛根为三阳经随经引用之品，同时复加大黄，以作治里之用。而"热伤津液"，故加知母以滋阴；"热伤营气"故入白芍以和血，伍以黄芩乃清燥热之余，参以甘草则为和中之用。全方组合，兼顾表里、半表半里，可谓面面俱到。但邪客三者，正邪交争，本已表里失宁、膜原不安，服药后，药助正气，与邪交争尤烈，势必更失宁谧。故吴氏于方后明示：加"姜、枣煎服"。取生姜发散达表，又可入里和中之性，配柴胡则和解力尤强；伍甘草则和胃之效更胜；再加大枣配以白芍兼调营血，则药可除病，而表里营卫不致复扰。可见和解表里，调燮营卫是吴氏生姜煎服法的又一用意。即便在《温疫论》其他方剂中，亦是在在可见的。比如柴胡养荣汤和柴胡清燥汤，二方同为温疫正治后的调理之剂，前者适用于余热未净、阴血已亏者，后者则为下与再下之间的宽缓调理之剂，正因为或清或下之后，表里未得安宁，营卫有所损伤，故吴氏于调理之剂必用姜枣煎服，俾使表里得和，营卫得调，则病或愈，或可继用前法治疗。因此吴氏生姜煎服法，对于病及表里、相关营卫之病证的治疗，乃至药后调理之剂的配制，均不失有较大的指导意义。

三、止呕除烦，纠治变证

半夏藿香汤，系吴氏为"下后反呕"者所设。其原文曰："疫邪留于心胸，胃口热甚,皆令呕不止,下之呕当去,今反呕者,此属胃气虚寒。少进粥饮,便欲吞酸者,宜半夏藿香汤。"亦"有前后一证,首尾两变者",即初为应下之证,下之呕已减半,再下之,呕独反甚,"此疫毒去而诸证除,胃续寒而呕甚。"治法仍用半夏藿香汤。考其方,就用药而言,实际上是二陈汤加藿香、干姜所成,故又寓理中之意。只是本有干姜组于方中,复用水姜煎服,乍看似有蛇足之嫌,细析方知其中奥义。盖此方本为胃寒呕吐而设,寒者热之,则干姜味辛性热,归属胃经,功具温中散寒,而能"发诸经之寒气",用之颇当。但与生姜较之,虽温里力宏功专,然止呕作用见逊,故仍佐生姜以增止呕之力,且与方中半夏、茯苓相伍,恰寓止呕效仿小半夏汤之义。如此干姜与生姜,互补不足,共增所长,正合病机要害,故"一服呕立止"。

笔者曾治少妇蒋某,患者上吐下泻,历时1周,已2次求医。观前方,皆系芩连之属,追问病史,悉服其方3剂,一度好转,但复诊继用此方三服,泻虽不甚,而呕反烈。因忆吴氏论呕,有首尾两变之证,遂仿其法,投以半夏藿香汤,二剂而安。可见本案蒋某虽非下后反呕,但苦寒过剂,胃寒致呕则一,故用上方奏效。但应指出,同属苦寒之剂,其寒之性,本有程度上的轻重之分,更况同一方药,亦有剂量上的多少之别,因此生姜煎服法,尚有一个量的问题,即使已用生姜煎服,亦有可能产生相应变证,关键在于生姜之温是否已能制约治方之寒。如《温疫论》所列之"药烦"一证,乃系寒下所致,吴氏治以单味姜汤,并谓:"药中多加生姜煎服,则无此状矣。"可见姜汤治疗法,显系生姜煎服法的补救措施,实为生姜煎服的延续方法。笔者以此法防治"药烦",亦曾获数验,颇感其对纠治寒下所致的变证,确具重要的参考价值,而值得临床师法借鉴。

四、温中止痛,和血止痢

芍药汤与槟芍顺气汤,皆为吴氏治疗痢下赤白者的应手之方。《温疫论》全书有关痢疾者,仅此二方可见。比较其方,配伍基本相似,前者重于血,后者偏于气,故药仅当归与枳实之别。芍药汤主治"腹痛不止,欲作滞下"之寻常痢疾,若已见赤白者,则"红积倍芍药,白积倍槟榔",有里急后重者,再加大黄通因通用,槟芍顺气汤则"专治下痢频数,里急后重,兼舌苔黄,得疫之里证者。"其症表现为"下痢脓血，更加发热而渴，心腹痞满，呕而不食"，颇似后世之"噤口痢"。故两方在主治病证的程度上，有着轻重之分或阶段之别。但吴氏于两方中均用"生姜煎服"，其意亦属独特。考生姜一药，民间多用于脘腹疼痛，呕吐腹泻之证，尤以夏月感于暑湿者为佳，实取其温中止痛、和胃止呕的功效。吴氏将其伍于治痢方中，则可谓相得益彰。试以槟芍顺气汤为例，全方由小承气汤加槟榔、芍药而成，功能荡涤热毒，行气和血。煎时佐用生姜，与小承气汤相配，则自有攻逐胃肠热毒积滞之力，而无损伤胃气折遏中阳之弊；与芍药相伍，则缓急止痛，和血调胃之力尤增；而与槟榔合用，则行气温中消积导滞之功更显，合而用之，血和则脓血可除，气调则后重自止。热毒清、积滞去，而中气犹健，则痢疾自愈。当然，根据临床体会，本方用于"噤口痢"之实证者，确为力宏功专之良方，但对虚证，则又非本方所宜，否则易犯"虚虚"之戒。

五、丸以汤化，扶持稚阳

小儿科，古人谓之"哑科"，实言其"不能尽将所苦以告师"，故"凡小儿感冒风寒疟痢等证，人所易知，一感时疫，人所难窥"，而且治疗尤为棘手。盖小儿为"稚阴稚阳"之体，本有脏腑娇嫩，形气未充，脾常不足，肠胃柔脆的特点，只要治疗上"少有差误"则"为祸更速"。吴氏从毕生治疫经验中总结出：对于小儿时疫"务宜求邪以治，故用药与大人仿佛。凡五六岁以上者，药当减半，二三岁者，四分之一可也"。但小儿毕竟与成人有别，故"临证尤宜加慎"，因制"小儿太极丸"。药用天竺黄、胆星清热涤痰；大黄通腑解毒，麝香、冰片芳香开窍；僵蚕息风止痉，以糯米饭杵而为丸，再用朱砂为衣，皆在共奏清热解毒，涤痰开窍，息风镇痉之效。取"丸者缓也"，攻而不峻之义。临证用之，又以"姜汤化下"则在于生姜温中和胃止呕，而有振奋稚阳之功，又可避免寒剂伤脾败胃之变，更能促进丸药的消化吸收。故丸以汤化，目的亦就在于调和药性，顾护稚阳，调节肠胃，而不致犯"虚虚"之戒。

综上所述，吴氏生姜煎服法，实际内涵有三：一是直接与药同煎；二是药后单味补救；三乃姜汤化丸。其用意亦可归纳为三：一是以生姜本身功能，直接治病或纠正下后弊端；二是取生姜辛温之性，及入里达表之双重归经，反佐寒剂,调和药性,引药直达病所;三是通过药物配伍,起协同作用。由此可见,生姜一药,虽为众晓无奇之品,但用之得当即可治病,又能纠弊,且为食用之品,几无副作用。故生姜煎服法,于临床无疑具有较大的实用价值,而研究吴氏经验,则此法切不可忽视。

(《陕西中医学院学报》,1990年第13卷第1期)

《温疫论》人参应用探析

山东中医药大学　　万广宋　张思超

人参甘温,功专大补元气。《温疫论》全书83篇,23篇提及人参。2篇以人参为名,"解后宜养阴,忌投参术""用参宜忌,有前利后害之不同"。2首自创方人参养营汤、参附养营汤以人参为名;3首方剂包含人参,如七成汤等。《温疫论》专研温疫,强调"夫疫乃热病也,邪气内郁,阳气不得宣布,积阳为火,阴血每为热搏",却广载"偏于益阳,有助火固邪之弊"之人参,实有深究价值。兹结合原文进行分析,总结其应用人参,主要有以下体现。

一、助药力

1. 助药力以祛邪气　上卷"补泻兼施"载肉食停积之体而患温疫,用承气连下唯有臭水稀粪,"于承气汤中但加人参一味服之,虽三四十日所停之完谷及完肉于是方下"。说明初为食积在胃之里实证,虽用承气汤通下乃正治,却仅得臭水稀粪。人参被吴又可誉为"益气之佳品,开胃之神丹",其气味甘美,甘中稍苦,味甘补阳,微苦补阴,加人参者,一补承气所伤之中气,一缓承气之峻。中气复则停食消,承气缓下则积滞得尽去而不伤正,一药两用,"塞因塞用"之法已寓其中。

上卷"发斑"论斑之病机:"邪留血分,里气壅闭,则伏邪不得外透而为斑。"火热内壅,原文下之以祛邪透气,釜底抽薪,然若伤正则斑毒内陷,现撮空theta线、脉力渐微,需于托里举斑汤中加人参一钱以复渐微之脉,进而逆流挽舟,助上方托斑外解,并告诫:"补不及者死。"

上卷"补泻兼施"应下失下证,致邪火独存而兼气阴两伤,"攻不可,补不可,补泻不及,两无生理,不得已,勉用陶氏黄龙汤"。以大黄、厚朴、枳实、芒硝泄热通腑,人参、生地、当归益气阴以助祛邪。如此急证,用药直奔主题,然即便如此,预后也不容乐观。"此证下亦死,不下亦死,与其坐以待毙,莫如含药而亡,或有回生于万一。"随着温病治法不断发展,至清代吴鞠通创苦甘咸法新加黄龙汤,去枳实、厚朴之燥,而增玄参、生甘草、姜汁、麦冬,以及海参蠕动之物,成腑中气血合治法,可补吴氏之憾而成圆满。

2. 助药力以增药效　元气是生命活动的原动力,人参补五脏而司元气,元气足则化生阴阳,增药效之力绝非他药可比。人参养营汤中,大队养阴药物如生地、当归、白芍等,清热养阴,符合温疫热盛阴伤的特点,加人参者,取其大补元气,甘缓持久,气足则津液得以运化,此与肾气丸少火生气法同。

上卷"大便"篇温疫愈后,"每至黎明,或夜半后,便作泄泻,此命门真阳不足",创七成汤补命门真火、温中焦脾土。方中补骨脂、熟附子温阳助火,加人参者,盖阳不足者必有气虚之虞,益气以助阳。

二、扶正气

1. 养阴津以扶正气　温疫本为热病,伤阴是包括温疫在内的所有温病的共同致病特点。吴又可善养阴津,除自创清燥、柴胡、承气、瓜贝养营汤等诸甘寒之剂外,继承张仲景之法,喜用白虎加人参汤。"服桂枝汤,大汗出后,大烦渴不解,脉洪大者,白虎加人参汤主之。"本条方证属于温剂汗法不当而伤阴,仲景以清气热之白虎汤加人参三两,养阴生津。吴又可在上卷"下后脉浮"中用白虎加人参汤治疗下后阴伤重证,脉空浮数按之豁然如无,"加人参以助周身之血液,于是经络润泽,元气鼓舞,肌腠开发,故得汗解"。下卷"统论疫有九传治法"论疫传先里而后表证,有服汤而复不得汗者,"因精液枯竭也,加人参覆卧则汗解"。如此之法,可谓融寒温于一炉而善用人参者也。

2. 调胃气以扶正气　中医学十分重视胃气在治疗中的重要性,《素问·

五脏别论》强调:"胃者,水谷之海,六腑之大源也。"《素问·玉机真脏论》云:"五脏者皆禀气于胃,胃者五脏之本也。"胃为后天之本,药物进入人体发挥作用,前提必须是胃气充足,《黄帝内经灵枢集注》所言:"内药而呕,胃气败也。"则从反面验证了这一点。

温疫感于戾气,本气充满,邪不易入。下卷"疫痢兼证"论述:"夫疫者,胃家事也。盖疫邪传胃,十常八九。"胃为水谷之海,直关本气盛衰。吴又可治温疫以调胃气为本,如上卷"停药""服承气腹中不行",属胃气衰败而不运药,加生姜以醒胃气,"或加人参以助胃气",天元回而凶兆去,转危为安。下卷"应补诸证",谓人参"益元气之极品,开胃气之神丹,下咽之后,其效立现";下卷"论食":"久而不思食者,一法以人参一钱煎汤与之,以唤胃气。"皆证人参调胃之神效。胃本为六腑之一,其性以通为顺,再结合"调理之剂,投之不当,莫若静养,节饮食为第一",以及下卷"调理法"全篇,可窥见吴又可对于胃气调养之谙熟,非乃一味蛮补,通补结合方为万全,正所谓"然阳明胃腑,通补为宜"。

3. 救坏证以扶正气 吴又可论温疫"乃天地间另有一种异气所感",或"感天地之疠气"而成,异气、疠气皆为邪气,"邪之所着,有天受,有传染,所感虽殊,其病则一""邪不去则病不瘳,延缠日久,愈沉愈伏",故祛邪是治疗温疫的根本大法。祛邪之要,他以宣通为本,以下为治,认为只有破其郁滞,决其壅闭,使气机通畅,才能导邪外出。故在诸多治法中,尤推崇下法,体质的差异,既决定温疫发生与否,又与病后是否出现传变以及传变于何脏腑经络密切相关。吴又可善用下法,救危扶正。

上卷"下后反痞"虚体行下法,"失其健运,邪气留止,故令痞满",立参附养营汤,以参、附为君者,与参附汤意同,温补阳气而复健运,配合当归、白芍、生地、干姜养阴健脾,"果如前证,一服痞如失"。以补药之体而行消痞之力,与仲景厚朴生姜半夏甘草人参汤治发汗后腹胀满者,有异曲同工之妙。

下后痞满者,伤气而已,若神思不清,呼之不应者,正气夺也,较前为重。上卷"夺气不语"专论此证之治。一者,与其服药不当,莫如静守虚回而神思自清,与调胃气之"调理不当,莫若静养"一脉相承,致虚极而守静笃。其次,宜人参养营汤补之,以药之补益复神之充沛,神回自可言语如初,神清气爽。

三、人参用药禁忌

人参虽如此多能，然《温疫论》亦有严格禁忌。上卷"补泻兼施"论述："人参固为益元气之神品，偏于益阳，有助火固邪之弊。"上卷"盗汗"篇强调"今表里实，故不用人参"；上卷"人参宜忌有前利后害之不同"有"凡人参所忌者，里证耳"；上卷"解后宜养阴忌投参术"有"暴解之后，余焰尚在，阴血未复，大忌参、芪、白术"，诸处皆忌人参。盖此刻"投补剂，邪气益固，正气日郁"，恐"转郁转热，转热转瘦，转瘦转补，转补转郁，循环不已，乃至骨立而毙"，而犯实实之戒。

四、小　结

纵观全篇，吴又可运用人参主要体现两种思路，一者发挥其固有功效，如大补元气以治下后夺气不语，运胃气、滋津液以助药后汗出而解；两者借其补益之功，配合他药，或祛邪气如通下、举斑之用，或增药效如益阴、温阳之功。从这个层次讲，吴氏实现了对人参的突破性应用，是其治温疫的特色与亮点之一。对于里证、实热证等，吴又可虑其容易壅闭气机、助火固邪，与瘟疫病机相违背，忌用人参，以示后学。

（《山东中医杂志》，2016 年第 35 卷第 4 期）

吴有性运用大黄治疗温病的经验探讨

四川省涪陵地区卫生学校　　刘心德

一、攻下逐邪，治疫首推大黄

温疫是感染了自然界一种"戾气"所致的急性传染病，吴氏认为温疫邪毒自窍而入，未有不由窍而出，邪不去则病不愈。因而强调治疫以逐邪为第一要义，总以导引其邪从门户而出，为治疫之纲要。盖疫邪传胃，必从下解，必"借大肠之气传送而下"而疫方愈。通便不过是手段，排泄疫毒才是目的，从《温疫论》应用 45 个方剂中就有 14 个方中运用了大黄，足见吴氏祛邪之法，重在攻下，首推大黄，其言道："三承气功效俱在大黄，余皆治标之品。"现代医学亦证实，大黄能增强肠道蠕动，促使体内毒素的排泄，并有较强的抑菌作用。同时，主张急证急攻，勿拘于"下不厌迟"之说。如治朱海畴案，年四十五岁，患疫证，四肢不举，身卧如塑，目闭口张，舌上苔刺，脉尚有神，毅然投大承气汤，计半月，共服大黄十二两而愈，乃是吴氏治疫擅用大黄的明证。

二、孕妇时疫，安胎不禁大黄

妊娠期患疫证，世医视大黄如鸩毒，即使病情需要，亦恐有堕胎之虞而禁之。吴氏仔细地剖析了疫病与胎儿的关系，指出温疫病，内有瘀热或结粪，病变部位在肠胃，胎儿则附着在肠胃之外，子宫之内，而药必须先到达肠胃，待瘀热燥屎通泄以后，胎气始得舒养。若应下误补，则邪火壅郁，热毒愈炽，胎愈不安。唯用承气，逐去其邪，火毒消散，炎熇顿为清凉，气回而胎自固。并深有体会地说"慎毋惑于参、术安胎"之说，"用当其证，反见大黄为安胎之圣药"，确为有得之言。吴氏又熟谙《素问·六元正纪大论》中谓"妇人重身，有故无殒，亦无殒也，衰其大半而止也"的真谛，告诫医者"投药之际，病衰七八，余邪自愈，慎勿过剂"的忠告。这种不失时机地抓紧逐邪，又抱谨慎行事的态度，大胆地运用大黄治疗孕妇温疫的成功经验，堪为后世所借鉴。

三、勿拘燥屎，泻痢亦用大黄

张仲景在《伤寒论》中立承气汤，着眼于燥屎，才可用下法，后世医家多宗此说。吴氏则认为温疫以邪为本，热为标，结粪又其标也，若能早去其邪，又安患燥结乎？明确地指出："承气本为逐邪而设，非专为结粪而设。"疫毒病邪盘踞肠胃，并不一定有大便秘结，反见下利或便溏，故要求不分闭结、下利，有是证用是药。如治张昆源之妻，年六旬，患痢疾，后重窘急，日下三四十次，脉常歇止，病势危重，诸医认为不治之证，咸不敢施药。吴氏以他超群之胆略，询其饮食不减，形色不变，声音洪亮，言语如常，遂用芍药汤（白芍、当归、槟榔、厚朴、甘草）加大黄治之，大下纯脓成块者两碗许，自觉舒快，脉气渐续，而利亦止。古有"无积不成痢"之语，此缘于邪气客于下焦，气血壅滞而为积，若去积以为治，已成之积方去，未成之积复生，只有"用大黄逐去其邪"，乃断其生积之源，其积不治而自愈，从而得出"逐邪勿拘结粪"的精辟论断，令人折服。

四、温疫黄疸，退黄重用大黄

温疫发黄证，吴氏认为乃胃实失下，表里壅闭，疫邪传里，移热下焦，小便不利，邪无输泄而成，责之于"小便不利为标，胃实为本"。故自制茵陈汤（大黄 15 克，栀子 6 克，茵陈 3 克，加生姜煎服），考茵陈汤实由《伤寒论》中的茵陈蒿汤变通而来，虽只增加一味生姜为引，其余药物完全相同，但药物剂量迥然有别。茵陈蒿汤以茵陈为君药，佐以栀子、大黄；而茵陈汤则以大黄逐邪泄热为主，栀子清三焦郁热为次，茵陈利湿退黄又其次。正如他说："以大黄为专功，山栀次之，茵陈又其次也。设去大黄而服山栀、茵陈，是忘本治标，鲜有效矣。"阐明吴氏重用大黄，意在迅速荡涤肠胃瘀热，促进疫毒的排泄，对消除黄疸起着重要作用。

五、温疫胃胀，导滞不离大黄

胃脘胀满，世医往往好用青皮、枳实、木香等破气之品，冀其宽胀。吴氏独具匠心，认为温疫胃胀与一般伤食和七情内伤所致的脘腹胀满不同，此乃疫毒之气，传于胸胃，以致升降之气不利，"胀满实为客邪累及本气"，但得客气一除，本气自然升降，胀满立消。若纯用破气之品，津液愈耗，热结愈固，滞气无门而出，疫毒无路而泄，治法非用小承气汤勿愈。方中厚朴、枳实仅是辅佐而已，则"大黄本非破气药，以其润而最降，故能逐邪拔毒，破结导滞"，所郁肠胃之邪结，由此而下"皆借大黄之力"，胃肠得疏，胀满顿除。

六、结　语

　　大黄苦寒沉降,走而不守,具有荡涤肠胃,推陈致新,斩关夺门之功,它确是一味驱除病邪,保己生命的要药,故有"将军"之誉。吴氏师古不泥,勇于实践,治疫崇尚大黄,且运用广泛而灵活,旨在将疫毒快速从肠道排出体外,对于截断病变发展,扭转病势具有重要意义,为我们研究急性传染病的治疗提供了可靠的理论依据,值得医者揣摩。

(《中医研究》,1989 年第 2 卷第 4 期)

医学流派是伴随着众多的名医群体和创新的医学思想而形成的。吴中多名医，吴医多著述，吴门医派作为吴地文化中的一枝奇葩，中医药文化优势明显，历史遗存丰富，文化积淀厚实，在中国医学史上有着重要的地位。据不完全统计，吴门医派有史料记载的医家近 2 000 位，滕伯祥、薛辛、王珪、葛乾孙、倪维德、王履、薛己、缪希雍、吴有性、张璐、喻昌、李中梓、叶桂、薛雪、周扬俊、徐大椿、尤怡、王洪绪、曹存心、李学川、陆九芝、曹沧洲等是其中杰出的代表，这些医家群体给我们留下了 1 900 多部古医籍。

当代许多学者聚焦于吴门医派研究，阐述吴门医家的医学思想内核，钩沉其辨证理论与特点，归纳其疾病诊治规律与用药经验，用以指导临床实践，出版了大量相关研究文献。我们意识到汇编"吴门医派代表医家研究文集"，既是吴门医派传承发展的需要，也是服务于建设健康中国的一个举措。于是首先选择了薛己、吴有性、张璐、喻昌、叶桂五位吴门医派代表性医家，编撰出版"吴门医派代表医家研究文集"上集，以飨读者。

本书辑录了当代学者公开出版的关于吴门医派代表医家吴有性的研究文献，内容包括生平著述辑要、医学思想研究、临床证治探讨、疾病诊治应用四个篇章，共 69 篇研究文献。"生平著述辑要"部分主要概述吴有性的生平轨迹、行医经历及评述其代表性著作；"医学思想研究"部分阐述吴有性瘟疫证治的医学思想；"临床证治探讨"部分主要阐述吴有性的疫病辨证论治的证治特点；"疾病诊治应用"则主要收录吴有性对疫病的诊治经验及其现代临床应用等文献，以及探析吴氏方药的应用规律等，以冀全面反映当代学者对吴有性学术思想的研究全貌。

书中所录文献时间跨度既长，包罗范围又广，原作者学术水平各异，作出判断的角度不同，所参考图书的版本不一，故书中的某些史实及观点不尽相同，甚至互有矛盾之处。我们在编辑时，除对个别明显有误之处作了更正外，一般仍保持文献的原貌，未予一一注明修正，仅在每篇文末注明所载录出版物，亦删去了原文献所列参考文献。对于中医常用词汇如病证、病症等，也仅在同一篇文献中加以统一,而未在全书中加以统一,敬请原作者见谅和读者注意鉴识。书中所载犀角、虎骨,根据国发(1993)39 号、卫药发(1993)59 号文,属于禁用之列,均以代用品代替,书中所述犀角、虎骨相关内容仅作为文献参考。尤其需要加以说明的是,文献作者众多,引用时尽量列举了作者单位,有些文献作者单位难以查证(特别是早期的文献),只能缺如。所引用文献得到了大多数原作者的同意,有些联系不上的作者可在图书出版后与我们联系,以便我们表达对您的谢意。

在本书的编辑过程中,我们得到了苏州市中医药管理局领导的大力支持与帮助,姜叶婧、潘雯、陈颖、吕昭君等研究生同学也参与了本书的收集、文字转换、校稿等工作,谨此表示谢意。本书的出版得到了"苏州市吴门医派传承与发展"专项经费和"葛惠男名医工作室"经费的资助,深表谢意。

编撰本书也是我们一次很好的学习过程,限于编者的学识与水平,收录文献定有遗珠之憾,书中错误亦在所难免,敬请读者批评指正。

编　者

2020 年 12 月